沈元良

内科临证心悟

沈元良 著

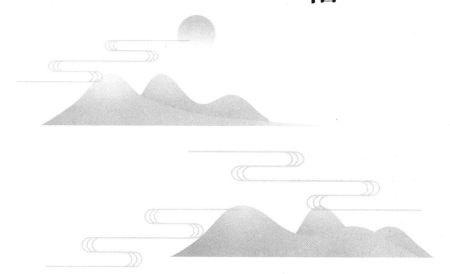

全国百佳图书出版单位

中国中医药出版社

·北 京·

图书在版编目（CIP）数据

沈元良内科临证心悟 / 沈元良著 . —北京：中国中医药
出版社，2022.8
ISBN 978 - 7 - 5132 - 7681 - 8

Ⅰ . ①沈… Ⅱ . ①沈… Ⅲ . ①中医内科—中医临床—
经验—中国—现代 Ⅳ . ① R25

中国版本图书馆 CIP 数据核字（2022）第 110634 号

中国中医药出版社出版

北京经济技术开发区科创十三街 31 号院二区 8 号楼
邮政编码 100176
传真 010-64405721
河北省武强县画业有限责任公司印刷
各地新华书店经销

开本 710×1000 1/16 印张 15.5 字数 268 千字
2022 年 8 月第 1 版 2022 年 8 月第 1 次印刷
书号 ISBN 978 - 7 - 5132 - 7681 - 8

定价 68.00 元
网址 www.cptcm.com

服 务 热 线 010-64405510
购 书 热 线 010-89535836
维 权 打 假 010-64405753

微信服务号 zgzyycbs
微商城网址 https://kdt.im/LIdUGr
官 方 微 博 http://e.weibo.com/cptcm
天猫旗舰店网址 https://zgzyycbs.tmall.com

如有印装质量问题请与本社出版部联系（010-64405510）

他以仁爱之心为引，以精诚之术为水，炼百草为良方，驱病魔于万里。

他读经典，做临床，望闻问切善施治；

勤耕耘，著书立说，携后学，传道授业守初心。

四十载，韶光易逝；老中医，风华正茂！

守正创新，承绍派遗风，一片丹心济越乡。

——越医名家沈元良颁奖词

前言

医案，也称脉案，是临床实践的客观记录，是辨证法的汇集和见仁见智的诊疗技术、各有所长的方药用法的经验总结，是论治疗效的彰显。明代医家江瓘说，医案"宣明往范，昭示来学"。医案更是传承临床经验的重要方法和途径。

医案的整理，便于临床学习与借鉴，诊余医话是习医读书之心得。

本书以专病论治的方式，病案病名序列以《中医内科学》为体例，收录近年来部分临证医案、医话、名方考释、论绍派医家学术思想与临证经验，分为上、中、下篇及附篇。上篇医案，深受景岳学说、绍派伤寒之熏陶，临证宗仲景，旁及诸家和绍派先贤，明其理，师其法，活其用。论病议证，有所遵循，多有新意。医案翔实，亦多良效；引经据典，释案玄机，述义详尽，独有心悟。中篇医话，呈绍派之遗风；有论有法，兼收并蓄，使流派特色风现粲然。下篇名方考释，精习名方，洞悉寒温，阐发精义，历久弥新。附篇论绍派主要医家的学术思想与临证经验，医家独特的学术思想与临证经验可从中觅得、加以品味。

本书编写过程中，得到了中国中医药出版社相关编辑的帮助指导，忱表感谢。医道无穷，限于水平，不足之处，望指正。

沈元良 2021 年夏
于古越学士街寓所

目 录 ▏

上篇 医案

中篇 医话

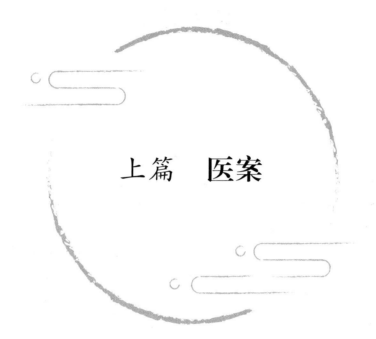

上篇　医案

肺系病证

一、感冒

病案 1: 张某，男，19 岁。2009 年 7 月 21 日初诊。

自诉贪凉入睡，醒后自觉神困肢疲，头昏头胀，当晚即感恶寒发热。在社区医院就诊，测体温 39.2℃。查血常规：白细胞计数 9.5×10^9/L，中性粒细胞百分比 50.1%，淋巴细胞百分比 45.8%。超敏 C- 反应蛋白 > 10mg/L。输液治疗及对症处理，发热不退。西医诊断为急性上呼吸道感染。刻诊：发热头痛，恶寒无汗，肢体酸楚，心烦面赤，体温 39.1℃，神情倦怠，咽稍红，胸闷不舒、胃纳欠佳，咽喉干痒，渴不欲饮，小便短赤，大便黏滞、解之欠畅，舌红苔薄黄而腻，脉浮濡数。

中医诊断：感冒夹暑（暑湿感冒）。辨证属暑湿内蕴，贪凉乘风，复感风寒，暑湿为寒邪所遏，致暑湿内蕴、寒邪束表。

治法：解表清暑。

处方：新加香薷饮加味。香薷 10g，青蒿 10g，金银花 15g，连翘 10g，扁豆花 10g，厚朴 10g，蝉蜕 6g，陈皮 10g，制苍术 10g，砂仁 5g，焦六曲 15g，六一散 9g（包煎）。3 剂，每日 1 剂，水煎服。嘱：忌冷饮，保持空气流通。

二诊：3 天后来诊，说服了第 1 剂药后，自觉手足脚心微微有汗；服第 2 剂时感觉身不热了，不畏风，自觉身体舒服很多了；服第 3 剂后，竟然全身出了一身汗，感觉舒服很多。

处方：香薷 6g，青蒿 10g，金银花 12g，连翘 10g，扁豆花 15g，厚朴 10g，蝉蜕 6g，陈皮 10g，砂仁 5g，芦根 15g，焦三仙（即焦山楂、焦神曲、焦麦芽）各 15g，六一散 6g（包煎）。3 剂，每日 1 剂，水煎服。

【临证心悟】夏季暑气当令，人体腠理开泄，汗出以散热，阳气外浮于体表肌肤，内脏的阳气反而偏虚，此时虚邪贼风往往容易趁虚侵袭；夏令暑湿之邪容易蕴积在体内，本案患者因贪凉导致风、寒、湿三气交感之证，发生感冒，故称时令感冒，或称暑湿感冒。暑热内闭，复因贪凉乘风，风寒之邪外束，卫阳被郁，表实不透，加之复进冷饮，损伤脾阳，湿困中焦，酿成暑湿寒邪所遏之证。发热恶寒，头痛无汗，身重酸痛，面赤口渴，苔腻为主症。根据吴鞠通的"辛温复辛凉法"，采用《温病条辨》中的新加香薷饮加味。香薷芳香质轻，辛温发散，有"夏月的麻黄"之称，既能外散肺卫闭郁之寒，又能内化水液停滞之湿，方中用为君药。暑湿内郁，法当涤暑化湿，鲜扁豆花芳香微寒，散邪解暑而不伤津液，又可健脾和胃，清热化湿；金银花、连翘辛凉芳香，取其清透上焦气分之暑热，以除热解渴。三药辛凉宣散，清透暑热，共为臣药。厚朴苦辛性温，燥湿化滞，行气消闷，助香薷理气化湿，用为佐药。诸药相合，共奏祛暑解表、清热化湿之功。本方配伍特点有二：一是清温合用，以清为主，金银花、连翘之凉，正合暑为阳邪，非凉不清之旨，香薷、厚朴之温，正合湿为阴邪，非温不化之旨；二是集一派辛味药，辛温以散在表之寒邪、化内蕴之湿滞，辛凉以清内郁之暑热。

病案 2：毛某，男，47 岁。2014 年 9 月 7 日初诊。

自诉 1 周前因着凉，又恣食瓜果，饮食不节，后出现恶心呕吐数次，感畏寒发热、头痛、四肢酸懒，解稀水样大便数次。自行口服感冒片、肠炎宁糖浆等未见明显好转，曾在某医院就诊，做血常规、大便常规检验，结果排除肠炎、菌痢等疾病。查体：体温 38.3℃，肠鸣音较为活跃。西医诊断为感冒（胃肠型），遂来就诊于中医。刻诊：头痛身重，肢体困乏，恶寒发热，胸脘满闷，胃纳不思，呕吐清涎，少腹隐痛，大便清稀，日 2~3 次，舌淡苔白腻，脉濡滑。

中医诊断：感冒夹湿。辨证属外感风寒，内伤湿滞。

治法：解表化湿，理气和中。

处方：藿香正气汤加味。广藿香 15g，厚朴 10g，陈皮 10g，白芷 10g，紫苏梗 15g，姜半夏 9g，茯苓皮 15g，羌活 10g，藁本 10g，防风 10g，砂仁 6g（后下），广木香 10g，焦六神曲 10g，山楂炭 10g。3 剂，每日 1 剂，水煎服。

二诊：服 3 剂后，恶寒除，热退，呕吐止，头痛减，脘闷乏力好转、食欲增进，方以温中健脾。

处方：广藿香 15g，厚朴 10g，炒白术 10g，陈皮 10g，白芷 10g，紫苏梗 15g，姜半夏 9g，茯苓皮 15g，防风 10g，砂仁 6g（后下），焦六神曲 10g，山楂炭 10g，干姜 10g。3 剂，每日 1 剂，水煎服。嘱清淡易消化饮食，忌食生冷肥甘油腻之品。后诸症霍然。

【临证心悟】感冒夹湿，亦称胃肠型感冒，为肺系病症的虚体感冒及脾胃系病症中寒湿之邪犯及胃腑、肠腑之呕吐、泄泻等。多见于春末夏初，或夏末秋初交令时，有较明显的季节性流行病学发病特点。其发病机制多为寒、热、暑、湿等外邪侵袭皮毛肺卫，同时直中脾胃肠腑，导致脾胃失和、升降失常、肠腑失固。藿香正气汤为俞根初经验加减方，此方与《太平惠民和剂局方》之藿香正气散略有异处。前者方中有春砂仁，具有芳香化湿、辟秽和中、解表散寒的温中化浊法的特点，再配合相应加减、化裁后，能用于由寒、热夹湿所致的各证，俞根初对藿香正气散加减运用也做了充分发挥。后者有大腹皮、苦桔梗、炙甘草，解表化湿，理气和中，所治外感风寒、内伤湿滞所致的霍乱吐泻证。

藿香正气汤由广藿香、厚朴、广陈皮、白芷、嫩紫苏梗、姜半夏、浙茯苓皮、春砂仁组成。藿香性温味辛、气芳香善辟秽，是俞根初治湿证的首选用药，也是全方君药，能解表化湿，理气和胃止呕。厚朴性味辛温，能燥湿除满，与半夏和陈皮合用而温中燥湿，降逆止呕，为臣药。白芷辛温解表，能助藿香发汗解表化湿。佐以砂仁醒脾调胃，紫苏梗理气宽胸。而浙茯苓皮味甘淡性平，祛湿消肿，利水渗湿。全方具有芳香化湿，辟秽和中，兼以解表散寒之功效，是治湿滞夹秽之良方。

病案 3：陈某，女，37 岁。

患者形体清瘦，素体羸弱，经常感冒。此次自感发热，体温不高，感头重不舒发热近 5 天，体温在 37.5~38.5℃。查体：体温 38.5℃，精神欠佳，咽充血，双侧扁桃体无肿大，双肺呼吸音清，未闻及啰音，心律齐。血常规未见异常。刻诊：发热无汗，微恶风寒，头身疼痛，干咳咽痛，尤以夜间为甚，痰少而黏，咳之不爽，口渴，小便稍黄，大便干结，舌红少津，舌面有小裂纹，脉浮细数。

中医诊断：感冒。辨证属阴虚型，阴虚津少，外受风热。

治法：滋阴清热，辛凉解表。

处方：加减葳蕤汤。生玉竹 15g，淡豆豉 10g，葱白 10g，薄荷 4g（后下），桔梗 10g，白薇 10g，天花粉 10g，瓜蒌皮 10g，淡竹叶 10g，玄参 10g，大枣 15g，炙甘草 3g。3 剂，每日 1 剂，水煎温服。

二诊：服用后周身似有汗出，头身疼痛减轻，体温 37.4℃。2 剂后周身微汗，头身疼痛基本消失，体温 37.0℃。3 剂后热退身凉，体温恢复正常，小便转清，大便通畅，仍有少许干咳咽痛，无痰。

处方：生玉竹15g，淡豆豉10g，葱白10g，薄荷4g（后下），桔梗10g，白薇10g，天花粉10g，牛蒡子12g，浙贝母15g，大枣15g，炙甘草3g。3剂，每日1剂，水煎温服。后咳嗽咽痛不再，余症悉除。

【临证心悟】本案患者形体清瘦，素体羸弱，阴虚复感风热之邪，酿生此病。外感风热之邪，侵袭肌表，故见发热、微恶风寒、头身疼痛、干咳。阴虚之体感受外邪，易于热化，炼液为痰；且阴虚者，亦多生内热，故见干咳咽痛、痰黏难出、心烦口渴、小便黄、大便干结；验其舌脉，舌红少津，脉浮细数乃阴虚外感之象。方以《通俗伤寒论》治阴虚外感化热的加减葳蕤汤化裁。本方辛凉解表兼以养阴，方中玉竹味甘性寒，入肺胃经，为滋阴益液而资汗源、润肺燥，为主药；葱白、桔梗、淡豆豉、薄荷解表宣肺，止咳利咽，为臣药；白薇凉血清热而除烦渴为佐药，甘草、大枣甘润滋脾，亦为佐药。加天花粉、瓜蒌皮清热生津、润肺化痰；加淡竹叶、玄参清热除烦利尿、润燥通便。诸药合用，共奏滋阴清热、发汗解表之功。加减葳蕤汤用以治"阴虚之体感冒风温"，解表药与养阴药配伍，"滋阴生津以充汗源，疏散风热以解表邪"，形成"养阴而不留邪，发汗并不伤阴"之特色，为绍派伤寒治阴虚外感风热之名方。

二、咳嗽

病案1：邓某，男，54岁。2011年12月15日初诊。

咳嗽反复发作半年。半年前受凉后开始咳嗽，之后常间歇、反复发作。曾在某医院就诊，诊为"支气管炎"，用药后疗效不显。后到另一医院诊治，检查过敏原无异常，配药服用后症状当时稍减，但停药又作。后曾自购中西成药治疗，疗效不显。刻诊：咳嗽，咽痒则咳，咽喉不适，晨起明显，干咳无痰，纳寐可，二便尚调。舌淡苔薄白，脉弦滑。

中医诊断：咳嗽。辨证属风燥伤肺。

治法：润肺利咽，化痰止咳。

处方：加味止嗽散。鱼腥草15g，重楼10g，桔梗10g，白前12g，白僵蚕12g，蝉蜕6g，炙百部12g，化橘红12g，炙紫菀15g，炙款冬花12g，生甘草6g。7剂，每日1剂，水煎服。

二诊：药后咳嗽明显好转，咽喉不适不显，干咳仍有，偶觉咽干，纳寐可，二便尚调，舌脉如前。前方出入。

处方：鱼腥草 15g，重楼 10g，桔梗 10g，北沙参 15g，白前 12g，白僵蚕 12g，蝉蜕 6g，炙百部 10g，化橘红 12g，炙紫菀 15g，炙款冬花 12g，白果 10g，生甘草 6g。7 剂，每日 1 剂，水煎服。

三诊：咳嗽仅偶作，舌脉如前。守前方再服 5 剂而愈。

【临证心悟】止嗽散无论外感或内伤咳嗽皆可用之，其特点为宣通肺气，温而不燥，润而不腻，苦而不过寒，辛而不过热，能宣能肃，能升能降。本案以咳嗽迁延日久为主症，咽喉不适，咽痒则咳，与止嗽散方主症相合，结合舌脉，故予止嗽散方进出。因外感以风寒偏多，予止嗽散，或合杏苏散化裁。止嗽散出于《医学心悟·咳嗽》，原方有白前、紫菀、桔梗、化橘红、甘草、荆芥、百部七味。方中的紫菀、白前、百部止咳化痰，治疗咳嗽不分新久，均有疗效，紫菀、百部蜜炙则对久咳疗效较好；桔梗、化橘红宣降肺气，止咳消痰；二者与桔梗相配，更能清利咽喉。用白前疏风化痰止咳，并用鱼腥草、重楼清热利咽，化痰止咳。咳嗽日久，且干咳无痰，用蜜炙款冬花与百部相配，润肺化痰。咳嗽而有咽喉不适、咳痰不爽者，用蝉蜕、白僵蚕二味，可入络搜邪，而蝉蜕与化橘红相配又善治咽痒咳嗽，岳美中先生赞化橘红谓"橘红咳而咽痒者必用"。二诊时以干咳为主，肺阴虚之象，加北沙参、白果润肺化痰、收敛止咳而收功。程钟龄称本方："温润和平，不寒不热，既无攻击过当之虞，大有启门驱贼之势。是以客邪易散，肺气安宁。"故笔者认为临证咳嗽，不论新久，但凡寒热之症不显，以咳嗽咽痒为主症者，多以止嗽散进出，可获良效。

病案 2：劳某，女，38 岁。2013 年 2 月 23 日初诊。

反复发热伴咳嗽 1 周余。1 周前，无明显诱因下出现咳嗽咳痰，痰黄黏，伴发热，体温最高时 39℃，在当地医院就诊，诊断为"上呼吸道感染"，经输液抗感染、化痰止咳治疗，发热未退，用激素后热退又升，后经中医治疗。血常规检查：白细胞计数 3.5×10^9/L，红细胞计数 5.5×10^{12}/L，血红蛋白 110g/L，血小板计数 300×10^9/L，淋巴细胞百分比 45%，中性粒细胞百分比 55%。胸片提示右下肺炎（病毒性）。体温 38.8℃，呼吸 18 次/分，脉搏 90 次/分，血压 130/85mmHg。刻诊：咳嗽，咳黄痰，且有胸痛、发热，大便硬，数日未解大便。

中医诊断：咳嗽。辨证属肺热炽盛。

治法：清热解毒，化痰止咳。

处方：麻杏石甘汤合《千金》苇茎汤加减。麻黄 9g，苦杏仁 10g，生石膏 30g（先煎），芦根 24g，薏苡仁 30g，桃仁 10g，鱼腥草 15g，冬瓜仁 15g，瓜蒌皮 15g，瓜蒌仁 15g，黄芩 10g。3 剂，每日 1 剂，水煎服。

二诊：胸痛，咳嗽减轻，咳痰仍不畅，大便坚未解，热未退。治以清热通腑泄浊，化痰止咳。

处方：麻黄 9g，苦杏仁 10g，生石膏 30g（先煎），芦根 24g，薏苡仁 30g，桃仁 10g，鱼腥草 15g，冬瓜仁 15g，瓜蒌皮 15g，瓜蒌仁 15g，黄芩 10g，牛蒡子 15g，大黄 10g（后下），大腹皮 15g。3 剂，每日 1 剂，水煎服。

三诊：大便通，高热渐退，发热未再反复。再经上药进出 1 周，后复查胸片，炎症已吸收。

【临证心悟】本案初诊时有咳嗽咳黄黏痰，伴发热，胸痛，为肺热炽盛，以麻杏石甘汤合《千金》苇茎汤加减，方中麻黄、苦杏仁宣肺化痰，配石膏清泄肺热，芦根、薏苡仁、苦杏仁、桃仁、冬瓜仁清热化痰解毒。痰热壅盛，以鱼腥草、瓜蒌皮、瓜蒌仁、黄芩等加强清热解毒之功。初诊时有效且体征未减，大便坚而未解，热未退。"肺与大肠相表里"，故以"清上通下"法，原方加大黄、大腹皮，炽热之邪，使邪有出路，通腑道，邪从大便而走，邪去热退身安。

病案 3：张某，女，43 岁。2013 年 3 月 4 日初诊。

咳嗽反复发作近 2 个月，1 个月前曾到某医院拍胸部 X 线片，提示肺部纹理增多、增粗，支气管炎考虑。静脉滴注生理盐水 1 周治疗后咳痰稍少，咳嗽仍然。后就诊于中医治疗效果亦不显。诊时干咳少痰，遇劳加剧，神疲乏力，动则汗出，咽喉不适，纳寐可，二便调，苔薄质淡，脉细弱。

中医诊断：咳嗽。辨证属肺气虚咳。

治法：补益肺气，利咽化痰。

处方：四君子汤合玉屏风散加味。炒党参 12g，炒白术 15g，茯苓 12g，生甘草 10g，生黄芪 18g，防风 12g，浙贝母 15g，牛蒡子 10g，连翘 12g，桔梗 9g，橘络 10g，白僵蚕 10g，蝉蜕 6g。7 剂，每日 1 剂，水煎服。

二诊：咳嗽明显减轻，精神亦佳，汗出已减，唯咽喉不适仍作，苔薄质淡，脉细弱。

处方：炒党参 12g，炒白术 15g，茯苓 12g，生甘草 10g，生黄芪 18g，防风 12g，浙贝母 15g，鱼腥草 15g，穿心莲 6g，重楼 10g，牛蒡子 10g，连翘 12g，桔梗 9g，橘络 10g，白僵蚕 10g，蝉蜕 6g。7 剂，每日 1 剂，水煎服。

药后诸症均瘥。

【临证心悟】咳嗽为临床常见症状，有虚实之分。本案患者先就诊于西医，以抗生素药物静脉滴注效果不显；后就诊于中医，见其西医诊断为"支气管炎"，投以清热解毒、化痰止咳等药，服后咳嗽仍然而神疲乏力。本案西医虽诊为"支气管炎"，但久咳，症见干咳少痰，遇劳加剧，神疲乏力，动则汗出，咽喉不适，结合舌脉，已知患者为虚实夹杂，以虚为主。治以补肺健脾化痰，故投以四君子汤合玉屏风散加味。用四君子汤健脾化痰，黄芪、白术、防风益气固卫；浙贝母配连翘，牛蒡子配桔梗共助清利咽喉之效；对于咳嗽日久不愈者，可以白僵蚕与蝉蜕相伍随症加入，常谓此二者药性轻灵，能入络搜邪，治疗咳嗽效显；对于咽喉不适者又多选鱼腥草、粉重楼同用，粉重楼一味方书多谓清热解毒为主，临床时用于肺热咳嗽或咳痰不爽者，用后多获良效。但对于初期咳嗽，外感为患者，一般不宜轻投补益之剂。

病案4：孙某，女，44岁。2013年3月18日初诊。

咳嗽咳痰，咳声重浊，并反复发作已有两月余，偶有胸闷气急，神疲乏力，胃脘痞满，纳谷不振，寐可，二便如常，苔中腻，质淡，脉细滑。

中医诊断：咳嗽。辨证属脾运失健，痰湿蕴肺。

治法：健脾益肺，止咳化痰。

处方：四君子汤合三子养亲汤加减。炒党参12g，炒白术12g，茯苓12g，生甘草10g，炙紫苏子12g，炒莱菔子12g，白芥子6g，冬桑叶12g，炙百部15g，桔梗10g，牛蒡子12g，浙贝母12g，化橘红15g，橘络10g，仙鹤草24g，广地龙12g。7剂，每日1剂，水煎服。

二诊：药后咳嗽明显减少，已有痰出，精神明显转佳，气急已除，舌淡苔白，脉细。前方加姜半夏再服7剂，后诸症消失而愈。

【临证心悟】咳嗽临床甚为常见，但当首分虚实。虚者补而益之，实者清而化之，虚实夹杂者，清补兼施。本案脾湿生痰，上渍于肺，壅遏肺气，故咳嗽咳痰，咳声重浊，并反复发作，由实致虚，症见咳嗽反复已有两月余，并有神疲乏力，偶有胸闷气急，久病脾虚以党参、白术、茯苓、生甘草益气健脾；桔梗、牛蒡子、浙贝母、炙百部、冬桑叶利咽化痰；炙紫苏子、白芥子、炒莱菔子降气化痰，并配以广地龙加强止咳平喘之功；化橘红、橘络理气化痰止咳；仙鹤草取其健脾收敛，又有化痰、解除支气管痉挛之作用，尤其是久咳者用之有良好的疗效。二诊加姜半夏，二陈汤增强理气化痰，燥湿和中之力。

病案5：何某，男，63岁。2013年9月16日初诊。

咳嗽20余天，抗炎静脉滴注后症状有所缓解，但仍咳嗽不断，后又服中西药物治疗，疗效不显。刻诊：咳嗽痰黄，伴有胁部不适，晨起明显，口苦，腰酸，阴囊潮湿，小便黄，大便干结，舌红苔黄腻，脉弦滑数。

中医诊断：咳嗽。辨证属肝经湿热，久郁犯肺。

治法：清肝泻肺。

处方：龙胆泻肝汤加减。龙胆9g，焦栀子12g，黄芩10g，柴胡9g，当归12g，生地黄15g，车前子12g（包煎），泽泻10g，浙贝母15g，黛蛤散30g（包煎），蝉蜕6g，炙紫菀15g，生甘草6g。7剂，每日1剂，水煎服。

二诊：服后3日咳嗽渐止，阴囊潮湿亦瘥，唯腰酸，小便偏黄，大便改善，苔薄腻，舌质淡。改用健脾化湿，益肾壮腰之法调治月余而腰酸愈。

【临证心悟】咳嗽为内科常见病症，既是一个症状又是一个病名，临床以呼吸系统发病为多，中医常用宣肺化痰、清肺止咳等法，但有些患者用药后久治不愈，阅前方多以清肺化痰之药，虽有些效果，但总是咳嗽不断，在辨证时要考虑是否兼有其他脏器疾病。咳嗽者，无外乎外感内伤，总不离肺。《内经》有"五脏皆令人咳，非独肺也"之说，咳嗽与多脏腑相关，病位在肺，亦与肝、脾、胃、肾、大肠关系密切。本案患者除咳嗽外，另有痰黄、口苦、阴囊潮湿，加之舌脉，说明肝经湿热，久郁犯肺。《素问·咳论》云："肝咳之状，咳剧则胁下痛。"肝胆湿热犯肺为主，虽有腰酸但以清化肝胆湿热为主，故用龙胆、栀子诸药清肝利胆，柴胡疏肝，更用黛蛤散清肝泻肺，以助药力；车前子、黄芩、浙贝母清肺止咳化痰；久病用蝉蜕入络搜邪止咳；泽泻虽无止咳之效，但其渗湿利水，湿邪除则浊水无生存，意在间接止咳；生甘草清肺化痰，调和药性。

病案6：王某，女，67岁。2013年11月26日初诊。

咳嗽1个月。1个月前因受凉后开始咳嗽，有失眠史十年余，每日服舒乐安定片方能入睡。某医院就诊，X线片提示支气管炎伴肺部感染，散在纤维灶。诊为"支气管炎"并静脉滴注生理盐水1周后，咳痰虽减少，但仍咳嗽。刻下：胸闷，干咳，少痰，口干，纳尚可，寐差，形体消瘦，二便调，舌红，少苔薄，脉细。

中医诊断：咳嗽。辨证属肺阴亏耗。

治法：滋阴润肺，化痰止咳。

处方：沙参麦门冬汤加减。北沙参12g，麦冬15g，制玉竹12g，天花粉

15g，冬桑叶 12g，川贝母粉 6g（分吞），竹沥半夏 10g，百合 15g，远志 10g，鱼腥草 18g，化橘红 15g，蝉蜕 6g，甘草 6g。7 剂，每日 1 剂，水煎服。

二诊：咳嗽明显减轻，胸闷不明显，口干瘥，夜寐尚可，舌尖红，少苔薄润，脉细。此为肺阴亏虚，肾不纳气。治法以养阴止咳，佐以益肾。

处方：北沙参 12g，太子参 10g，麦冬 15g，制玉竹 12g，天花粉 15g，冬桑叶 12g，川贝母粉 6g（分吞），竹沥半夏 10g，黛蛤散 30g（包煎），益智仁 12g，甘草 6g，桑白皮 10g，陈皮 10g。7 剂，每日 1 剂，水煎服。

三诊：咳嗽已瘥八九，气急已平，精神较前好转，时觉疲劳，服药后偶有胃脘不舒，时有口苦不舒，夜寐可，舌淡红，苔白微腻，脉细。治以健脾化痰，清肺纳气。

处方：六君子汤加减。太子参 12g，白术 10g，竹沥半夏 10g，百合 15g，黄芩 10g，陈皮 10g，茯苓 10g，甘草 6g，冬桑叶 15g，鱼腥草 15g（后下），川贝母粉 6g（分吞），蝉蜕 6g，佛手 10g。7 剂，每日 1 剂，水煎服。

【临证心悟】咳嗽日久致肺阴亏损，虚热内灼，肺失润降，故见干咳、胸闷、口干、消瘦、寐差、舌红、少苔薄，脉细。治以滋阴润肺，化痰止咳。方中北沙参、麦冬、玉竹、天花粉润肺养阴；川贝母润肺化痰止咳；百合、远志润肺化痰，兼能养心安神；冬桑叶、鱼腥草轻宣肺气；竹沥半夏、陈皮健脾化痰，理气降逆，与润肺药同用，一润一燥相得益彰；蝉蜕通络搜邪，甘草调和诸药，兼可化痰。二诊时症见气急，乏力，用黛蛤散、益智仁降逆纳气，太子参益气养阴。三诊时咳嗽渐瘥，改用六君子汤健脾化痰为主，意在扶正固本，防止痰从内生。

三、咳嗽（喉源性）

病案：俞某，男，23 岁。2013 年 3 月 18 日初诊。

咳嗽，反复发作，咽部不适如有异物感，咽痒则咳，已服西药化痰止咳和抗生素多日，疗效不显。咽部充血，苔薄质红，脉细滑。

中医诊断：咳嗽（喉源性）。

治法：清肺利咽，化痰止咳。

处方：鱼腥草 15g，重楼 10g，三叶青 6g，山海螺 15g，桔梗 10g，金锁银开 24g，木蝴蝶 3g，玄参 12g，浙贝母 12g，桑白皮 12g，炙紫菀 15g，生薏苡仁 30g，白豆蔻 10g（后下），升麻 6g，生甘草 10g。7 剂，每日 1 剂，水煎服。

二诊：咳嗽明显减轻，因前日受风寒，咳嗽又反复，鼻流清涕，胸闷，叹息则舒，纳可，二便畅，咽部充血，苔薄，质淡，脉弦滑。治法辛温解表，佐以化痰。

处方：防风12g，荆芥12g，紫苏叶12g，羌活10g，牛蒡子15g，浙贝母15g，桔梗10g，辛夷10g，玄参15g，柴胡10g，瓜蒌皮15g，三叶青6g，炙紫菀15g，生甘草10g。7剂，每日1剂，水煎服。

三诊：鼻流清涕已瘥，咳嗽除，胸闷偶作，咽部仍有不舒，纳可，寐佳，苔薄，质红，脉弦细。治法疏肝清肺，化痰利咽。

处方：柴胡12g，白芍12g，八月札10g，娑罗子10g，牛蒡子15g，浙贝母15g，桔梗10g，玄参12g，黄芩10g，山海螺15g，三叶青6g，金锁银开30g，射干6g，生甘草10g。7剂，每日1剂，水煎服。

【临证心悟】喉源性咳嗽是干祖望教授首先提出，以咽痒如蚁行或如有异物阻塞，咽喉干燥发痒，痒则呛咳，其病变部位在咽喉。喉源性咳嗽，溯源古籍中当属"干咳""久咳"的范畴。喉源性咳嗽，一般无痰或少痰，除了咳嗽之外，其他症状不显。本案以咽喉不适，咽痒则咳嗽为主，咳嗽从咽喉部发出。故以鱼腥草、重楼、三叶青、金锁银开等药清上焦气分之燥热，利咽清窍。二诊，因受风寒，改用防风、羌活、荆芥、紫苏叶等味为主，辛温解表化痰。三诊，咳嗽除，胸闷偶作，则以疏肝解郁、化痰利咽为法。病机各异，而治则不同。

四、咳嗽（过敏性）

病案：孙某，男，36岁。2012年11月16日初诊。

反复咳嗽3个多月，感冒后尤为明显。晨起及夜间易打喷嚏、流鼻涕，阵发性咳嗽，少痰，无气促、喘息，无发冷发热。检查：呼吸平，咽稍红。两肺听诊及X线胸片均无殊。西医诊断为过敏性咳嗽，曾服用头孢类、阿奇霉素、开瑞坦等药物，但仍反复咳嗽，流鼻涕，时有鼻痒等，胃纳尚可。苔薄白，舌质红，脉弦细滑。

中医诊断：咳嗽。

治法：清肃肺气，祛风抗敏。

处方：炙麻黄9g，苦杏仁泥10g，荆芥12g，连翘15g，炙紫菀12g，百部12g，桔梗10g，白前10g，炙甘草10g，浙贝母12g，川贝母粉6g（分吞），黄芩 10g，姜半夏 9g，化橘红 15g。7 剂，每日 1 剂，水煎服。后守前法进出，调治半个月而愈。

【临证心悟】过敏性咳嗽也称为过敏性支气管炎或咳嗽变异性哮喘。过敏性咳嗽是发生在呼吸系统的一种过敏性疾病，正常人的咳嗽是人体的一种保护性呼吸反射动作，而过敏性咳嗽则是因过敏体质患者接触到过敏原后，呼吸道黏膜的感受器反复遭到刺激，条件反射似的将这种刺激传入神经纤维，再传到延髓咳嗽中枢，引起的咳嗽。变异性咳嗽主要表现为咳嗽，无明显喘促，或仅在咳嗽剧烈时伴有轻度喘促之症状。本案方中以止嗽散为主加减，百部润肺止咳，紫菀止咳，二者性温而不热，润而不寒；桔梗善开宣肺气、白前降气化痰，荆芥、连翘疏风解表，亦有抗过敏作用；化橘红理气化痰，甘草缓急和中，调和诸药，共奏止咳化痰、疏表宣肺的作用。因患者咳久，现咳甚，故用少量麻黄宣肺，降低气道高反应；苦杏仁降逆，浙贝母清肺止咳，川贝母润肺，黄芩清肺。药后咳嗽渐平，症状缓解，后以补肺固表、疏风养血之法缓图以增强体质。

五、哮喘

病案：朱某，女，40 岁。2012 年 12 月 31 日初诊。

哮喘反复发作 3 年，加重 1 周。3 年前因饮食不节出现咳嗽、咳痰，当时经抗炎治疗症状减轻，后又因受凉咳嗽发作，时喘，经拍片、过敏检查，西医诊断为支气管哮喘，并用消炎药物和抗过敏药治疗，病情基本控制。但之后哮喘时作，常口服抗过敏药、酮替芬、茶新那敏片等药及舒利迭喷雾剂，近 1 周因受凉而病情加重。双肺可闻及哮鸣音。血常规检查：白细胞计数 11.2×10^9/L。胸部 X 线片提示双肺纹理增粗。IgE 253IU/mL。症见咳嗽，时喘，咳痰欠爽，痰为泡沫状，气急，不能平卧，纳寐可，二便调。舌质淡苔薄，脉滑涩。

中医诊断：哮病。辨证属风痰阻肺。

治法：祛风涤痰，降气平喘。

处方：三子养亲汤加减。炙紫苏子 12g，白芥子 6g，炒莱菔子 12g，广地龙 12g，桑白皮 10g，鱼腥草 15g，重楼 10g，炙麻黄 10g，浙贝母 15g，化橘红 15g，橘络 10g，炙紫菀 15g，炙款冬花 15g，生甘草 10g。7 剂，每日 1 剂，水煎服。

二诊：咳喘明显好转，咳出大量泡沫状痰，以晨起、平卧后为甚，舌质淡红苔薄，脉弦细滑。治法以清肺化痰，止咳平喘。前方加牛蒡子 15g、仙鹤草 15g。7 剂，每日 1 剂，水煎服。

三诊：咳嗽气急、喉中痰鸣之症已平，唯喘时作，纳可，二便可，舌质淡苔薄，脉细滑。治法以清肺化痰，温肾平喘。

处方：鱼腥草 15g，重楼 10g，山海螺 15g，炙麻黄 10g，炙紫苏子 12g，白芥子 6g，广地龙 12g，浙贝母 15g，炒莱菔子 12g，化橘红 15g，橘络 10g，补骨脂 12g，益智仁 15g，生甘草 10g。7 剂，每日 1 剂，水煎服。

四诊：服前方后诸症效显，效不更方，前方再服 5 剂。

【临证心悟】 本案患者哮喘病史 3 年，肺气不足，复感外邪，致使肺失宣降，肺气上逆而致咳嗽喘息；肺气不利，痰湿中阻，则咳痰欠爽，痰为泡沫状，咳喘日久以致不能平卧。三子养亲汤清肺化痰，止咳平喘。方中炙紫苏子、白芥子、炒莱菔子降气化痰；化橘红、橘络健脾化痰止咳；广地龙、桑白皮、炙麻黄止咳平喘；鱼腥草、重楼、浙贝母利咽化痰止咳；炙紫菀、炙款冬花二者对久咳者常相须而用，生甘草清热止咳，调和诸药。二诊时痰出已多，加入牛蒡子、仙鹤草止咳化痰，仙鹤草一味能收敛止血，解除支气管痉挛。虚劳咳嗽，或取其收敛之性配入他药之中，以防止发散太过。三诊时咳嗽气急、喉中痰鸣已平，而喘时作，是为上实下虚之候，故除化痰止咳药外，加入补骨脂、益智仁二味温肾平喘，后以守方。先期以祛邪为主，补正为辅，后期待邪去正虚之时，以补正为主。

六、肺胀

病案： 李某，女，69 岁。2007 年 3 月 6 日初诊。

患者有慢性支气管炎、肺气肿、肺心病史。2 周前因感冒而咳嗽、气喘、痰白或咳泡沫痰。西医诊断为慢性阻塞性肺气肿并发急性感染。服螺旋霉素、头孢氨苄胶囊、复方甘草合剂等治疗效果不明显。刻诊：咳嗽，气喘，胸闷，呼吸不畅，咳痰质黏色稍黄，口干欲饮，纳差，小便可，大便如常。唇略发绀，指甲淡紫。苔黄腻，舌质暗红，脉弦滑数。两下肺均可闻及干湿啰音。

中医诊断：肺胀。辨证属肺热蕴痰，肺络瘀阻。

治法：清肺化痰，和络平喘。

处方：鱼腥草 15g，半枝莲 15g，北沙参 15g，麦冬 12g，天花粉 12g，知母 10g，姜半夏 10g，炙葶苈子 10g，广地龙 12g，桃仁 10g，炒谷芽 15g，炒麦芽 15g，生甘草 6g。7 剂，每日 1 剂，水煎服。

二诊：咳嗽减轻、痰少，气喘显平，纳振，苔薄腻，症见唇略发绀，指甲淡紫。舌质暗红，脉弦滑稍数。为肺心同病，痰热久郁，气阴两伤，心血瘀阻。

处方：鱼腥草 15g，太子参 12g，麦冬 12g，天花粉 12g，知母 10g，姜半夏 10g，炙葶苈子 10g，广地龙 12g，丹参 15g，桃仁 10g，炒谷芽 15g，炒麦芽 15g，生甘草 6g。7 剂，每日 1 剂，水煎服。

三诊：咳喘已瘥八九。咳痰少许，但有时胸闷、心悸，舌尖红，苔薄腻，脉弦滑。此为肺热蕴痰未清，心肺气阴两虚，肺络瘀阻。治法以补益气阴，化痰祛瘀。

处方：炒党参 15g，太子参 12g，麦冬 12g，制玉竹 15g，炙桑白皮 12g，炙紫苏子 12g，广地龙 12g，姜半夏 10g，瓜蒌皮 15g，薤白头 10g，桃仁 10g，丹参 15g。7 剂，每日 1 剂，水煎服。

四诊：药后咳喘未作，咳痰不多；心悸明显改善。治法守前方，以资巩固。

【临证心悟】肺胀病理性质多属标实本虚，外邪痰瘀阻肺，气阴耗伤。治法既应对发时祛邪治标的原则，辨其病性的寒热施治，又不忽视扶正治本的要求。本案肺胀属阴虚痰热瘀阻证，因此治以滋养肺阴为主，治标则清化痰热，和络化瘀；标本兼顾，咳、喘、痰得平。又因心肺气阴虚象明显，痰瘀阻塞肺气，转以补益气阴、化痰祛瘀之功。

七、肺络张

病案：姚某，女，46 岁。2005 年 3 月 11 日初诊。

患者原有支气管扩张伴咯血史。此次 3 天前咯血数口，自服云南白药胶囊，稍缓。西医诊断为支气管扩张伴咯血。刻诊：咯血呈暗褐色伴少量瘀块，或痰中夹有少量鲜红血丝，胸部隐痛，闷塞不畅，纳可，大便干结。舌质暗红，苔中后黄腻，脉细滑。

中医诊断：咯血。辨证属痰热蕴肺，瘀热动血。

治法：清肺化痰，凉血祛瘀。

处方：犀角地黄汤加味。水牛角 30g（先煎），牡丹皮 10g，炒白芍 12g，生地黄 15g，焦山栀 12g，炒黄芩 10g，广郁金 10g，白茅根 24g，仙鹤草 24g，煅花蕊石 10g（先煎），黛蛤散 15g（包煎），制大黄 10g。3 剂，每日 1 剂，水煎服。

二诊：咯吐暗褐色瘀血块较增多，但未见痰中夹新鲜血或血丝，胸闷症状减轻，胸痛已除，少咳伴有少量黏痰，大便通畅。法守前方。

处方：水牛角 30g（先煎），牡丹皮 10g，炒白芍 12g，生地黄 15g，炒黄芩10g，广郁金 10g，白茅根 24g，仙鹤草 24g，煅花蕊石 10g（先煎），白及 10g，紫珠草 15g。3 剂，每日 1 剂，水煎服。

三诊：上方服后血止，治以滋阴润肺、清化热痰。续方合百合固金汤出入。

处方：水牛角 30g（先煎），牡丹皮 10g，炒白芍 12g，生地黄 15g，炒黄芩 10g，广郁金 10g，白茅根 24g，仙鹤草 24g，白及 10g，百合 15g，麦冬 12g，浙贝母 12g。3 剂，每日 1 剂，水煎服。

连服半月，诸症基本消除。随访半年，症情平稳，咯血未作。

【临证心悟】本案为痰热瘀肺所致。气火逆乱、血不循经、溢于脉外而成，故治法清化痰热、凉血化瘀止血，方以犀角地黄汤加味，方中以水牛角代用，清心、凉血、解毒为主；配生地黄一以凉血止血，一以养阴清热。白芍、牡丹皮既能凉血，又能散瘀。其配伍特点是凉血与活血散瘀并用，叶天士云："入血就恐耗血动血，直须凉血散血。"方以散血的意义，一是离经之血残留；更有热与血结成瘀。热与血结留蓄下焦，故加用大黄、黄芩苦寒清泄里热，所谓"甚者先平"，使其瘀热速消。后合百合固金汤增损，百合以保肺，麦冬润燥，浙贝母散肺而除痰。本案服药后初见血增多，继而血止，此为肺络瘀阻热郁获得宣泄之象，故血出后胸闷反轻，达到痰化热清、瘀祛血止之功。

八、鼻系病

病案 1：张某，男，17 岁。2008 年 3 月 9 日初诊。

鼻塞流涕，打喷嚏反复年余。西医诊断为过敏性鼻炎。鼻塞有流涕，晨起或受凉后，喷嚏频频，易反复感冒，曾服用抗生素及玉屏风散等多种中成药，并做过交替疗法治疗，疗效不佳，胃纳欠佳。症见鼻塞流清涕，时有鼻痒，面色少华，形体较瘦。苔薄白，舌红，脉细浮。

中医诊断：鼻鼽。辨证属外感风寒，寒邪化热。

治法：宣肺通鼻窍。

处方：炙麻黄 9g，桂枝 6g，北细辛 5g，辛夷花 10g，白芷 10g，连翘 10g，蝉蜕 6g，防风 12g，炒白术 15g，生黄芪 15g，桔梗 10g，麦冬 12g，炒白术 15g，姜半夏 9g，炒麦芽 15g，炒赤芍 10g，黄芩 6g，广地龙 12g，炙甘草 6g。7 剂，每日 1 剂，水煎服。

二诊：上药服后，鼻塞流涕、打喷嚏症状减轻，尤其晨起喷嚏明显减少，胃纳较前振。因在校生服药不便，原方再进 7 剂。嘱：玉屏风散颗粒剂、参苓白术散交替服用。

【临证心悟】鼻鼽（过敏性鼻炎），黄元御《四圣心源·卷八》云：肺金生水而主皮毛，肺气内降，则通达于膀胱，肺气外行，则熏泽于皮毛。外感风寒而皮毛闭秘，脏腑郁遏，内不能降，外不能泄，蓄积莫容则逆行于鼻窍。鼻窍窄狭，行之不及，故冲激而为嚏喷。肺气熏腾，淫蒸鼻窍，是以清涕流溢，涓涓而下也。鼻渊首先应辨清标本，本为虚，标为实，虚以肺、脾、肾三脏气虚为主。本病以肺气虚寒辨证属多，以温肺气，和脾胃，散风寒，抗过敏为治法。《素问》云：肺气之郁，总由土湿而胃逆，胃逆则浊气填塞，肺无降路故也。方中炙麻黄、桂枝、北细辛、辛夷花、白芷辛温以散风寒，通鼻窍，喷嚏频作入防风、连翘、蝉蜕、广地龙疏宣、抗过敏，桔梗举升开肺气，麦冬养阴生津，炒白术、炒麦芽健脾，姜半夏和胃降逆，赤芍活血，黄芩清热，黄芪补气升阳，炙甘草调和诸药。诸药共奏温肺散寒，补脾益肾之功。疏通鼻窍，消补兼施；既清湿热，又补肺脾。后以固本图治，补益肺脾以补后天养先天，玉屏风散、参苓白术散等善食，以防感冒多发而致鼻炎反复。

病案 2：刘某，男，39 岁。2013 年 12 月 2 日初诊。

鼻塞、喷嚏反复发作近 5 年，加重 1 周。西医诊断为过敏性鼻炎，用西替利嗪等抗过敏药则减轻，停药则喷嚏时作，且服西药后常觉神疲乏力、嗜睡。鼻部 CT 检查未见明显异常。过敏原检测总 IgE 175IU/mL。故求治于中医。诊时鼻塞，涕多色白，神疲乏力，喷嚏连作，面色㿠白，纳寐尚可，舌淡苔白略腻，脉沉细滑。

中医诊断：鼻鼽。辨证属阳气虚损，肺卫不固。

治法：温阳散寒，宣通鼻窍。

处方：麻黄附子细辛汤合苍耳子散加减。麻黄 10g（先煎），附子 10g（先煎），苍耳子 10g，白芷 12g，鹅不食草 15g，僵蚕 12g，细辛 5g，广藿香 10g，薏苡仁 30g，神曲 15g，甘草 6g，生姜 3 片。7 剂，每日 1 剂，水煎服。

二诊：药后鼻塞明显减轻，前日因食过咸之品，时有咳嗽，痰黄，量不多，余症如前，舌淡苔白，脉沉细滑。

处方：麻黄10g（先煎），附子10g（先煎），鱼腥草15g，苍耳子10g，白芷12g，鹅不食草15g，僵蚕12g，细辛5g，广藿香10g，薏苡仁30g，陈皮10g，神曲15g，甘草6g，生姜3片。7剂，每日1剂，水煎服。

三诊：药后鼻塞、喷嚏均明显减轻，咳嗽偶作，自述服药后偶有腹胀，舌淡苔白略腻，脉细滑。前方去鱼腥草，加香橼10g。7剂，每日1剂，水煎服。

四诊：药后鼻塞、喷嚏、咳嗽均已不显，偶有喷嚏，鼻涕不多，腹胀未作，舌脉如前。原方再进7剂。

五诊：药后诸症已瘥，精神一般，自述偶有感冒，复查总IgE（－）。治法温阳通窍，益气固卫。

处方：麻黄附子细辛汤合玉屏风散加减。麻黄12g（先煎），制附子10g（先煎），白术12g，苍耳子12g，白芷12g，鹅不食草15g，广藿香10g，僵蚕10g，防风6g，细辛5g，蝉蜕6g，薏苡仁30g，黄芪15g，神曲15g，甘草6g，生姜3片。7剂，每日1剂，水煎服。

六诊：药后诸症已瘥八九，前方再服10剂。随访半年未复发。

【临证心悟】过敏性鼻炎属中医学鼻鼽范畴，为临床常见病。本案诊见鼻塞，涕多色白，神疲乏力，喷嚏连作，面色㿠白，受凉尤甚，患者阳气已虚，又常服用抗过敏药，致症状不断反复。本案病机为阳虚不能固卫，鼻窍不通。治以扶阳解表，宣通鼻窍。方用麻黄附子细辛汤加减，本方原为少阴与太阳表里两感之证而设，临证时常移治于阳虚外感之人，并根据病情辨证加减，临床疗效明显。方中麻黄辛温，发汗解表，为君药；附子辛热，温肾助阳，为臣药；二药配合，相辅相成，为助阳解表的常用组合。细辛既能祛风散寒，助麻黄解表，又可鼓动肾中真阳之气，协助附子温里；苍耳子、白芷、藿香、鹅不食草发散风寒，宣通鼻窍；僵蚕祛风通窍；神曲、薏苡仁健脾和胃，共为佐药。甘草、生姜温阳和胃，调和药性，共为使药。五诊之后，患者诸症均息，但偶有感冒。则因阳虚日久者多兼气虚，治疗此类人群，在温阳的同时应注重补气，故又加用玉屏风散益气固卫，阳气虚得补，可减少或防止鼻鼽再次发作。

病案3：陈某，男，32岁。2014年9月26日初诊。

鼻塞，反复感冒，在多家医院诊治，诊断为过敏性鼻炎，用西药抗过敏药物治疗，症状稍减，但有嗜睡、乏力等症，停药后又发，故求治于中医。来诊时鼻塞，鼻流清涕，易外感，神疲乏力，舌淡苔白略腻边有齿痕，脉细。

中医诊断：鼻鼽。辨证属肺气虚损，卫阳不固。

治法：益气通窍，温阳固卫。

处方：桂枝加龙骨牡蛎汤加味。桂枝 15g，芍药 15g，生姜 10g，龙骨 30g（先煎），牡蛎 30g（先煎），鹅不食草 15g，蝉蜕 6g，乌梅 15g，大枣 15g，甘草 6g，附子 12g，黄芪 30g。7 剂，每日 1 剂，水煎服。

二诊：药后症状大减，时有乏力，前方出入。

处方：桂枝 15g，芍药 15g，生姜 10g，龙骨 30g（先煎），牡蛎 30g（先煎），白术 15g，苍耳子 10g，鹅不食草 15g，蝉蜕 6g，乌梅 15g，大枣 15g，甘草 6g，黄芪 30g。7 剂，每日 1 剂，水煎服。

三诊：药后精神明显好转，鼻塞不明显，余可，前方加减调治半个月而愈。

【临证心悟】过敏性鼻炎又称变应性鼻炎，临床所见除有打喷嚏、流清涕及鼻痒等症状外，很多患者有乏力、易感冒、怕冷等阳虚表现，并常因劳累或受风寒后反复发作。中医学认为"邪之所凑，其气必虚"，运用桂枝汤益气固卫。"牡蛎味咸气寒，除寒热邪气，则营卫通，拘缓和，而诸症无不瘳矣"；"龙骨既能入气海以固元气，更能入肝经以防其疏泄元气……"；鹅不食草具有发散风寒、通鼻窍、止咳、解毒的功效，主治风寒感冒、鼻塞不通，对各型鼻炎有效；更加蝉蜕、乌梅增强祛风止痒之力，更配附子温阳，黄芪益气固卫，甘草调和诸药。诸药合用，肾阳得扶，肺卫得固，则阴霾散，而清窍通。临床所见，此方能有效治疗过敏性鼻炎引起的打喷嚏、流清涕、鼻痒等症状，与西药相比，无用药后乏力、嗜睡等副作用。

心脑病证

一、心悸

病案 1：汤某，男，69 岁。2001 年 3 月 9 日初诊。

患者 2 个月前因外感发热，出现胸闷，心悸，惊惕不安。经心电图检查为房性期前收缩、房颤，但原因不明。初诊为冠心病、心肌炎。服用心律平、异搏定症减未平。刻诊：胸闷、气短、心悸，时有惊惕不安，疲劳乏力、形寒怕冷、肢体酸痛、食纳乏味。舌质紫，苔薄白微腻，脉沉取弦滑。

中医诊断：心悸。辨证属心血痹阻，痰瘀互结。

治法：温补心阳，宁心定悸，佐以活血通络。

处方：桂枝甘草龙骨牡蛎汤、丹参饮合举元煎加减。桂枝 10g，炙甘草 10g，龙骨 24g（先煎），牡蛎 24g（先煎），炒党参 15g，太子参 12g，麦冬 12g，黄芪 15g，紫丹参 15g，石菖蒲 10g，甘松 10g，酸枣仁 12g，砂仁 3g（后下），白檀香 3g（后下）。7 剂，水煎服，每日 1 剂。

二诊：诸症改善明显，早搏减少，形寒怕冷不明显。但仍时有胸闷、心悸、气短，脉沉细。

处方：桂枝 10g，炙甘草 10g，龙骨 24g（先煎），牡蛎 24g（先煎），炒党参 15g，太子参 12g，麦冬 12g，五味子 6g，黄芪 15g，紫丹参 15g，石菖蒲 10g，甘松 10g，酸枣仁 12g，柏子仁 10g，砂仁 3g（后下），白檀香 3g（后下）。7 剂，水煎服，每日 1 剂。

三诊：诸症瘥其八九，早搏近平，自觉心胸宽畅，查心电图无异常。效不更方，续服半月。

【临证心悟】心悸多由心的气血阴阳亏虚，或痰饮瘀血阻滞心神失养或心神受扰出现心中悸动不安的一种病证。心悸的发生常与平素体质虚弱、情志所伤、劳倦、汗出受邪等有关。《证治准绳·惊悸恐》曰："人之所主者心，心之所养者血，神气失守，失守则舍空，舍空则痰入客之，此惊悸之所由发也。"平素体质不强，心气怯弱，或久病心血不足，或忧思过度，劳伤心脾，使心神不能自主，发为心悸；或肾阴亏虚，水火不济，虚火妄动，上扰心神而致病；或脾肾阳虚，不能蒸化水液，停聚为饮，上犯于心，心阳被遏，心脉痹阻而发病。本案心悸病，心气不足，心血痹阻，心之所养者血，心阳不振，出现形寒怕冷，气不运血则血行不利，气不化津则津停为痰。方以桂枝甘草龙骨牡蛎汤、丹参饮合举元煎加减。《注解伤寒论》云：辛甘发散，桂枝、甘草之辛甘也，以发散经中火邪；涩可去脱，龙骨、牡蛎之涩，以收敛浮越之正气。《伤寒贯珠集》云：桂枝、甘草，以复心阳之气；牡蛎、龙骨，以安烦乱之神。《古方选注》云：桂枝、甘草、龙骨、牡蛎，其义取重于龙、牡之固涩。仍标之曰桂、甘者，盖阴钝之药，不佐阳药不灵。故龙骨、牡蛎之纯阴，必须借桂枝、甘草之清阳，然后能飞引入经，收敛浮越之火、镇固亡阳之机。举元煎以益气升提，随桂枝甘草龙骨牡蛎汤补气通阳，镇心定悸；丹参养血活血。石菖蒲、甘松化痰通窍，行气通络，舒畅胸膺；酸枣仁、柏子仁、五味子安神宁心；砂仁、白檀香行气和胃。全方组合有序，主次相宜，共奏其效。

病案 2：徐某，男，39 岁。2013 年 10 月 11 日初诊。

心悸、气短、疲倦 2 个月。既往有心脏缺血史，有二尖瓣、三尖瓣反流史。心脏 B 超示二尖瓣、三尖瓣轻度反流。心电图示 ST 段改变，提示心肌缺血。症见心悸气短间歇反复发作 2 个月，动则尤甚，时觉神疲乏力，性情急躁，失眠，二便尚调。舌质淡，苔薄白，脉细弱。西医诊断：心肌缺血。

中医诊断：心悸。辨证属心阳不振。

治法：温补心阳，安神定悸。

处方：炙甘草汤加味。炙甘草 15g，桂枝 15g，生地黄 20g，党参 30g，阿胶珠 12g（烊化），生姜 10g，麦冬 15g，合欢皮 15g，紫丹参 24g，川芎 10g，炙黄芪 30g，炒酸枣仁 15g，青龙齿 30g（先煎），火麻仁 10g。7 剂，水煎服，每日 1 剂。

二诊：心悸未作，眠安，心情可，气短消，因熬夜又感神疲乏力，舌脉如前。

处方：炙甘草 15g，桂枝 15g，生地黄 20g，党参 30g，阿胶珠 12g（烊化），生姜 10g，麦冬 15g，合欢皮 15g，紫丹参 24g，川芎 10g，炙黄芪 30g，炒酸枣仁 15g，青龙齿 15g（先煎），生龙骨 30g（先煎），火麻仁 10g。7 剂，水煎服，每日 1 剂。

三诊：气短、心悸未作，精神好，守方半个月而愈。

【临证心悟】本案心悸气短，呈间歇反复发作，神疲乏力，脉细弱，予炙甘草汤加味。炙甘草汤，又名复脉汤，具有益气滋阴、通阳复脉之功效。《伤寒论》治于"脉结代，心动悸"之证。治阴血阳气虚弱，心脉失养证。临床常用于治疗功能性心律不齐、冠心病等有心悸、气短、脉结代等属阴血不足、阳气虚弱者。方以益气滋阴、补血益脉之炙甘草汤加青龙齿、生龙骨镇惊安神，清热除烦，平肝潜阳；紫丹参、川芎活血行气，合欢皮解郁，酸枣仁养心安神；黄芪益气健脾。全方共奏益气养阴，补心阳之功。

病案3：王某，女，26岁。2014年9月18日初诊。

神疲乏力半年，伴心悸心慌1个月。患者诉半年前因工作不顺，心情不快，后出现身体疲惫，时有胸闷，偶有心悸心慌，初起未予以重视。近1个月来症状明显，遂在家人陪同下前来就诊。心电图检查：心动过速。心脏B超检查：二尖瓣、三尖瓣轻度反流；心动过速。症见胸闷心悸气短，运动后明显，心慌，感乏力，纳少，眠差多梦易醒。形体消瘦，月经量偏少，大便欠畅，舌质淡，苔薄白，脉细数。

中医诊断：心悸。辨证属心血不足，心脾两虚。

治法：补气血，调心脾。

处方：归脾汤出入。党参24g，黄芪20g，白术12g，茯神15g，合欢皮15g，郁金10g，当归12g，麦冬10g，五味子6g，炒酸枣仁12g，远志10g，柏子仁10g，木香10g，丹参15g，青龙齿15g(先煎)，炙甘草10g。7剂，水煎服，每日1剂。

二诊：精神转佳，无明显胸闷心慌，心悸有所减轻，夜寐稍安，但仍多梦，胃纳差，大便欠畅，舌脉同前。

处方：党参24g，黄芪20g，白术12g，茯神15g，合欢皮15g，郁金10g，当归12g，麦冬10g，五味子6g，炒酸枣仁12g，远志10g，柏子仁10g，木香10g，丹参15g，青龙齿15g（先煎），山楂10g，神曲15g，炙甘草10g。7剂，水煎服，每日1剂。

三诊：精神可，心悸已瘥，时值经行量偏少，尤感疲倦，大便已畅，余症如前。治以健脾胃益气血。

处方：党参24g，白术15g，茯神15g，黄芪24g，当归15g，丹参15g，麦冬10g，五味子6g，炒酸枣仁12g，炙甘草10g，远志10g，柏子仁10g，木香10g，陈皮10g，神曲15g，山楂10g。7剂，水煎服，每日1剂。

四诊：药后诸症尽瘥，精神好，舌质淡红，苔薄，脉细稍数。守前方巩固1周而愈。

【临证心悟】本案由心情不畅诱发，劳伤心脾，气血亏虚所致。心藏神而主血，脾主思而统血，思虑过度，心脾气血暗耗，脾气亏虚感身体疲惫、胃纳不振；心血不足则见心悸、心慌，眠差多梦易醒，形体消瘦，月经量偏少，舌质淡，苔薄白，脉细数等。笔者投以归脾汤，归脾汤在《医方集解·补养之剂》中汪昂谓："此手少阴、足太阴药也。血不归脾则妄行，参、术、黄芪、甘草之甘温，所以补脾；茯神、远志、枣仁、龙眼之甘温酸苦，所以补心，心者，脾之母也。当归滋阴而养血，木香行气而舒脾，既以行血中之滞，又以助参、芪而补气。气壮则能摄血，血自归经，而诸症悉除矣。"方中红参易党参、黄芪、白术、甘草甘温之品补脾益气以生血，使气旺而血生；当归补血养心，丹参一味功同四物，增强补血之力，又可清心除烦；麦冬养阴生津；茯神、酸枣仁、远志、五味子宁心安神；木香辛香而散，理气醒脾，健脾药配伍，复中焦运化之功振胃纳，使补中不滞腻。收益气补血，健脾养心之效，心脾气血双补，心悸消、余症除。

二、胸痹心痛

病案1：杨某，男，49岁。2010年4月21日初诊。

自诉胸闷心悸6年余，加重1个月。患者于6年前不明原因出现胸闷、心悸、气短，在某医院就诊，心率65次/分，心律齐，二尖瓣听诊可闻及Ⅲ级收缩期杂音，向左腋下传导，血压110/70mmHg。心电图检查：完全性右束支传导阻滞；心肌受损。西医诊断为"二尖瓣脱垂，完全性右束支传导阻滞"，经治未愈，后常反复发作。神清，精神软，经常胸闷气短，心悸不宁，呃气频作，口苦，纳差，欲呕，夜寐欠安，舌淡红，脉细弱，有结代。

中医诊断：胸痹。辨证属心脾两虚。

治法：补血养心，益气安神。

处方：归脾汤加减。黄芪20g，党参15g，炒白术15g，炙甘草10g，茯神15g，炒酸枣仁15g，远志10g，广木香10g，当归15g，六神曲15g。7剂，水煎服，每日1剂。

二诊：药后心悸气短略有好转，仍口苦，呃气，欲呕，不思饮食，宜温胆汤调治。

处方：姜半夏 10g，姜竹茹 10g，陈皮 10g，茯苓 15g，炙甘草 6g，炒枳实 10g，桂枝 9g，黄连 3g，黄芩 6g，沙参 10g，黄芪 20g，党参 15g，炒白术 15g，炙甘草 10g，六神曲 15g。7 剂，每日 1 剂，水煎服。

三诊：药后诸症大减。心电图示窦性心律；大致正常心电图。再以养心益气和胃调之。

【临证心悟】 归脾汤益气健脾，养血安神，以滋阴补血复脉。方中黄芪、炙甘草、党参益气以补心脾；龙眼肉、当归甘润滋阴，养心补血；远志、酸枣仁宁心安神；肉桂通阳复脉，药后稍有收效。但口苦、呃气、欲呕、不思饮食之症未减，则为胆胃不和、痰热内扰之证，遣方以"温胆汤"清热化痰，调后而收效，加味后似十味温胆汤。温胆汤出自《备急千金要方·卷十二》，以其温养胆气为主要功能；《三因极一病证方论·卷九》谓："治大病后虚烦不得眠，此胆寒故也，此药主之。"故用于胆寒所致之大病后虚烦不得眠。后世不断扩展，把"胆寒"，说是"气郁生涎（痰），变生诸症"，主证也扩充为"心胆虚怯，触事易惊，或梦寐不祥，或短气悸乏，或复自汗，四肢浮肿，饮食无味，心虚烦闷，坐卧不安"，扩大了温胆汤的主治定位，拓宽了其适用范围，包括"痰涎"和"气郁"所变生之诸症，故临床也常用于胸痹、心律失常等。

病案 2： 祝某，男，75 岁。2012 年 11 月 7 日初诊。

胸闷气短 1 年余，时有心痛，遇气候寒冷加重，形冷，手足欠温，气促，中脘胀满，纳呆，苔薄白，质淡，脉弦滑。

中医诊断：胸痹。辨证属阴寒凝滞。

治法：辛温散寒，温通心阳。

处方：枳实薤白桂枝汤加减。炒枳实 10g，瓜蒌皮 15g，薤白 10g，桂枝 10g，细辛 5g，茯苓 15g，炒白芍 12g，紫丹参 15g，佛手片 10g，焦鸡内金 10g，炒谷芽 15g，炒麦芽 15g。7 剂，水煎服，每日 1 剂。

二诊：中脘胀满，纳呆药后已瘥。唯胸闷气短仍有，口干而苦，苔薄白，质淡，脉弦滑。治法原方进出。

处方：炒枳实 10g，薤白 10g，桂枝 10g，细辛 5g，茯苓 15g，瓜蒌皮 15g，紫丹参 15g，石菖蒲 10g，炒薏苡仁 15g，焦鸡内金 10g，生山楂 10g，炒谷芽 15g，炒麦芽 15g，生甘草 6g。7 剂，水煎服，每日 1 剂。

三诊：胸闷气短已减，口苦仍有，纳增，大小便利，苔薄，质淡红，脉弦滑。原方加姜半夏 9g。7 剂，水煎服，每日 1 剂。

四诊：药后唯气短时有，时觉乏力，余症已除，舌淡红苔薄白，脉弦细。

处方：瓜蒌皮 15g，薤白 10g，桂枝 10g，细辛 5g，茯苓 15g，紫丹参 15g，姜半夏 9g，石菖蒲 10g，炒薏苡仁 15g，党参 15g，黄芪 20g，焦鸡内金 10g，生山楂 10g，炒谷芽 15g，炒麦芽 15g，生甘草 6g。7 剂，水煎服，每日 1 剂，药后诸症平。

【临证心悟】胸痹一病，《金匮要略》立"阳微阴弦"之说，既言胸阳不振，又言寒饮内生。载有瓜蒌薤白白酒汤、瓜蒌薤白半夏汤、枳实薤白桂枝汤等，为治疗胸阳不振、痰浊中阻、气结胸中之症而设。本案虽有胸闷气短、时有心痛，遇寒加重，形冷，手足欠温等寒象，属寒湿痹阻胸脉证，但脾虚枢机不运，同时又有中脘胀满、纳呆等症。方中枳实、川厚朴开痞散结，下气除满；桂枝上以宣通心胸之阳，下以温化中下二焦之阴气，既通阳又降逆。降逆则阴寒之气不致上逆，通阳则阴寒之气不致内结。瓜蒌皮苦寒润滑，开胸涤痰。薤白辛温通阳散结气。故能治胸中阳气不得通达及阴寒之邪凝结胸胃、阻遏阳气畅达的病证，能降逆平冲于行气之中，以恢复气机之升降；又能散寒化痰于理气之内，以宣通阴寒痰浊之痹阻。紫丹参、佛手片、瓜蒌皮理气活血，宽胸散结；茯苓健脾利水；白芍平肝养血；并加炒谷芽、炒麦芽、焦鸡内金兼顾脾胃，以枳实下气散结，并加党参、黄芪补益心气而收功。

病案 3：罗某，女，44 岁。2013 年 6 月 5 日初诊。

胸闷、气短 3 个月，加重 1 周。患者 3 个月前因情志不畅而致胸闷、气促，叹息则舒，曾在某医院就诊，配丹参片等药，服药后当时症状虽有所缓解，但停药后胸闷又作。1 周前又因琐事与人争吵，症状加重，遂来求治于中医。症见胸闷气短阵作，善叹息，纳可，寐欠安，二便如常，苔薄中微腻，质淡，脉弦细。

中医诊断：胸痹。辨证属肝郁失疏，痰湿互结。

治法：疏肝理气，宽胸散结，健脾化痰。

处方：四逆散合甘麦大枣汤加减。柴胡 10g，炒白芍 12g，淮小麦 30g，生甘草 10g，大枣 15g，广郁金 12g，瓜蒌皮 15g，八月札 10g，白芥子 6g，浙贝母 12g，桔梗 10g，姜半夏 9g，大豆黄卷 15g，草豆蔻 15g。7 剂，水煎服，每日 1 剂。

二诊：药后胸闷，气促好转，唯咽喉不适，眼睑稍肿，舌脉如前。

处方：柴胡 10g，炒白芍 12g，淮小麦 30g，生甘草 10g，大枣 15g，广郁金 12g，瓜蒌皮 15g，八月札 10g，白芥子 6g，牛蒡子 12g，浙贝母 12g，桔梗 10g，姜半夏 9g，猪苓 15g，大豆黄卷 15g，草豆蔻 15g。7 剂，水煎服，每日

1剂。

三诊：胸闷，气促药后已瘥六七，眼睑肿退明显，纳寐可，二便如常。

处方：柴胡12g，炒白芍12g，淮小麦30g，大枣15g，生甘草10g，广郁金10g，瓜蒌皮15g，紫丹参12g，姜半夏9g，川厚朴12g，猪苓10g，草豆蔻15g，炒山楂10g。7剂，水煎服，每日1剂。

四诊：药后诸症已瘥，纳寐可，二便如常，苔薄，质淡红。守方再服7剂，水煎服，每日1剂。

【临证心悟】本案患者因情志不畅而致胸闷、气促症状加重，叹息则舒，辨证属肝气郁结，日久肝木克伐脾土，而致脾气亏虚。脾胃为水谷之海，气血生化之源，脾气亏虚，化源不足，心失所养，故而发为胸痹。治法疏肝理气，健脾化痰。方中柴胡、广郁金、八月札疏肝理气；炒白芍养血平肝；淮小麦、生甘草、大枣和肝益胃；瓜蒌皮、白芥子、浙贝母、姜半夏宽胸散结；桔梗利气化痰；大豆黄卷、草豆蔻、猪苓利水渗湿。

病案4：丁某，女，46岁。2018年10月22日初诊。

患者1年余前因车祸所致右侧创伤性气胸，治疗后愈，自此上3层楼梯后即感胸闷气促，易劳倦，查心肌酶谱、B型钠尿肽（BNP）、心超均正常。伴有睡眠欠佳，以早醒、多梦为主，二便正常，纳可。舌质淡，苔薄白微腻，脉沉细。

中医诊断：胸痹。辨证属气虚夹瘀，心脾两亏，心神失养。

治法：益气健脾，养血活血，宁心安神。

处方：归脾汤加减。党参20g，炒白术15g，炙黄芪30g，当归15g，丹参15g，葛根15g，茯苓30g，制远志10g，酸枣仁10g，合欢皮15g，川芎10g，珍珠母30g（先煎），木香6g（后下），红景天30g，生姜10g，大枣15g，甘草8g。7剂，每日1剂，水煎服。

二诊：患者服药后睡眠改善，爬楼时仍感气促。

处方：党参20g，炒白术15g，炙黄芪45g，当归15g，丹参15g，葛根15g，茯苓30g，制远志10g，酸枣仁10g，合欢皮15g，川芎10g，珍珠母30g（先煎），木香6g（后下），太子参15g，红景天30g，降香5g，大枣15g，甘草8g。7剂，每日1剂，水煎服。

上方增损，共服药3个月，睡眠、气促均明显好转。

【临证心悟】临床注重辨病析因与辨证论治相结合，也是治疗的前提。本案患者右侧胸胁部胀闷是因车祸创伤所遗留，外伤所致瘀血阻滞胸胁，阻碍气血运行,久而久之损伤胸中大气,故而出现胸闷气促。证属本虚标实,以气血亏虚为本,瘀阻胸胁为标,虚实证候并见为特点,应标本同治。方予归脾汤加减,以党参、黄芪、白术、甘草、红景天益气健脾,具有增加机体耐氧量、耐受力、抵抗力作用;当归、川芎、丹参、葛根、合欢皮、降香养血活血,补血和血,数味并举,具有改善局部微循环的作用;茯苓、远志、酸枣仁、珍珠母宁心安神以助眠。正是在辨病辨证相结合的前提下,予归脾汤加入活血化瘀通络之品而获得良效。

三、眩晕症

病案 1: 余某,男,63 岁。

患者反复头晕 2 个月余。患者 2 个月余前疲劳后出现头晕,伴视物旋转,恶心呕吐,及耳鸣,无头痛,无肢体活动障碍。曾在外院治疗,血压 146/94mmHg,头颅 CT 检查显示腔隙性脑梗死。给予服用敏使朗、西比灵等稍有好转,但出现头晕,伴视物旋转,恶心呕吐及耳鸣症状,故来院就诊。症见:眩晕,头重如裹,恶心欲吐,脘闷纳差,苔白腻,舌胖,脉弦滑。

中医诊断:眩晕症。辨证属痰浊中阻。

治法:燥湿祛痰,健脾和胃。

处方:半夏白术天麻汤加减。姜半夏 10g,天麻 15g,炒白术 15g,广陈皮 10g,砂仁 6g(后下),白蔻仁 10g(后下),茯苓 15g,赭石 15g(先煎),姜竹茹 10g,广郁金 10g,石菖蒲 10g,泽泻 10g,甘草 6g,生姜 6g,大枣 15g。5 剂,每日 1 剂,水煎服。

二诊:上服用 5 剂后症状明显改善,加六神曲 15g,服用 7 剂后症状基本消失,血压(132~140)/(84~90)mmHg。

三诊:继续服上方增损,嘱节制肥腻酒食,忌辛辣,戒躁怒,适当锻炼。

【临证心悟】《灵枢·海论》云:"脑为髓之海,其输上在于其盖,下在风府。髓海有余,则轻劲多力,自过其度;髓海不足,则脑转耳鸣,胫酸眩冒,目无所见,懈怠安卧。"《医学从众录·眩晕》说:"盖风者非外来之风,指厥阴风木而言,与少阳相火同居,厥阴气逆,则是风升火动,故河间以风火立论也。风生必夹木势而克土,土病则聚液而成痰,故仲景以痰饮立论,丹溪以痰火立论也。"本案为痰浊中阻上蒙型眩晕,以半夏白术天麻汤主之。方中半夏燥湿化痰又能降逆止呕,天麻善能平息肝风,而止头眩,与半夏合用,化痰息风；眩晕较甚，恶心呕吐频，赭石、姜竹茹、生姜以镇逆止呕；脘闷纳差，白蔻仁、砂仁芳香和胃；白术补脾燥湿，石菖蒲、茯苓、泽泻、郁金、石菖蒲通阳开窍；利水渗湿，与半夏、天麻配伍，燥湿化痰止眩之功益佳，陈皮理气和中，使气顺痰消，甘草、大枣、生姜和胃健脾，调和诸药，全方共奏燥湿化痰、健脾和胃之功。

病案 2：何某，男，48 岁。2012 年 11 月 17 日初诊。

头胀头痛 1 个月余。素有高血压病史，血压 166/88mmHg。近 1 个多月工作劳累，两侧头涨头痛反复发作，头痛胀，时有头晕、舌謇，胃纳不佳，口微苦，面红，夜寐不安多梦，大便干结不畅，小便偏黄。舌微红苔薄黄，脉弦细数。

中医诊断：眩晕。辨证属肝阳上亢。

治法：平肝潜阳息风。

处方：天麻钩藤饮加减。天麻 10g，嫩钩藤 15g（后下），石决明 20g（先煎），黄芩 10g，杜仲 15g，桑寄生 24g，益母草 10g，炙龟甲 15g（先煎），炙鳖甲 15g（先煎），生牡蛎 30g（先煎），全蝎 3g，川牛膝 10g，猪苓 10g，夜交藤 12g，六神曲 15g。7 剂，水煎服，每日 1 剂。

二诊：头痛、眩晕已轻，舌謇好转，血压 130/90mmHg，口苦未作，胃纳稍增，夜寐欠安，大便欠畅，小便转清。舌脉如前，治法以前方出入。

处方：天麻 10g，嫩钩藤 15g（后下），石决明 20g（先煎），黄芩 10g，桑寄生 24g，杜仲 15g，炙龟甲 15g（先煎），炙鳖甲 15g（先煎），白蒺藜 15g，全蝎 3g，川牛膝 10g，茯神 15g，夜交藤 12g，神曲 15g。7 剂，水煎服，每日 1 剂。

三诊：头痛胀、舌謇明显好转，眩晕未作，纳振，寐安，二便可，余无明显不适。原方再进 7 剂，水煎服，每日 1 剂。

【临证心悟】眩晕——高血压，是肝肾之阴不足，肝阳偏亢，肝风上扰所致。症见头痛、目眩，肝阳偏亢，热扰心神，故夜寐多梦，甚则不寐。用具有平肝息风，清热活血，滋补肝肾之效的天麻钩藤饮加减适宜。方中天麻、嫩钩藤二药，均入肝经，有平肝息风之效，天麻又有定眩晕之专长，共为主药。石决明性味咸平，平肝潜阳，除热明目；川牛膝引血下行，直折亢阳，共为辅药，以助主药平肝息风之功。配黄芩清热泻火，使肝经之热得清而不致偏亢；伍益母草活血利水，牛膝引血下行，二药均能活血利血，药性下行，有利于肝阳之平降；再用杜仲、桑寄生补益肝肾；夜交藤、茯神宁心安神，以上均为佐药。诸药合用，共奏平肝息风、清热宁神、滋补肝肾、引血下行之功，临证加炙龟甲、炙鳖甲重镇平肝潜阳；对头痛甚者加虫类药物全蝎以息风平肝，通络止痛；神曲消食和胃，防止重镇之品损伤胃气。

病案 3：王某，女，76 岁。2013 年 9 月 23 日初诊。

头晕目糊，神疲腰酸，潮热盗汗，手足心为甚，纳寐尚可，二便调畅，苔薄质红，脉弦细。

中医诊断：眩晕症。辨证属水不涵木，肝肾阴虚。

治法：滋水涵木。

处方：杞菊地黄丸合青蒿鳖甲煎出入。杭白菊 10g，枸杞子 15g，当归 15g，生地黄 15g，麦冬 12g，炒山药 15g，山茱萸 12g，炒杜仲 20g，百合 15g，青蒿 12g，炙鳖甲 24g（先煎），地骨皮 15g，桑椹 15g，制玉竹 15g，陈皮 10g。7 剂，水煎服，每日 1 剂。

二诊：头晕目糊好转，仍有潮热，手足心汗，神疲腰酸改善，纳寐可，二便调，苔薄质红，脉弦细。治法以滋水涵木，敛阴止汗。

处方：杭白菊 10g，枸杞子 15g，当归 15g，生地黄 15g，麦冬 12g，炒山药 15g，山茱萸 12g，炒杜仲 20g，百合 15g，太子参 12g，青蒿 12g，炙鳖甲 24g（先煎），桑椹 15g，地骨皮 15g，浮小麦 20g，陈皮 10g。7 剂，水煎服，每日 1 剂。

三诊：头晕目糊明显改善，腰酸减轻、汗出瘥，苔薄质红，脉弦滑。治法以滋阴平肝，佐以益肾。

处方：杭白菊 10g，枸杞子 15g，当归 15g，生地黄 15g，麦冬 12g，炒山药 15g，山茱萸 12g，百合 15g，太子参 12g，青蒿 12g，炙鳖甲 24g（先煎），桑椹 15g，菟丝子 15g，炒杜仲 20g，桑寄生 15g，浮小麦 20g，陈皮 10g。7 剂，水煎服，每日 1 剂。

四诊：药后诸症皆瘥，唯神疲乏力，余无明显不适，苔薄质红，脉沉细。治法以益气补肾。

处方：生地黄 15g，当归 15g，炒山药 15g，山茱萸 12g，炙鳖甲 15g（先煎），炙龟甲 15g（先煎），党参 15g，桑椹 15g，菟丝子 15g，杜仲 20g，桑寄生 15g，牛膝 10g，砂仁 6g（后下）。7 剂，水煎服，每日 1 剂。

五诊：神疲腰酸已明显改善，偶有口干，苔薄白，脉沉细。宜前方再进。原方加枫斗 10g（先煎）。7 剂，水煎服，每日 1 剂。

【临证心悟】本案症见头晕目眩、神疲腰酸、潮热盗汗等症，结合舌脉，属于肝肾阴虚，治疗宜滋水涵木。方以滋补肝肾，兼有养阴平肝、滋水明目的杞菊地黄丸合青蒿鳖甲煎加减，方中以杭白菊、枸杞子、生地黄、桑椹、山茱萸、杜仲、桑寄生、牛膝等滋补肝肾；并配党参、太子参、山药等健脾益气养阴；鳖甲、龟甲、菟丝子滋阴潜阳；少佐当归养血活血；陈皮、砂仁理气健脾，滋阴不碍胃。

病案 4：袁某，男，36 岁。2013 年 10 月 9 日初诊。

患者头晕 7 个月余，血压 130/86mmHg。B 超示乳腺增生。脑彩超示椎 - 基底动脉血流速缓慢，脑供血不足。西医诊断为脑供血不足。头晕呈间歇性，伴神疲乏力，双侧乳房有时胀痛，自述平时工作压力大，胃纳尚可，夜寐欠安，二便尚调，舌淡苔白，脉弦细。

中医诊断：眩晕。辨证属肝失疏泄。

治法：疏肝理脾，软坚散结。

处方：柴胡 15g，白芍 12g，郁金 10g，淡昆布 15g，淡海藻 12g，浙贝母 15g，炒白术 12g，天麻 10g，嫩钩藤 15g（后下），桑椹 15g，青皮 10g，橘叶 15g，夏枯草 10g，葛根 15g，砂仁 6g（后下），六神曲 15g，炙甘草 5g。7 剂，水煎服，每日 1 剂。

二诊：头晕、精神好转，双乳胀痛减轻，腰酸时作，舌脉如前，宜守前法。

处方：柴胡 15g，白芍 12g，淡昆布 15g，淡海藻 12g，浙贝母 15g，炒白术 12g，天麻 10g，嫩钩藤 15g（后下），桑椹 15g，青皮 10g，橘叶 15g，夏枯草 10g，砂仁 6g（后下），桑寄生 15g，怀牛膝 10g。7 剂，水煎服，每日 1 剂。

三诊：头晕减轻明显，精神可，双乳胀痛消，腰酸好转，舌脉如前，原方加鸡血藤 15g。7 剂，水煎服，每日 1 剂。

四诊：头晕渐轻，精神可，双乳胀痛已除，腰酸不显，舌脉如前。守前方再服 7 剂，每日 1 剂，水煎服。

五诊：药后诸症皆瘥，已无不适，患者恐病情复发，嘱服丹栀逍遥丸，3 个月后复查 B 超乳腺未见明显异常。

【临证心悟】本案男性症见头晕、神疲乏力，双乳有时胀痛，B 超所见有乳腺增生，临床上除了雌激素导致雌激素与雄激素比例升高外，大多由情志失畅、压力过大、作息不规律或过食海鲜、鸡肉等发物引起。治疗以疏肝解郁为先。柴胡、白芍、郁金、青皮疏肝，昆布、海藻、浙贝母软坚散结；炒白术、砂仁理气解郁；天麻、嫩钩藤、桑寄生、夏枯草、橘叶平肝潜阳、软坚散结通络；怀牛膝补肝肾，强筋骨，痰浊下行；六神曲和胃消食，兼疏肝气；同时调情志、节饮食，诸症息。

病案 5： 郑某，男，73 岁。

患者有慢性肾炎及高血压史。因 1 个月前面部浮肿，经西药利水之剂，浮肿已退，时口服硝苯地平片。血压 170/100mmHg。心电图检查：房性早搏、脑血流图异常，提示脑动脉硬化。症见：头晕目眩，视物模糊，行走飘浮感，甚则跌仆，面红，左侧肢体麻木无力。少苔，舌质红，脉弦滑。

中医诊断：眩晕。辨证属肝风内动。

治法：清热凉肝，平肝息风。

处方：羚角钩藤汤加减。羚羊角粉 3g（分冲），嫩钩藤 15g（后下），冬桑叶 10g，菊花 10g，生地黄 15g，白芍 12g，浙贝母 15g，茯苓 15g，黄芩 10g，络石藤 15g，赭石 30g（先煎），生牡蛎 30g（先煎）。7 剂，水煎服，每日 1 剂。

二诊：眩晕症状改善，视物模糊稍瘥，行走尚稳，仍感肢体麻木无力。血压 146/94mmHg，上药增损。

处方：羚羊角粉 3g（分冲），嫩钩藤 15g（后下），冬桑叶 10g，菊花 10g，生地黄 15g，当归 12g，白芍 12g，茯苓 15g，黄芩 10g，络石藤 15g，紫丹参 15g，麦冬 12g。7 剂，水煎服，每日 1 剂。

三诊：药后诸症已瘥七八，血压波动在（138~146）/（90~94）mmHg，嘱注意情绪及饮食起居。上药再进 7 剂，水煎服，每日 1 剂。

【临证心悟】 眩晕症（高血压病），高血压是以体循环动脉血压增高为主要特征，可伴有心、脑、肾等器官的功能或器质性损害的临床综合征，是心脑血管病最主要的危险因素，属中医学肝火、肝阳、头痛、头晕的范畴。早期病位在肝，肝郁失疏，或肝阳偏旺，肝气横逆，"气有余便是火"，肝火上升，或火夹风阳，上窜颠顶，火邪伤津耗阴，损及肝体，形成本虚标实的阴虚阳亢证候。此即所谓"诸风掉眩，皆属于肝"。肝为风木之脏，内寄相火，体阴用阳，其性刚，主动主升。若肝用过强，升动无制，久则气郁化火生风，皆使肝阳偏亢，内风上旋，正如《类证治裁》云："风依于木，木郁则化风，如眩如晕。"本案所见羚角钩藤汤方证，头晕头胀而目眩，视物模糊，行走飘浮感，甚则跌仆，面红口苦，左侧肢体麻木无力，少苔，舌质红，脉弦滑。秦伯未谓："本方原为邪热传入厥阴，神昏搐搦而设。因热极伤阴，风动痰生，心神不安，筋脉拘急，故用羚羊角、嫩钩藤、冬桑叶、菊花凉肝息风为主，佐以生地黄、白芍、甘草酸甘化阴，滋液缓急，川贝、竹茹、茯神化痰通络，清心安神。"故治法取羚羊角粉、嫩钩藤、冬桑叶、菊花清热凉肝，赭石、生牡蛎平息肝风，以清泄阳热。

四、中风

病案 1：李某，男，64 岁。

头晕耳鸣，口角㖞斜，舌强，语謇，半身不遂。血压（154~172）/（90~100）mmHg，西医诊断为脑血栓形成。神志清，右上肢肌力 2 级，右下肢 1 级。血液流变指标异常。舌质红，苔薄白，舌下系青紫瘀点，脉弦滑。

中医诊断：中风（中经络）。辨证属气虚血瘀。

治法：益气活血，祛瘀通络。

处方：补阳还五汤加减。黄芪 30g，紫丹参 30g，当归 12g，广地龙 15g，桃仁 9g，川芎 10g，全蝎 5g，威灵仙 15g，左秦艽 30g，嫩桑枝 15g。7 剂，每日 1 剂，水煎服。

后经上药进出治疗，功能锻炼，治疗 3 个月。症状基本改善，血液流变学检测均恢复正常。

【临证心悟】①经血液流变学检测，凡血瘀证的患者，均发现全血比黏度、全血还原黏度、红细胞电泳率、纤维蛋白原、红细胞电泳时间、血沉方程 K 值有明显改变，其共同特点是"血黏"导致"血瘀"，而气虚是促进血瘀的条件。②对于血液流变指标异常的患者及时应用益气活血和其他血液稀释疗法进行预防性治疗，可有效地降低血液黏度和提高红细胞表面电荷，增加有效循环量，从而提高血供，改善瘀血证候。③益气活血重用补气的药物则可以防止或改善血液流变指标的异常变化。④血液流变指标的检测对中医学的血瘀证及活血化瘀治则、活血化瘀药物和方剂的作用机理疗效进行了验证，提供了有效的方法和客观的数据。

病案 2：钟某，男，55 岁。2010 年 10 月 23 日初诊。

患者反复头晕 1 个月余。1 个多月前疲劳后出现头晕，伴视物旋转，恶心欲吐，耳鸣，曾在外院治疗，血压 140/90mmHg。头颅 CT 示腔隙性脑梗死。给予服用敏使朗、西比灵等稍有好转，但症状反复，故来院中医门诊就诊。症见：眩晕，头重如蒙，恶心呕吐，口角㖞斜，语謇，左侧肢麻木，左上肢握力减，两下肢体活动可，纳差，大便干结不畅，舌胖苔白腻，脉弦滑。

中医诊断：中风（中经络）。辨证属脏腑失调，气机失和，痰浊瘀滞。

治法：平肝息风，涤痰通络。

处方：半夏白术天麻汤。姜半夏10g，天麻10g，郁金10g，制胆南星6g，白僵蚕12g，石菖蒲10g，全蝎3g，紫丹参15g，炒白术15g，陈皮10g，砂仁6g，茯苓15g，鸡血藤15g，生大黄10g（后下）。3剂，每日1剂，水煎服。

二诊：服用3剂后，眩晕、头重如蒙、恶心呕吐症状有所改善，大便下，治以原方进出。

处方：姜半夏10g，天麻10g，郁金10g，远志10g，制胆南星6g，全蝎3g，白僵蚕12g，紫丹参15g，石菖蒲10g，炒白术15g，广地龙10g，茯苓15g，郁李仁10g。5剂，每日1剂，水煎服。

三诊：口角㖞斜、语謇有改善，左侧肢麻木减轻，原方再进7剂。后经原方出入治疗1个月余，随访2个月无殊。

【临证心悟】中经络者，一般病邪较浅，主要症状为口角㖞斜、语言不利。本案见眩晕，头重如蒙，恶心呕吐，口角㖞斜，语謇，左侧肢麻木，左上肢握力减，大便干结不畅，舌胖苔白腻，脉弦滑。诸风掉眩，皆属于肝。本证多由于脾湿生痰，湿痰壅遏，引动肝风，肝风内动，痰浊上扰，蒙蔽清阳，故眩晕、头重如蒙；痰阻气滞，升降失司，故胸膈痞闷、恶心呕吐；内有痰浊，则舌苔白腻；脉来弦滑，主风主痰。针对痰浊上蒙，治当化痰息风、健脾祛湿，半夏白术天麻汤治之。方中半夏燥湿化痰，降逆止呕；天麻善能平肝息风，而止头眩，两者合用，为治风痰眩晕头痛之要药，故以两味为君药。以白术、茯苓为臣，健脾祛湿，能治生痰之源。佐以橘红理气化痰，俾气顺则痰消，加全蝎、广地龙息风剔络。诸药相合，方简力宏，痰化风息，经络通，脾健湿去。

五、不寐

病案1：鲍某，男，57岁。2013年3月4日初诊。

失眠半年，长期服用中成药朱砂安神丸、乌灵胶囊等，经常每晚只能睡3~5小时，甚则需服2片安定方能入睡，醒后难以入眠。精神紧张，性急易躁。来诊时症见患者形体消瘦，心烦不安，失眠、口苦，晨起尤甚，苔白腻，质红，脉弦滑数。

中医诊断：不寐。辨证属胆热痰阻，痰火扰心。

治法：清胆和胃，化痰安神。

处方：蒿芩清胆汤加减。青蒿12g，黄芩10g，合欢皮12g，姜半夏9g，远志 10g，淡竹叶 6g，碧玉散 15g（包煎），煅牡蛎 30g（先煎），石菖蒲 10g，姜竹茹 10g，茯苓 15g，夜交藤 10g，煅龙骨 15g（先煎），白豆蔻 10g（后下），生薏苡仁 15g，焦薏苡仁 15g。7 剂，每日 1 剂，水煎服。

二诊：睡眠改善，心烦、口苦明显减轻，偶觉乏力，舌脉如前。前方加郁金 15g，炒山药 15g。7 剂，每日 1 剂，水煎服。

三诊：睡眠明显改善，心情转佳，自述比前不易发脾气，余无明显不适，舌淡苔白，脉弦细。守前方再服 7 剂而瘥。

【临证心悟】《张氏医通·不得卧》云："脉滑数有力不得卧者，中有宿滞痰火，此为胃不和则卧不安也。"失眠虽病位在心，但与肝脾肾密切相关，另有"胃不和则卧不安"之说，则与饮食不节，脾胃受伤，宿食停滞，运化失司有关而导致失眠之症。本案患者除失眠外，尚见烦躁不安，心烦、口苦，参合舌脉，辨为胆热痰阻、痰火扰心。故用蒿芩清胆汤加减治之。方中青蒿、黄芩清泻胆火；淡竹叶、姜竹茹清心利尿安神；碧玉散、生薏苡仁、炒薏苡仁、石菖蒲、白豆蔻健脾化湿，使邪有出路；姜半夏、茯苓化湿和胃安神，并配以合欢皮、炙远志、煅龙牡、夜交藤加强安神之力。

病案 2：赵某，女，36 岁。2012 年 11 月 3 日初诊。

患者失眠多梦 2 周。五心烦热，易躁，不寐多梦，大便干结，小便偏黄，少苔，质红，脉细。

中医诊断：不寐。辨证属心肾不交。

治法：滋阴清热，交通心神。

处方：交泰丸加味。黄连 6g，肉桂 3g，焦山栀 12g，牡丹皮 10g，百合 15g，合欢皮 15g，合欢花 10g，石菖蒲 10g，夜交藤 10g，炒酸枣仁 12g，麦冬 10g，玄参 15g，北秫米 15g，制大黄 6g。7 剂，水煎服，每日 1 剂。

二诊：服药 1 周后烦热减少，心情改善，能入睡但仍多梦，大便偏转软，小便可，舌脉同前。

处方：黄连 6g，肉桂 3g，生地黄 15g，百合 15g，合欢皮 15g，合欢花 10g，石菖蒲 10g，夜交藤 10g，炒酸枣仁 12g，远志 10g，丹参 15g，麦冬 10g，玄参 15g，北秫米 15g。7 剂，水煎服，每日 1 剂。

【临证心悟】心火亢盛，肾阳不足可导致心肾不交，欲使心肾相交，就必须既清心泻火以使心火下降，又当扶助肾阳以鼓舞肾水上承。只有水火相济，才能心肾相交，故用交泰丸。交泰丸，《本草新编》说："黄连、肉桂寒热实相反，似乎不可并用，而实有并用而成功者，盖黄连入心，肉桂入肾也。……黄连与肉桂同用，则心肾交于顷刻，又何梦之不安乎？"方取黄连苦寒，入少阴心经，降心火，不使其炎上；取肉桂辛热，入少阴肾经，暖水脏，不使其润下；寒热并用，如此可得水火既济。加滋阴清热之药，壮水制火，交通心神，协调阴阳。又喜用北秫米，仿丁甘仁先生治疗失眠证经验中均用到"北秫米"，有和胃安眠之效。

病案 3：陈某，男，57 岁。

失眠 3 年，加重 1 个月。患者 3 年前因工作压力、劳累，饮食不规律，渐出现失眠、头晕等症，自行购买安神补脑液等药服用，初则有效，后失眠逐渐严重，甚则靠服用舒乐安定方能入睡 3~4 小时，醒后又觉头晕不适，曾服用中药调治疗效欠佳。西医诊断为失眠（植物神经功能紊乱）。既往史：20 余年前曾有肺炎史，否认肝炎等传染病史。曾有浅表性胃炎，胆汁反流性胃炎史。无明显过敏史。2011 年 10 月胃镜检查示浅表性胃炎伴轻度胃糜烂，少量胆汁反流。遂来中医治疗。刻诊：头晕心烦，面红，精神尚可，夜寐不安，多梦易醒，口干口苦，大便黏而不畅，纳食一般。苔黄腻，舌质红，脉弦细略数。

中医诊断：不寐。辨证属胆胃不和。

治法：清胆和胃，化痰安神。

处方：蒿芩清胆汤加减。青蒿 12g，黄芩 10g，茯苓 15g，石菖蒲 10g，滑石 15g（包煎），青黛 9g（包煎），甘草 6g，姜竹茹 10g，淡竹叶 6g，郁金 10g，白豆蔻 10g（后下），姜半夏 9g，夜交藤 10g，炙远志 10g，合欢皮 12g，北秫米 15g，生薏苡仁 15g，炒薏苡仁 15g，生甘草 10g。7 剂，每日 1 剂，水煎服。

二诊：心烦头晕减轻，夜寐较前明显好转，每晚能入睡 6~7 小时，食欲增加，偶有口苦，排便较前畅，苔腻稍退，舌质红，脉弦细略数。原方再进 7 剂，每日 1 剂，水煎服。

三诊：药后夜寐渐佳，口苦已除，苔薄微黄，舌质红，脉弦细。前方去白豆蔻，加合欢花 10g。7 剂，每日 1 剂，水煎服。

【临证心悟】 蒿芩清胆汤源于俞根初《通俗伤寒论》，为湿热郁阻少阳所立方。方由青蒿、黄芩、半夏、姜竹茹、炒枳壳、陈皮、茯苓、碧玉散所组成。主治外感湿热之邪，留恋不解。症见微恶寒而发热，有汗不解，朝轻暮重，头重肢倦，胸闷痞满，口苦口干等症。根据谨守病机、异病同治之法则，师古而不泥其方，灵活辨证运用于内科杂病和其他疾病中，取得满意疗效。方中青蒿苦寒芳香，轻扬宣透，黄芩苦寒清热燥湿，二药为伍，清透少阳湿热；姜半夏、陈皮、姜竹茹辛温苦寒，辛开苦降，分消走泄。用北秫米和胃安神，与半夏相配，共增和胃安神之功。茯苓、碧玉散、淡竹叶、生薏苡仁、炒薏苡仁化湿和胃，使湿热痰从小便而去，使痰湿有出路。用郁金、石菖蒲、白豆蔻代以炒枳壳，化湿和胃、解郁安神之效更甚。更加炙远志、合欢皮、合欢花、夜交藤加重安神之力。胆为中正之官，胃不和则卧不安，胆热得清，胃郁得解，湿去痰消，热无稽留，而诸症悉除矣。

病案 4：饶某，男，33 岁。2014 年 3 月 14 日初诊。

心情抑郁，不寐多梦，纳尚可，口乏味，口苦，脘痞，大便干结，尿不尽，苔薄质燥，脉弦细。

中医诊断：不寐。辨证属肝郁脾虚。

治法：疏肝理脾，清热化湿，和胃安神。

处方：丹栀逍遥丸合半夏秫米汤加减。焦栀子 12g，牡丹皮 10g，当归 12g，茯苓 15g，生白术 15g，石菖蒲 10g，炙甘草 6g，姜半夏 9g，北秫米 15g，黄连 6g，柏子仁 10g，生龙骨 30g（先煎），生牡蛎 30g（先煎），酸枣仁 12g，夜交藤 12g，夏枯草 6g。7 剂，每日 1 剂，水煎服。

二诊：诸症大减，已能入寐，口苦减轻，口中仍觉乏味，余症如前。前方加生谷芽、生麦芽各 15g。7 剂，每日 1 剂，水煎服。

三诊：上药服后诸症向愈，纳增，舌脉如前，守方再服 10 剂而愈。

【临证心悟】本案患者肝脾不和，脾为生痰之源，脾伤不能正常化生精微，酿湿成痰。故出现心情抑郁，不寐多梦；痰湿中阻，则有口苦乏味，阻滞气机，升降失常，脘痞，大便干结，尿不尽；苔薄质燥，脉弦细则为肝郁脾虚证候，以丹栀逍遥丸疏肝理脾。方中用了多组药对，半夏秫米汤和胃安神；酸枣仁、柏子仁养心安神；生龙骨、生牡蛎镇惊安神；石菖蒲与法半夏相伍又能化痰除湿，和胃安神。全方共奏疏肝理脾，清热化湿，和胃安神之功。不寐之病，强调应调理体内阴阳平衡，辨证时应从整体出发，以"补其不足，泻其有余，调其虚实"着重调理心、肝、脾三脏，如养心安神之药对酸枣仁与远志，柏子仁与百合，合欢皮与合欢花；清心安神之药对黄连与阿胶，龟甲与莲子心，丹参与百合，均是滋阴清热，以安心神；重镇安神之药对如生龙骨与生牡蛎，琥珀与珍珠母则以重镇平肝，兼安心神为主；法半夏与石菖蒲，半夏、北秫米则以和脾胃安神为主；牡丹皮与栀子清肝以安神；青蒿与黄芩清胆腑郁热以和胃安神，取蒿芩清胆汤之意。药对之配伍，灵活多变，不拘一病一方一药。临证遵脾胃为后天之本，气血生化之源，注重顾护脾胃，常用陈皮、佛手、香附、生谷芽、生麦芽、六神曲等。不寐之病，情志为病者甚多，在服药的同时注重情志的调理，加之节饮食、慎起居，病能愈。

病案5：邹某，女，33岁。2015年11月17日初诊。

失眠伴头晕1年余。患者1年前因工作上压力出现心烦，夜寐不安，多梦，甚则不能入睡。胃纳不佳，时有恶心，蹲立头晕明显，疲劳则加重，月经不调，经量偏少，二便可，舌质红苔略黄，脉弦细。

中医诊断：不寐。辨证属肝郁化火，阴血不敛。

治法：疏肝和胃，清心安神。

处方：甘麦大枣汤合半夏秫米汤。淮小麦30g，炙甘草10g，大枣15g，姜半夏10g，北秫米15g，合欢皮15g，合欢花10g，当归10g，百合15g，莲须10g，炒酸枣仁10g，茯神15g。7剂，每日1剂，水煎服。

二诊：头晕夜寐好转，恶心除，觉时有乏力，余症如前，既效守前法。

处方：淮小麦30g，炙甘草10g，大枣15g，姜半夏10g，北秫米15g，合欢皮15g，合欢花10g，当归10g，太子参12g，百合15g，莲须10g，炒酸枣仁10g，茯神15g，神曲15g。服7剂后夜寐已安。

【临证心悟】不寐患者近年来有上升趋势，本案患者因工作压力致心烦、失眠多梦、头晕、胃纳不佳等症，日久劳心，渐致气血不足而头晕，伤及脾胃则恶心。甘麦大枣汤养心安神，补脾和中，调气血；半夏秫米汤，半夏交阴阳，燥脾湿，顺脾性以益脾和中；秫米甘温入脾，益中和胃，顾护中气，有和胃止呕安神之功；并当归、百合、莲须、茯神、合欢皮、合欢花、酸枣仁养血安神；太子参、神曲益气养阴健中。

病案6：黄某，女，33岁。2019年1月21日初诊。

睡眠欠佳，以早醒为主，有时入睡困难，心情欠佳，思虑繁多，易烦躁，易倦怠，末次月经2019年1月17日，经量少，夹有少量血块，痛经，二便调，胃纳正常，舌淡红、苔薄白，脉细弱。

中医诊断：不寐。辨证属心脾失养，心神不宁。

治法：补益气血，养心安神。

处方：归脾汤加减。太子参15g，炙黄芪30g，炒白术15g，当归15g，茯苓30g，炒酸枣仁10g，制远志10g，龙眼肉15g，枸杞子12g，合欢皮15g，合欢花6g，木香6g(后下)，百合30g，淮小麦30g，炙甘草6g。7剂，每日1剂，水煎服。

二诊（1月28日）：服药后患者诉睡眠明显好转，效不更方，继服7剂而愈。

【临证心悟】不寐之病首分虚实，正如张景岳所谓："不寐证虽病有不一，然唯知邪正二字则尽之矣。盖寐本乎阴，神其主也。神安则寐，神不安则不寐，其所以不安者，一由邪气之扰，一由营气之不足耳。有邪者多实，无邪者皆虚。"此患者属心脾两虚，因思虑过度，劳伤心脾，则脾失健运，心营不足，神失所养，以致不寐。用归脾汤补养心脾为主，脾气健则气血生化之源充足，从而营血旺盛，心神得养，加合欢皮、合欢花、百合、淮小麦以增强解郁宁心安神之力。方药对证，取效满意。

六、耳鸣

病案 1：钟某，女，59 岁。2011 年 3 月 26 日初诊。

头晕，耳鸣，心烦，神疲乏力，夜寐不安，大便不实，苔薄，质淡胖，脉弦滑。

中医诊断：耳鸣。辨证属脾肾虚夹湿。

治法：健脾化湿，佐以益肾。

处方：制苍术 12g，炒白术 15g，扁豆衣 15g，生薏苡仁 30g，泽泻 10g，茯苓 15g，炒杜仲 15g，广陈皮 10g，远志 10g，石菖蒲 10g，骨碎补 30g，灵磁石 30g（先煎），生龙骨 30g（先煎），生牡蛎 30g（先煎），升麻 10g。7 剂，每日 1 剂，水煎服。

二诊：头晕、耳鸣有改善，唯仍心烦、夜寐不安，大便不实，苔薄质淡，脉弦滑。

处方：炒白术 15g，扁豆衣 15g，生薏苡仁 30g，莲子心 3g，茯神 15g，炒杜仲 15g，广陈皮 9g，远志 10g，石菖蒲 10g，骨碎补 30g，灵磁石 30g（先煎），生龙骨 30g（先煎），生牡蛎 30g（先煎），升麻 10g。7 剂，每日 1 剂，水煎服。

三诊：头晕、耳鸣减轻，心烦已除，大便如常，夜寐好转，苔薄质淡，脉弦细。治法以健脾益肾，佐以安神。

处方：党参 12g，炒白术 15g，扁豆衣 15g，生薏苡仁 30g，茯神 15g，炒山药 15g，远志 10g，石菖蒲 12g，骨碎补 30g，炒杜仲 15g，枸杞子 15g，灵磁石 30g（先煎），生龙骨 30g（先煎），生牡蛎 30g（先煎）。7 剂，每日 1 剂，水煎服。

四诊：诸症瘥，偶有倦怠，舌脉如前，前方加黄芪 15g。7 剂，每日 1 剂，水煎服。

【临证心悟】耳病有虚实，有先天后天之分，虚证多责于肾，实证多责之胆胃。耳鸣一症多责之为肾虚，然本案除耳鸣外，另有头晕、夜寐不安、心烦、神疲乏力、大便不实等脾虚湿重之症，尤以脾虚为主。脾气不升，湿热不化，浊气上逼。清窍为清气出入通道，头面清窍失养则开阖不利。本案脾胃气虚生湿，湿浊上扰清窍，故以健脾化湿，调畅气机。古人有"九窍不利，肠胃之所生也"之说。故方以苍术、白术、扁豆衣、生薏苡仁、泽泻、茯苓诸药健脾化湿为主；广陈皮、石菖蒲理脾祛湿，石菖蒲又有开心窍，聪耳明目之功，《神农本草经》说其"开心孔，补五脏，通九窍，明耳目，出音声"。莲子心清心火，以安神；远志，《神农本草经》说其"除邪气，利九窍，益智慧，耳目聪明，不忘，强志，倍力"。骨碎补、炒杜仲补肾强腰；灵磁石、龙骨、牡蛎重镇潜降，灵磁石一味又有补益肝肾，聪耳明目之功；升麻升清降浊。待湿化之后，加以党参、黄芪健脾益气。

病案2：尹某，男，72岁。2012年1月9日初诊。

耳鸣2年余，西医诊断为神经性耳鸣。近年来加重，经检查无殊。症见耳鸣，夜间静时尤甚，神疲乏力，腰膝酸软，下肢畏寒，夜尿频多，每晚3~5次，大便溏。苔薄白、舌胖大，脉弦细弱。

中医诊断：耳鸣。辨证属脾肾阳虚。

治法：温补肾阳，佐以填精。

处方：右归丸加味。熟地黄15g，当归12g，山药15g，山茱萸12g，炒杜仲15g，枸杞子15g，鹿角片10g（先煎），菟丝子15g，淡附片9g，肉桂6g，石菖蒲10g，骨碎补30g，沙苑蒺藜30g，煨诃子10g。7剂，水煎服，每日1剂。

二诊：耳鸣减轻，腰酸、夜尿改善，下肢畏寒，大便仍溏，苔白，质淡，脉弦细。治法温补脾肾。前方加党参15g，制苍术12g，煨葛根15g。7剂，每日1剂，水煎服。

三诊：耳鸣明显改善，夜尿每晚1~2次，大便偏软，腰酸除，唯下肢不温，苔白，质淡，脉弦细。

处方：熟地黄15g，山药15g，山茱萸12g，炒杜仲15g，枸杞子15g，菟丝子15g，淡附片12g，桂枝9g，石菖蒲10g，骨碎补30g，党参15g，制苍术12g，沙苑蒺藜30g，炮姜炭6g，煨诃子10g。7剂，每日1剂，水煎服。

四诊：耳鸣渐瘥，下肢不温有改善，夜尿1次，大便如常，舌脉如前。原方再进7剂，水煎服，每日1剂。后又上药增损服半月，诸症均瘥。

【临证心悟】《灵枢·决气》曰："耳者，宗脉之所聚也，故胃中空则宗脉虚，虚则下溜，脉有所竭者，故耳鸣。"《仁斋直指附遗方论·耳》曰："肾虚乎耳，所主者精，精气调和，肾所充足则耳闻而聪。若劳伤气血，风邪袭虚，使精脱肾惫则耳转而聋。"可见，耳鸣与脾胃不足，肾精亏虚等因素息息相关。本案耳鸣达2年余，且患者已过古稀之年，肾气渐虚。症见腰膝酸软，下肢畏寒，神疲乏力，便溏，夜尿频多，结合舌脉，可见肾阳不足，命门火衰。方中附子、鹿角胶、肉桂滋补肾中之元阳，温里散寒，为君药。熟地黄滋补肾阴，枸杞子、山茱萸补益肝肾，山药益气养阴，共为臣药，有滋阴益肾、养肝补脾、填精益髓之效，取"阴中求阳"之意。菟丝子补阳益阴，固精缩尿；杜仲补益肝肾，健腰膝，强筋壮骨；当归养血和血，与补肾之品相协，以补养精血，为佐药。诸药配伍，肝脾肾阴阳兼顾，以温肾阳为主，在阴中求阳，使元阳得以归元。石菖蒲、骨碎补对药，石菖蒲为开耳窍之圣药，有化痰开窍、通心气之用，香能醒神，辛可制风，温可通络，苦可燥湿化痰，辛苦之性能上能下，善治耳鸣耳聋闭气。石菖蒲，《神农本草经》有"开心孔，补五脏，通九窍，明耳目，出音声"之说。骨碎补补肾强骨。本案注重补脾，党参补脾益气，少佐煨诃子实肠，二诊时仍便溏加制苍术、煨葛根之味，健脾之外佐以固涩，且守方服用，使精血得充，清气得升，耳鸣自愈。

脾胃病证

一、胃脘痛

病案1：张某，男，27岁。2005年8月27日初诊。

胃痛病史2年，曾做上消化道钡餐造影，诊断为慢性胃炎，7月上旬不慎食冷物致痛发，并成间歇性发作，服三九胃泰、雷尼替丁等。刻诊：胃脘疼痛，发时多在空腹，得食后疼痛缓解，喜温喜按，怕冷，恶心欲吐，有少泛酸，倦怠乏力，食欲不振，大便不实，日行2次。苔薄，舌质淡，脉弦细。

中医诊断：胃脘痛。辨证属中焦虚寒，脾失健运。

治法：温中健脾，益气止痛。

处方：建中汤合四君子汤加味。炙黄芪24g，桂枝9g，白芍12g，潞党参15g，焦白术10g，大枣15g，干姜6g，姜半夏10g，制香附10g，炒延胡索10g，吴茱萸6g，煅瓦楞子24g（先煎），炙甘草10g，饴糖少量。7剂，每日1剂，水煎服。

二诊：上方服用1个月来诊，胃痛如失，怕冷不著，食纳转馨，大便成形。复查上消化道钡透无器质性病变。药证合拍，获取良效，但继以巩固。

处方：炙黄芪24g，桂枝9g，白芍12g，潞党参15g，焦白术10g，大枣15g，姜半夏10g，制香附10g，炒延胡索10g，吴茱萸6g，煅瓦楞子24g（先煎），炒薏苡仁30g，炙甘草10g。7剂，每日1剂，水煎服。

【临证心悟】慢性胃炎有寒热虚实之分，但因其病程日久，病情复杂，每多寒热错杂。《素问·举痛论》云："寒气客于肠胃之间，膜原之下，血不得散，小络急引，故痛。"中阳不振，寒自内生，故胃痛绵绵；寒得温而散，得冷则凝，故喜暖喜按，喜热饮食，遇冷痛甚。脾虚中寒，水不运化而上逆，则恶心欲吐，亦泛酸；脾虚生湿下渗则大便不实，脾虚水谷受纳失常则食欲不振；中气不足，脾虚不运则倦怠乏力；苔白舌淡、脉弦细多为脾胃虚寒之象。本案中焦虚寒显然，建中汤为宜。方论有"脾者，土也，应中内，处四藏之中，为中州，治中焦，生育荣卫，通行津液"。一有不调，则荣卫失所育，津液失所行，必以此汤温中建脏。故用炙黄芪以补中益气，饴糖甘温入脾，温中补虚，二药合用健脾补虚，和里缓急；桂枝温阳气，白芍养阴血，二药调和阴阳，桂枝、白芍又能助黄芪、饴糖补虚健中；甘草合炙黄芪、饴糖则补脾养胃之力更强，合白芍酸甘化阴，又缓急止痛；生姜辛温、大枣甘温，辛甘相合，健脾和营卫；合能使脾胃之气健旺，运化复常，资生气血的四君子汤，党参、白术以健脾益气；干姜、香附、炒延胡索温中和胃止痛；半夏、吴茱萸、煅瓦楞子温中和胃，化饮降逆，以制泛酸；砂仁、炒薏苡仁理气宽中健脾胃，使脘腹胀闷得除。诸药合用，辨证得法，疗效满意。

病案 2： 林某，女，38 岁。2011 年 4 月 16 日初诊。

素性不畅，胃脘部胀满时作时止，两胁胀痛伴嗳气年余，曾服用吗丁啉片、奥美拉唑肠溶片等效果不明显。胃镜检查：慢性萎缩性胃炎，幽门螺杆菌（+）。3 天前情绪不佳，出现头涨痛，胃脘胀闷，两胁不舒，嗳气频作，时有嘈杂，纳呆，口苦，大便不畅。苔薄白，舌质淡，脉弦细。

中医诊断：胃脘痛。辨证属肝气犯胃。

治法：疏肝和胃，行气止痛。

处方：四逆散合芍药甘草汤加减。醋柴胡 12g，生芍药 12g，炒枳实 10g，当归 12g，甘草 10g，炒黄连 6g，吴茱萸 3g，黄芩 10g，焦山栀 12g，牡丹皮 10g，旋覆花 10g（包煎），沉香末 6g（分冲），制大黄 10g。7 剂，每日 1 剂，水煎服。

二诊：上药服后头涨痛消失，心情有所舒展，胃脘胀闷，两胁不舒，嗳气、嘈杂症状已瘥七八，纳振，口微苦，大便尚可。苔薄白，舌质淡，脉弦细。

处方：醋柴胡 12g，生白芍 12g，当归 12g，甘草 10g，炒黄连 6g，吴茱萸 3g，焦山栀 12g，牡丹皮 10g，黄芩 10g，蒲公英 24g，石斛 10g，生薏苡仁 30g，沉香末（分冲）6g，制大黄 10g。7 剂，每日 1 剂，水煎服。

三诊：药后心情好，纳振，两胁较舒，嗳气、嘈杂症状基本消失，大便畅通，胃脘胀闷尚有，原方再进，以资巩固。

【临证心悟】 肝为刚脏，性喜条达主疏泄而为顺，胃主受纳，以通降为和。肝胆与脾胃同处中焦，生理上相辅相成，病理上亦相互影响。本案情志不畅，则疏泄失职，横逆犯胃，胃气阻滞，和降失常，则胃脘胀闷；胁为肝络之分野，故两胁不舒。气机不利，升降失常，肝胃气逆，故脘胀嗳气。滞气停于胃脘则食欲减退，滞气上行则嗳气，气滞肠道传导失常，故大便不畅。病在气分而湿浊不甚，故苔多薄白。以透邪解郁、疏肝利脾的四逆散合养血益阴，缓急止痛，一举两得的芍药甘草汤。沈金鳌谓："胃病，邪干胃脘病也。唯肝气相乘为尤甚，以木性暴，且正克也。"方中柴胡疏肝解郁，畅气机，醋炙后能增强疏肝止痛之效；白芍柔肝、缓肝、养阴和血脉，又有缓急止痛之功，收脾气之散乱，敛肝气之恣横，于土中抑木，醋炙有增强柔肝敛阴之功，与柴胡相伍，一散一收，疏导气血，助柴胡疏肝调气而不伤正气；枳实苦泄，行气散结，使气机舒畅而不壅滞，调中焦运化，与柴胡同用，一升一降，加强疏畅气机之功，缓解嗳气之症状，枳实配白芍又可理气血；甘草缓急和中，与白芍相配，可缓急止痛，又能调和诸药。白芍配当归调和营血；吴茱萸、黄连、黄芩、焦山栀、牡丹皮清肝泄热，旋覆花、沉香末顺气降逆；制大黄通腑泄浊，生薏苡仁健脾渗湿和胃，后加蒲公英、石斛清解佐养胃。胃脘嘈杂，幽门螺杆菌阳性者，加黄连、蒲公英。诸药合用，共奏疏肝理脾和胃、升清降浊、理气止痛之功，使肝气疏达，脾胃气机调畅，邪去病自愈。

病案 3：许某，男，43 岁。2013 年 11 月 6 日初诊。

胃脘痛 1 年，加重 1 个月。自述 1 年前因咳嗽在医院诊治，静脉滴注盐水并服药后开始出现胃胀痛，初起服奥美拉唑等药可缓解，久则疗效不佳。后服中西药物多种，症状时轻时重，常于进食辛辣之物或甜食后加重，半年前在某医院做胃镜检查提示浅表性胃炎伴中度胃糜烂。近 1 个月来症状加重，故来就诊。刻下症见：胃中脘胀满，灼热痛感，口干口苦，嗳气泛酸，恶心时作，纳少，小便偏黄，大便黏滞不爽。舌淡略腻，脉弦细数。

中医诊断：胃脘痛。辨证属湿热中阻。

治法：清热化湿，理气和胃。

处方：蒿芩清胆汤加减。青蒿 15g，姜竹茹 10g，黄芩 10g，滑石 15g（包煎），青黛 9g（包煎），甘草 6g，蒲公英 24g，姜半夏 10g，海螵蛸 10g，浙贝母 15g，茯苓 15g，延胡索 15g，炒川楝子 10g。7 剂，每日 1 剂，水煎服。嘱：忌辛辣、煎炸油腻、甜食生冷之品，调情志。

二诊：胀痛明显减轻，嗳气泛酸亦减，恶心已除，胃纳欠佳，排便比前通畅，舌淡略腻，脉弦细。效不更方，前方加炒谷芽、炒麦芽各 15g。7 剂，每日 1 剂，水煎服。

三诊：胃脘痛已瘥七八，纳增，嗳气泛酸基本消失，舌脉如前。前方加白及 10g。7 剂，每日 1 剂，水煎服。并再守前方加减调服半月而愈。

【临证心悟】《素问·宝命全形论》云："土得木而达。"脾胃升降作用与肝之疏泄功能密切相关。因此，忧思恼怒，气郁伤肝，肝气横逆，势必伤及脾胃，加之饮食不节则腹胀、胃痛之症生矣。本案患者症见胃脘痛，中脘胀满，嗳气泛酸，恶心时作，常于进食辛辣之物和甜食后加重，知其肝气犯胃、胃湿留滞。故用和解剂蒿芩清胆汤，其具有和解少阳、清胆利湿、和胃化痰之功。方中青蒿、姜竹茹、黄芩、碧玉散清热化湿；姜半夏化湿除痞；茯苓健脾；加海螵蛸、蒲公英、浙贝母清热和胃止痛；延胡索、川楝子理气止痛。二诊，因胃纳不佳，用谷芽、麦芽消食和胃，二者一升一降，尤以生麦芽兼能疏肝解郁，用于此症尤佳，后又加白及和胃护膜，有利于糜烂处快速修复。全方合用则湿热得清，胃痛自除。

病案 4： 吕某，男，58 岁。2009 年 3 月 15 日初诊。

原有慢性萎缩性胃炎病史，3 年来经常出现胃脘部胀满不适，食后尤甚，或时有隐痛。胃镜检查示慢性萎缩性胃炎，幽门螺杆菌（++）。病理示"胃窦"萎缩性胃炎伴糜烂。胃脘部胀满，食后为甚，时有隐痛，恶寒，四肢不温，喜温喜按，胃纳不振，口淡不渴，大便稀溏。苔薄白腻，舌质淡胖，脉弦滑。

中医诊断：胃脘痛。辨证属脾胃虚寒，湿浊不化。

治法：温中散寒，佐以清化湿浊。

处方：理中丸加味。炒党参 12g，干姜 9g，炙甘草 6g，炒白术 12g，黄连 6g，枳实 10g，砂仁 6g（后下），姜半夏 10g，川厚朴花 12g，吴茱萸 3g，陈皮 10g，六神曲 12g，延胡索 15g，生薏苡仁 30g。7 剂，每日 1 剂，水煎服。

二诊：因交通不便在当地又续 7 剂，经服上方 14 剂，自觉症状改善。

三诊：胃脘部胀满改善明显，隐痛基本消失，胃纳振，口淡乏味减轻，大便欠实。5 月初，胃镜复查：慢性浅表性萎缩性胃炎，幽门螺杆菌（+）。病理示"胃窦"慢性浅表性萎缩性胃炎伴糜烂。

处方：炒党参 12g，干姜 9g，炙甘草 6g，炒白术 12g，砂仁 6g（后下），姜半夏 10g，川厚朴花 12g，蒲公英 24g，白花蛇舌草 30g，黄连 6g，吴茱萸 3g，陈皮 10g，六神曲 12g，生薏苡仁 30g。14 剂，每日 1 剂，水煎服。

6 个月后胃镜复查：慢性浅表性胃炎。

【临证心悟】本案为脾胃虚寒，亦脾阳虚，多由于饮食失调、过食生冷、劳倦过度，或久病或忧思伤脾等所致。本案胃脘部胀满不适，或时有隐痛，进食后胀满尤甚，恶寒，四肢不温，喜温喜按，胃纳不振，口淡不渴，大便稀溏。苔薄白腻，舌质淡胖，脉弦滑。故投治脾胃虚寒的常用方剂理中丸加味，因脾为阴土多寒证虚证，胃为阳土多热证实证，脾恶湿易为湿困而伤阳，阳虚则外寒。《伤寒论条辨》云："阳之动，始于温，温气得而谷精运，谷气升而中气赡，故名曰理中，实以燮理之功，予中焦之阳。"方中以辛热之干姜温运中焦，祛除寒邪，恢复脾阳为主药；辅以党参补气健脾，振奋脾胃功能；佐以白术健脾燥湿；使以炙甘草调和诸药而兼补脾和中，合用具有温中祛寒、补益脾胃的作用。又以姜半夏、干姜辛温散寒，黄连苦寒以降之。吴茱萸、陈皮散寒理气；川厚朴花、枳实、砂仁燥湿除满。诸药合用，寒热并用以和阴阳，苦辛并进以顺升降，并辅消食燥湿之药，诸症自消。

病案5：钱某，男，79岁。2012年11月12日初诊。

胃脘痛有年，做胃镜检查提示疣状胃炎伴浅表性溃疡。症见神疲乏力，胃痛隐隐，喜温喜按，空腹痛甚，得食则减，泛吐清水，手足欠温，大便溏薄。舌淡，边有齿痕，苔白，脉虚弱。

中医诊断：胃脘痛。辨证属脾胃虚寒。

治法：温中健脾，和胃止痛。

处方：黄芪建中汤加减。黄芪24g，白芍12g，桂枝9g，甘草6g，生姜10g，大枣15g，党参15g，白术15g，茯苓15g，砂仁3g（后下），香附10g，黄芩10g，薏苡仁10g，广木香10g，延胡索10g，佛手10g，大腹皮10g，黄连6g，吴茱萸3g。7剂，每日1剂，水煎服。

二诊：药后诸症改善，手足欠温，大便溏薄，舌淡，边有齿痕，苔白，脉虚弱，原方出入。

处方：黄芪24g，桂枝9g，甘草6g，生姜10g，大枣15g，党参15g，白术15g，茯苓15g，砂仁3g（后下），香附10g，薏苡仁10g，佛手10g，吴茱萸3g。7剂，每日1剂，水煎服。

【临证心悟】 胃脘痛有寒热虚实之分，以脾胃虚夹气滞、夹湿为多。本案属脾胃虚寒型胃脘痛，虽病在胃，但病机却以脾虚为主。因饮食不节，过食寒凉辛辣或过度思虑劳倦，使胃气受损，受纳腐熟水谷功能障碍。久之精微之气不能上输于脾，影响脾生化气血之权，脾气受损。李东垣说："若胃气本弱，饮食自倍，则脾胃之气既伤。"说明脾胃在病理上相互影响。胃气不足，可导致脾虚。脾伤则阳气虚，阳气虚则生内寒。面色萎黄少华，四肢欠温，神疲乏力均系脾阳虚的临床见症。清代医家柯韵伯提出"实则阳明，虚则太阴"，则胃病以实热证为多，脾病以虚寒证为多。以《内经》"虚者补之""寒者温之"为治则，黄芪建中汤治之。该方本为仲景治疗"虚劳里急，诸不足"所创，方以黄芪、大枣、甘草补脾益气，桂枝、生姜温阳散寒，白芍缓急止痛，饴糖补脾缓急。甘温以建中，旺脾以生精；建中又固表，阴阳共调补，该方具有温中补虚、和里缓急的功效，是治疗虚寒性胃痛的主方。方中以饴糖甘温入脾，温中补虚，和里缓急；桂枝温脾阳；白芍养阴血；黄芪甘温，气厚于味，温养生发中气之功；合甘草甘平，补中益气，缓急止痛。现代药理研究表明，黄芪和甘草有抑制胃酸的分泌、促进溃疡面愈合的作用。方中以姜、枣调和脾胃，姜温中和胃，枣补益中州。《名医方论》有云："姜枣和脾胃，所以安定中州至矣。"白芍缓急止痛而安脾，又有缓解胃肠蠕动亢进的作用。方证相符，相得益彰。

病案 6：贾某，女，65 岁。2010 年 12 月 7 日初诊。

胃脘痞闷不适半年。近半年来胃脘时有痞闷不适感，时轻时重，每因饮食不慎、受凉、情志不畅而诱发或加重。多次服用中西药物，效尚可，但停药后上症复现。2 个月前，做胃镜检查，提示慢性浅表性萎缩性胃炎；病理报告慢性萎缩性胃炎（重度）伴急性活动性炎症，部分腺体肠上皮化生，幽门螺杆菌（++）。给予胃复春、奥美拉唑、阿莫仙、克拉霉素治疗，效果一般。症见胃脘痞闷，腹胀餐后尤甚，夜寐可，纳差，时作嗳气，大便溏，每日 2~3 次，小便调。舌暗红，苔薄黄腻而花剥，脉滑而细。

中医诊断：胃脘痛。辨证属脾虚气滞，湿阻热郁，阴伤血瘀。

治法：清化湿热，健脾益胃，调气活血。

处方：半夏泻心汤加减。姜半夏 9g，黄芩 10g，黄连 6g，党参 15g，干姜 6g，制大黄 6g，香附 12g，莪术 10g，炒枳实 10g，川厚朴 12g，蒲公英 30g，连翘 12g，石斛 12g，麦冬 12g，生薏苡仁 30g，炙甘草 6g。7 剂，每日 1 剂，水煎服。

二诊：进上方 7 剂，胃脘痞闷减轻，偶有食后脘胀，纳谷振，偶有嗳气，大便仍不成形，但每日 1 行。舌暗红苔薄根腻而花剥，脉滑而细。既已见效，法守上方。

处方：姜半夏 9g，黄芩 10g，黄连 10g，太子参 15g，炒白术 15g，炒山药 24g，干姜 6g，香附 12g，莪术 10g，炒枳实 12g，石斛 12g，麦冬 12g，蒲公英 30g，生薏苡仁 30g，炙甘草 5g。7 剂，每日 1 剂，水煎服。

后迭经三诊，诸症改善。遂更方为异功散合益胃汤合丹参饮加减。

处方：太子参 15g，炒白术 15g，茯苓 24g，陈皮 12g，沙参 15g，石斛 12g，麦冬 12g，莪术 10g，丹参 15g，檀香 6g（后下），蒲公英 30g，生薏苡仁

30g，仙鹤草 18g，白英 15g，砂仁 10g（后下），炒麦芽 15g，炙甘草 6g。7 剂，每日 1 剂，水煎服。

此后守方加减，连续服药半年。胃镜复查，结果示慢性浅表性萎缩性胃炎。病理示慢性萎缩性胃炎（轻度），幽门螺杆菌（－）。

【临证心悟】脾胃居于中焦，脾主升清，胃主降浊，为气机升降的枢纽。本案胃脘痛（慢性浅表性萎缩性胃炎），辨证属脾胃虚弱，胃阴不足，湿蕴日久化热，湿阻气滞，久则及血而呈现虚实，寒热错杂于中，湿热兼夹、脾胃失和、气滞血瘀的复杂病机。其中，湿、热、瘀、滞之邪为标，脾胃虚弱为本，故当祛邪为主，辅以健脾和胃。然湿热相合，治湿当用苦温，治热当用寒凉，用温则助热，用凉则碍湿。吴鞠通说："徒清热则湿不退，徒祛湿则热愈炽。"唯寒温并用、祛湿清热并进，始能湿热并除，故用半夏泻心汤。《医方考》谓："以既伤之中气而邪乘之，则不能升清降浊，痞塞于中，如天地不变而成否，故曰痞。泻心者，泻心下之邪也。"半夏泻心汤，姜、夏之辛，所以散痞气；芩、连之苦，所以泄痞热；已下之后，脾气必虚，人参、甘草、大枣所以补脾之虚。其辛开苦降、寒热并用、攻补兼施，同时加用行气、活血、养阴、解毒之品，祛湿热、除寒热、和气血、理脾胃、调升降、健中州以除胃痞。在湿热得蠲，升降复常之后，即后证方顾本治以健脾益气，养阴益胃，活血生肌。经数月治疗，脾胃纳运正常，胃镜复检病情明显好转。

病案 7：张某某，男，48 岁。2008 年 9 月 11 日初诊。

胃脘痛 2 年，曾做胃内窥镜检查，提示胆汁反流性胃炎。经中西药物治疗收效甚微，反复发作。近日因饮食不节，胃脘部疼痛，伴有嗳气，泛酸，时有腹胀，纳少，小便黄，大便干结。苔黄腻，舌质红，脉弦细滑。

中医诊断：胃脘痛。辨证属胆胃郁热。

治法：清胆和胃。

处方：蒿芩清胆汤加减。青蒿 12g，黄芩 10g，姜半夏 10g，炒枳实 10g，沙参 10g，黄连 3g，绵茵陈 15g，姜竹茹 10g，陈皮 10g，生大黄 6g（后下），炙甘草 6g。7 剂，每日 1 剂，水煎服。

二诊：上药服后，胃脘痛减，胀消，嗳气除，泛酸减轻。上药增损，服药 1 个月后，症状基本消失。胃镜复查示无胆汁反流，胃黏膜恢复正常，随访半年未见复发。

【临证心悟】胆汁反流性胃炎，是由各种原因引起的幽门功能不全，或胃切除术后胆汁反流入胃，胆酸破坏了胃黏膜屏障，导致胃黏膜充血、水肿、糜烂等炎症改变。本病属于中医学"胃脘痛""胃反""呕吐"等范畴。《灵枢·四时气》曰："邪在胆,逆在胃,胆液泄则口苦,胃气逆则呕苦。"胆热犯胃,胃气上逆,故胃脘部疼痛,伴有嗳气、泛酸,时有腹胀,纳少,小便黄,大便干结,苔黄腻,舌质红,脉弦细滑。蒿芩清胆汤出自《通俗伤寒论》六经方药,具有清胆利湿、和胃化痰之功,主治湿热内蕴三焦,枢机失和之证。以蒿芩清胆汤加减治疗胃脘痛(胆汁反流性胃炎),关键应抓住六腑以通为用,通下为顺,上反为逆,腑气胆(肠)道通畅,胆液顺常道排泄,使胃免受侵蚀。方中用青蒿、黄芩、黄连清胆热,陈皮、半夏、姜竹茹降逆止酸;枳实行气消积,为胃动力之药,减少胆汁逆流;生大黄助通腑泄浊,沙参养阴生津,甘草和中,并能增强胃的黏液合成、保护胃黏膜,减轻胆汁的损害,诸药合用,共奏其效。

病案 8:胡某,女,44 岁。2012 年 11 月 19 日初诊。

自诉脘腹部反复出现烧心感 4 个月有余,西医诊断为胆汁反流性胃炎。时有恶心,大便偏稀,食过酸之品、饮食不规律则泛酸加重,服用奥美拉唑、达喜等抗酸药则症状缓解,但不久症状又加重,病情常反复。来诊时症见:上腹部烧心感,胃脘痛偶有,神疲乏力,胃胀,性情急躁,大便偏稀,小便如常,纳寐可。舌质暗红,苔薄黄,脉细。

中医诊断:胃脘病(泛酸)。辨证属肝胃郁热。

治法:疏肝泄热,健脾和胃,佐以制酸。

处方:香砂六君子汤加减。柴胡 10g,炒白芍 12g,八月札 10g,生党参 12g,炒白术 15g,茯苓 12g,炙甘草 6g,炒山药 15g,姜半夏 9g,紫苏梗 12g,砂仁 6g(后下),白豆蔻 10g(后下),浙贝母 15g,海螵蛸 15g,煅瓦楞子 20g(先煎),降香 10g,制香附 12g,蒲公英 15g。7 剂,每日 1 剂,水煎服。嘱:节饮食、调情志。

二诊:脘腹部烧心感明显减轻,性情急躁改善,精神转佳,胃胀偶作,大便偏稀,舌脉如前。前方加玫瑰花 10g。7 剂,每日 1 剂,水煎服。

三诊:诸症已瘥八九,舌脉如前。前方去柴胡,再服 7 剂,每日 1 剂,水煎服,以资巩固。

【临证心悟】肝郁脾虚之证,患者上腹部反复出现烧心感,多因食过酸之品、饮食不规律,日久损伤脾胃引起。泛酸之外,又见胃脘痛,性急易躁,神疲乏力,胃胀,大便偏稀等。以肝气不舒,横逆克犯脾土,郁而化火生痰为主要病理表现。遵《内经》"木郁达之"之训,顺肝条达之性,畅木遏郁之气。

用脾胃气虚兼有气滞痰湿中阻之证的香砂六君子汤加减治之。香砂六君子汤由四君子汤加味而成，皆有益气健脾之功；以补气药与行气化痰药相配，使补气而不滞气。方中生党参、炒白术、茯苓、炒山药健脾益胃；柴胡、八月札、紫苏梗、姜半夏、白豆蔻、砂仁、降香理气和胃降逆；浙贝母、海螵蛸、煅瓦楞子制酸止痛；柴胡与炒白芍相配则疏肝而不伤阴；蒲公英清热和胃，防止虚热内生；炙甘草调和诸药，共奏其效。

病案9：李某，男，46岁。

胃脘部疼痛不适反复发作3年余，近日加重。患者于3年前因过量饮酒出现胃脘部疼痛，剧烈呕吐，经治疗症状消失，其后每因饮食不慎即感胃脘部饱胀、疼痛。胃镜检查结果示胆汁反流性胃炎。近日因外出就餐过食辛辣而致胃痛加重，伴有腹胀、嗳气、反酸、烧心、恶心、呕吐酸苦水，大便干、小便黄。舌红，苔黄腻，脉弦滑。

中医诊断：胃脘痛。辨证属肝胆郁热，胃失和降。

治法：清利肝胆，和胃降逆。

处方：蒿芩清胆汤加减。青蒿15g，黄芩10g，姜半夏9g，姜竹茹10g，茯苓15g，炒枳壳10g，陈皮10g，柴胡9g，白芍10g，赭石15g（先煎），甘草10g。7剂，每日1剂，水煎服。

二诊：服上药后胃痛明显减轻，呕吐次数减少，腹胀缓解，仍有嗳气、反酸、大便干、小便黄等症，舌脉如前。

处方：青蒿15g，黄芩10g，姜半夏9g，姜竹茹10g，茯苓15g，炒枳壳10g，陈皮10g，柴胡9g，白芍10g，赭石15g（先煎），黄连5g，大黄6g（后下），甘草10g。7剂，每日1剂，水煎服。

三诊：胃痛、腹胀消失，近日来未出现呕吐，嗳气、反酸、烧心症状明显减轻，大便软，小便正常。舌质淡红，苔薄白，脉弦滑。继服初诊方7剂，以资巩固。

随访，1周后诸症消失，近3个月未复发。胃镜复查炎症消失，未见胆汁反流，幽门螺杆菌（-）。

【临证心悟】《灵枢·四时气》云："邪在胆，逆在胃，胆液泄则口苦，胃气逆则呕苦。"本案发病特征似与反流性胃炎相吻合。患者过食辛辣，湿热内蕴，结于胆腑，胆气横逆，胃失和降，不通则痛，故见胃痛；肝胆郁热，克犯脾胃，胃气上逆，胆汁反流，引起嗳气、反酸、烧心、恶心、呕吐酸苦水；胃气郁滞，腹气不通，故见腹胀，便干。小便黄，舌红苔黄腻，脉弦滑，均为肝胆郁热、痰湿内阻之象。药用青蒿、黄芩、柴胡清利肝胆；姜竹茹、姜半夏、赭石降逆化痰止呕；炒枳壳、陈皮理气化痰宽中；茯苓健脾利湿和中；白芍、甘草缓急止痛。诸药相伍，疏肝清胆，和胃降逆，使脾胃气机升降恢复正常。

病案10：李某，男，68岁。

2006年5月经某医院确诊为胃小弯溃疡型胃癌，因伴有直肠转移及身体虚弱不耐手术与化疗，故前来求治。诊时症见动则气短，面浮，跗肿，舌淡质胖、苔腻，脉弦滑细。诉有恶心呕吐，水谷不思，胃脘痛引项背，时出冷汗。

中医诊断：胃脘痛。脾胃为后天之本，气血生化之源，故先从健脾和胃扶正入手。

处方：生晒参9g，姜半夏10g，补骨脂15g，八月札10g，陈皮10g，炒白术15g，猪苓10g，茯苓20g，白花蛇舌草30g，仙鹤草30g，莪术10g，壁虎2条，生薏苡仁30g，佛手10g，甘草10g。7剂，每日1剂，水煎服。

二诊：患者连服7剂后，面浮、跗肿及恶心呕吐已瘥，纳食增加。肾为先天之本，脾胃运化赖肾阳之温煦，故于前方中加淫羊藿、胡芦巴各15g，以助肾阳温化之功。14剂，每日1剂，水煎服。

三诊：胃脘疼痛大减，恶心呕吐已止，纳食增加，面浮、跗肿十去八九。前方中加生黄芪30g，以增益气利水之功。14剂，每日1剂，水煎服。

四诊：面浮跗肿消退，胃纳显增。正气渐复，法宜扶正祛邪，标本同治。

处方：生晒参9g，生黄芪24g，茯苓15g，炒山药15g，莪术10g，白花蛇舌草30g，仙鹤草30g，八月札10g，海螵蛸12g，浙贝母、补骨脂各15g，淫羊藿15g，炒白术20g，生薏苡仁30g，壁虎2条，炙甘草12g。

上方增损，先后服药半年，随访近1年，病情稳定，生活自理。

【临证心悟】患者古稀之年确诊为胃癌晚期，脾肾亏损、摄纳运化失济，病情危重。初诊，从健脾和胃入手，在扶正之中佐以小剂量祛邪之品，后天得调，故诸症显减。二诊在健脾和胃基础上加补肾温化之品，先后天并调，正气康复有源，临床症状消除，体质明显增强。在此基础上，重用薏苡仁、莪术、壁虎等祛邪抗癌之品，标本同治，疗效满意。

二、痞满

病案1：某男性患者，症见胸胁苦满，脘腹胀闷，不思饮食，心烦口苦，恶心欲吐，嗳气吞酸，肢体沉重，舌苔白腻，脉弦滑。少阳为三阳之枢，一旦邪犯少阳，徘徊于半表半里之间，外与阳争而为寒，内与阴争而为热。

中医诊断：痞满。辨证属少阳半表半里兼夹湿滞脾胃。

治法：和解少阳，燥湿和胃。

处方：柴平汤加味。嫩柴胡12g，炒黄芩10g，厚朴花12g，制苍术12g，炒白术12g，姜半夏10g，赤茯苓15g，广橘皮9g，降香6g，清炙甘草6g，炒薏苡仁24g，生姜9g。5剂，每日1剂，水煎服。药后症去而收效。

【临证心悟】痞满一证，肝胃不和者多见。柴平汤系小柴胡汤与平胃散合方为之。多用于素多痰湿，复感外邪，湿痰阻于少阳，寒多热少的湿疟之证。本方是清代俞根初《通俗伤寒论》的名方，去人参，加赤茯苓衍化而成。组方以柴胡、炒黄芩、姜半夏、厚朴、清炙甘草、赤茯苓、制苍术、广橘皮、生姜组成。方简量轻，宜和解却又偏重温燥之证。何秀山谓：和解少阳阳明，湿重热轻之良方。仲夏初秋，最多此证，历试辄验。但疟愈即止，不可多服耳。多服则湿去燥来，反伤胃液，变证蜂起矣。因此，此方应用，应注重中病即止。方中柴胡为少阳专药，轻清升散，疏邪透表；炒黄芩苦寒，善清少阳相火，故配合柴胡，一散一清，共解少阳之邪。姜半夏和胃降逆，散结消痞，助柴胡、黄芩攻邪之用；厚朴行气化湿，消胀除满；制苍术苦温性燥，善除湿运脾；广橘皮理气化滞；赤茯苓利水渗湿；清炙甘草甘缓和中，调和诸药；生姜温中调和脾胃。综观组方，由小柴胡汤和解少阳、清疏邪热；平胃散行气运脾、燥湿和胃，合为和解少阳、运脾之剂，二方加减，取其一则达膜，一则燥湿，为和解少阳阳明，湿重热轻之良方。

病案2：徐某，女，58岁。2012年11月23日初诊。

3年前患者因饮食不节出现胃脘部饱胀不适，尤其是午餐后加重，曾服用健胃消食片、金奥康等药可稍缓解，其后经常反复发作，时好时坏，未引起重视。近1个月来症状明显加重，在某医院做胃镜检查提示慢性浅表性胃炎。血生化检查、肿瘤标志物、肝胆脾胰B超等检查无殊，西医诊断为功能性消化不良，服用多种西药效果不显，就诊于中医。症见上腹胀闷不适，纳差，恶心，有泛酸和胃脘部烧灼感，常口干口苦，口秽浊，兼有尿黄，渴不欲饮，便溏，按腹满胀，稍痛，下有痞块状。舌质偏红，舌苔薄黄根腻，脉滑数。

中医诊断：痞满。辨证属湿热阻胃。

治法：清热化湿，消痞和胃。

处方：蒿芩清胆汤加减。青蒿15g，黄芩10g，姜半夏10g，姜竹茹10g，滑石15g（包煎），青黛9g（包煎），生甘草6g，柴胡12g，茯苓12g，石菖蒲

10g，佩兰 15g，香橼皮 15g，海螵蛸 10g，浙贝母 12g，炒枳壳 10g，砂仁 6g（后下），炒薏苡仁 15g。7 剂，每日 1 剂，水煎服。嘱清淡饮食。

二诊：药后泛酸、胃脘部烧灼感、口干口苦、口秽浊均有明显改善，腹胀明显减轻，夜寐稍好，尿略黄，大便转实，苔根腻稍退，脉细滑。

处方：青蒿 15g，黄芩 10g，姜半夏 10g，姜竹茹 10g，滑石 15g（包煎），青黛 9g（包煎），生甘草 6g，柴胡 12g，茯苓 12g，石菖蒲 10g，香橼皮 15g，海螵蛸 10g，浙贝母 12g，炒枳壳 10g，炒薏苡仁 15g，砂仁 6g（后下），远志 10g，北秫米 15g。7 剂，每日 1 剂，水煎服。

三诊：矢气增多，腹胀明显减轻，余症亦大消，用前方加减服用 2 周而愈。

【临证心悟】痞满以自觉心下痞塞，胸膈胀满，触之无形，按之柔软，压之无痛为临床表现，可分为胸痞和心下痞，心下痞一般以胃痞多见。功能性消化不良亦称"非溃疡性消化不良"，属于中医学"痞满"范畴。以自觉胀满，触之无形，按之柔软，压之无痛为主证。《诸病源候论·诸痞候》谓："诸痞者，营卫不和，阴阳隔绝，脏腑痞塞而不宣，故谓之痞。""其病之候，但腹内气结胀满，闭塞不通。"本病由于脾胃虚弱、外感时邪或饮食不节、情志不畅或治疗失当所致。本案患者从事餐饮业，长期饮食不节，脾胃受伤，纳运无力，食滞内停，致痰湿中阻，气机被阻，郁气与痰热互结于中焦而出现腹胀、纳差、恶心、泛酸、胃部烧灼感，伴有口苦口干、口秽浊、尿黄等症。故以蒿芩清胆汤清热化痰为主；配以石菖蒲、香橼皮、砂仁行气化湿；用佩兰、炒薏苡仁加强化湿之力；海螵蛸、浙贝母制酸和胃。二诊时再加远志、北秫米安神和胃，心气得安有助于胃的顺降。诸药合用，相得益彰，使郁结能开，痰热得清，中焦通利，痞满消除。

病案3：王某，女，41 岁。2013 年 5 月 13 日初诊。

患者腹胀 3 个月。胃镜示浅表性胃炎伴胆汁滞留。B 超示脂肪肝，副脾。症见腹胀，心下痞闷，嗳气，口苦，纳可，寐差，大便不实。苔薄腻，质红，脉细滑。

中医诊断：痞满。辨证属肝胃不和，湿热不化。

治法：清胆利湿，和胃化浊。

处方：蒿芩清胆汤出入。青蒿 15g，黄芩 10g，姜半夏 10g，姜竹茹 10g，滑石 15g（包煎），青黛 9g（包煎），生甘草 6g，茯苓 24g，柴胡 12g，炒白芍 12g，白豆蔻 10g（后下），合欢花 10g，石菖蒲 10g，佩兰 10g，炒枳壳 10g，海螵蛸 10g，浙贝母 12g。7 剂，每日 1 剂，水煎服。

二诊：腹胀明显减轻，夜寐稍好，仍有口苦，大便转实，苔腻稍退，脉细滑。

处方：青蒿 15g，黄芩 10g，姜半夏 10g，姜竹茹 10g，滑石 15g（包煎），青黛 9g（包煎），生甘草 6g，茯苓 24g，柴胡 12g，炒白芍 12g，白豆蔻 10g（后下），合欢花 10g，石菖蒲 10g，佩兰 10g，炒枳壳 10g，海螵蛸 10g，浙贝母 12g，炙远志 10g，北秫米 15g。7 剂，每日 1 剂，水煎服。

三诊：矢气频作，腹胀大减，余症亦减，前方加减，服用 20 余剂而愈。

【临证心悟】"满而不痛者，此为痞。"《重订通俗伤寒论》云："足少阳胆经与手少阳三焦合为一经，其气化一寄于胆中以化水谷，一发于三焦以行腠理。若受湿遏热郁，则三焦之气机不畅，胆中之相火乃炽，故以蒿、芩、竹茹为君，以清泄胆火。胆火炽，必犯胃而液郁为痰，故臣以炒枳壳、二陈和胃化痰。又佐以碧玉，引相火下泄；使以赤茯苓，俾湿热下出，均从膀胱而去。此为和解胆经之良方，凡胸痞作呕，寒热如疟者，投无不效。"《丹溪心法·痞》谓："胀满内胀而有形；痞者内觉痞闷，而外无胀急之形也。"本案因气机失畅，痰热与郁气互结于中焦而出现以上诸症。故以蒿芩清胆汤清热化痰为主；配以石菖蒲、炒枳壳、白豆蔻行气化湿，用佩兰加强化湿之力；海螵蛸、浙贝母、炒白芍制酸和胃；合欢花养心安神；二诊时再加远志、北秫米安神和胃，心气得安有助于胃的顺降。诸药合用，相得益彰，使郁结开，痰热清，中焦利，痞满除。

三、湿阻

病案 1：姜某，男，42 岁。1997 年 7 月 11 日初诊。

饮食不节，嗜食甘味，过食瓜果，脘腹胀满，饮食日减已月余。症见头重，脘腹痞胀，四肢困重，形体消瘦，大便稀，每日 2~3 次。苔白腻，舌质淡，脉濡滑。

中医诊断：湿阻。辨证属寒湿困脾。

治法：温脾祛湿。

处方：藿香正气汤加减。藿香 12g，厚朴 12g，姜半夏 9g，茯苓 15g，紫苏梗 15g，石菖蒲 10g，砂仁 6g（后下），广木香 6g，鸡内金 10g，炒麦芽 15g，陈皮 10g。7 剂，每日 1 剂，水煎服。

二诊：脘腹微胀，纳少，面色萎黄，大便稍稀，每日 2 次，舌淡苔白，舌质淡，脉濡细。此为邪恋脾虚。治法以补脾健胃，祛寒化湿。

处方：姜半夏 9g，厚朴 12g，炒白术 12g，化橘红 15g，茯苓 15g，炒扁豆 15g，佩兰 10g，紫苏梗 15g，砂仁 6g（后下），石菖蒲 10g，鸡内金 10g，炒麦芽 15g，六神曲 15g，陈皮 10g。7 剂，每日 1 剂，水煎服。

【临证心悟】《临证指南医案·湿》谓："其伤人也，或从上，或从下，或遍体皆受，此论外感之湿邪，著于肌躯者也。"内生湿邪，是因脾胃功能失职，运化失常而生。外湿与内湿在发病过程中又常相互影响。外湿发病，多犯脾胃，致脾失健运，湿从内生；而脾失健运，又容易招致外湿的侵袭。本案多因饮食不节，过食瓜果生冷，苦寒攻伐之品损伤脾胃，中阳受损，寒湿窒塞中焦所致。方以藿香正气汤去白芷，加麦芽、鸡内金、陈皮运脾消积；广木香理气散满；石菖蒲燥湿醒脾，取其芳香化湿，辟秽和中，解表散寒之功。二诊原方进出，加扁豆扶脾化湿；佩兰加重化湿宽中；六神曲运脾化食，取《通俗伤寒论》白术和中汤温和脾胃、调畅气机之意，寒湿去，脾运健，气机畅，则症自消。

病案 2：王某，女，45 岁。2009 年 9 月 6 日初诊。

患者双下肢重滞、发胀 3 个月余，踝肿，腰酸，纳寐可，二便如常，苔白腻，舌质淡，脉濡细。

中医诊断：湿阻。辨证属脾虚湿滞。

治法：健脾渗湿。

处方：五苓散加减。茯苓 30g，猪苓 15g，泽泻 12g，炒白术 15g，桂枝 10g，瓜蒌皮 15g，生黄芪 18g，防己 10g，炒山药 20g，葛根 15g，川芎 10g，川牛膝 15g，桑寄生 15g，威灵仙 15g，生薏苡仁 30g。7 剂，每日 1 剂，水煎服。

二诊：药后双下肢重滞已瘥六七，胀减，踝肿明显消退，尿量增多，唯腰酸痛，白带多，纳寐可，二便如常，苔白腻，舌质淡，脉濡滑。

处方：茯苓 30g，猪苓 12g，泽泻 12g，炒白术 15g，桂枝 10g，瓜蒌皮 15g，生黄芪 18g，防己 10g，炒山药 20g，生薏苡仁 30g，葛根 15g，川牛膝 10g，桑寄生 15g，威灵仙 15g，芡实 15g，金樱子 15g，赤小豆 15g，白果 10g（打）。7 剂，每日 1 剂，水煎服。

三诊：双下肢重滞已瘥七八，踝肿已不显，腰酸痛，白带减少，舌质淡，苔白腻稍退，脉细滑。治法原方再进，佐以温化。

处方：茯苓 30g，猪苓 12g，泽泻 12g，炒白术 15g，炒山药 20g，桂枝 9g，生黄芪 18g，防己 10g，生薏苡仁 30g，制附子 9g（先煎），干姜 6g，芡实 15g，川牛膝 10g，桑寄生 15g，威灵仙 15g，赤小豆 15g，白果 10g（打）。7 剂，每日 1 剂，水煎服。

四诊：双下肢重滞已瘥，腰酸痛、白带明显好转，舌苔白质淡，脉细滑。治法原方再进，佐以温肾以巩固。

处方：茯苓 30g，猪苓 12g，泽泻 12g，炒白术 15g，炒山药 20g，桂枝 9g，生黄芪 18g，巴戟天 15g，炒杜仲 15g，制附子 9g（先煎），干姜 6g，芡实 15g，川牛膝 10g，桑寄生 15g，威灵仙 15g，白果 10g（打）。7 剂，每日 1 剂，水煎服。

【临证心悟】《临证指南医案·湿》谓："湿为重浊有质之邪，若邪从外而受者，皆由地中之湿气蒸腾，从内而生者，皆由脾阳之不运……"脾主湿而恶湿，湿性重滞而趋下，脾虚湿滞则下半身重滞、肿胀，治疗重在健脾化湿。五苓散具有行气利水，祛湿和胃之功。《素问·灵兰秘典论》谓："膀胱者，州都之官，津液藏焉，气化则能出矣。"膀胱的气化有赖于阳气的蒸腾，故方中又佐以桂枝温阳化气以助利水，解表散邪以祛表邪，茯苓、猪苓、泽泻、白术、生黄芪、防己等都为健脾化湿之药；再配以川牛膝、桑寄生益肾强腰；威灵仙通经活络。后又用制附子、干姜、巴戟天等加重温肾壮阳之力，以助脾化湿。

病案 3：蒋某，男，58 岁。2011 年 6 月 12 日初诊。

近 1 周来，出现胸脘腹胀，时有嘈杂，纳呆，神疲懒怠，自服藿香正气丸 3 天效果不明显，前来中医治疗。刻诊：胸脘腹胀，纳呆乏味，口苦，口渴不想饮水，身体重滞，下肢倦怠，尿黄短赤，大便不爽，苔厚腻，脉濡数。

中医诊断：湿阻。辨证属湿热中阻。

治法：清热化湿，理气和中。

处方：连朴饮加味。黄连 6g，厚朴 10g，石菖蒲 10g，姜半夏 9g，淡豆豉 15g，焦山栀 12g，芦根 30g，扁豆花 15g，大豆黄卷 15g，通草 3g，生薏苡仁 30g。7 剂，每日 1 剂，水煎服。

二诊：上药服后，胸脘腹胀瘥，纳略进，口稍渴，仍口苦乏味，下肢重滞，小溲短赤，大便欠爽，苔腻，脉濡滑。

处方：黄连 6g，厚朴 10g，石菖蒲 10g，姜半夏 9g，淡豆豉 15g，焦山栀 12g，芦根 30g，晚蚕沙 30g（包煎），大豆黄卷 15g，炒山楂 10g，陈皮 10g，通草 3g，生薏苡仁 30g。7 剂，每日 1 剂，水煎服。

三诊：上药服后，胸脘腹胀基本消失，纳香，口渴缓解，口苦已瘥七八，下肢重滞明显减轻，小便可，大便转实，苔薄白，脉濡滑。

处方：厚朴10g，石菖蒲10g，姜半夏9g，淡豆豉15g，芦根30g，晚蚕沙30g（包煎），大豆黄卷15g，炒山楂10g，陈皮10g，通草3g，生薏苡仁30g。7剂，每日1剂，水煎服。

【临证心悟】《温病条辨·中焦》谓："湿之入中焦，有寒湿，有湿热，有自表传来，有水谷内蕴，有内外相合，其中伤也，有伤脾阳，有伤脾阴，有伤胃阳，有伤胃阴，有两伤脾胃。"本案湿阻中焦，郁蒸生热所致。时值夏日，梅雨时节，湿热病邪引起外感热病，湿热蕴结中焦出现胸脘腹胀，纳呆乏味，口苦，口渴不想饮水，身体重滞，下肢倦怠，小溲黄短赤，大便不爽，苔厚腻，脉濡数之证。方以清热化湿，理气和中的连朴饮加味。方中厚朴行气化湿，黄连清热燥湿，使气行则湿化，湿去热也消。佐以山栀、豆豉清宣胸脘之郁热，又以石菖蒲芳香化湿而悦脾，半夏燥湿降逆而和胃，增强君药化湿和胃之力；芦根性甘寒质轻，清热和胃，除烦止呕，生津行水，故《医林纂要》称芦根有"渗湿行水"之功能。又加健脾化湿之药，具有苦降辛开，清热化湿，理气宣中之功，使中焦湿化热清，清升浊降，胃气和调，湿去病愈。

病案4：凌某，男，61岁。2011年9月12日初诊。

胃脘痞闷不适半年，加重1个月。患者自半年前无明显诱因感胃脘痞闷不适，曾做胃镜检查，提示：胃窦炎。服用斯达舒效尚可，停药后上述症状又作。现感神疲乏力，仍脘痞不适，伴泛酸，纳呆，口秽浊，口中黏腻，大便黏滞不爽，小便可。舌淡红体胖，苔厚腻略黄，脉滑而细。

中医诊断：湿阻。辨证属脾胃不和，湿浊中阻。

治法：清热祛湿，调和脾胃。

处方：小承气汤合平胃散出入。生大黄10g（后下），炒枳实10g，厚朴12g，制苍术12g，陈皮10g，姜半夏10g，茯苓15g，甘草5g。3剂，每日1剂，水煎服。

二诊：服上药1剂后，泻下大量腐臭秽浊之物，二剂时泻下减轻，但觉脘腹轻松舒畅，大便转爽，纳振。泛酸，口秽浊，口中黏腻症状减轻，舌淡红，苔薄黄根略腻，脉细略滑。方以陈平汤加减。

处方：制苍术12g，厚朴12g，陈皮10g，姜半夏10g，茯苓15g，木香9g，砂仁6g（后下），草豆蔻15g，炒枳壳10g，焦三仙（焦山楂、焦神曲、焦麦芽）各15g，黄连6g，甘草5g。7剂，每日1剂，水煎服。

三诊：胃脘痞闷已瘥八九，纳可，口秽浊除，偶有嗳气，二便调。舌淡红，苔薄黄，脉细。方以香砂六君子汤出入。

处方：茯苓15g，陈皮10g，砂仁6g，白术12g，生姜6g，甘草9g，广木香9g，党参15g，姜半夏10g，焦三仙（焦山楂、焦神曲、焦麦芽）各15g。7剂，每日1剂，水煎服。药后胃纳香，精神振，大便调。

【临证心悟】 脾虚湿阻的"心下痞"，多用泻心汤类方。叶天士善用泻心汤，指出"辛可通阳，苦能清降""苦寒能清热除湿，辛通能开气宣浊"，认为泻心方并不限于痞证。戴元礼谓："诸泻心方取治湿热最当。"在其启示下，得出"湿热非苦辛寒不解"。不墨守"寒热互结，上热下寒"之说，著名中医学家陈亦人在《伤寒论求是》中亦认为"清邪之中，必佐扶正""热邪宜清，胃阳亦须扶护"的治疗规律。此案系脾胃不和，湿浊中阻。湿浊中阻日久，湿郁化热，夹有积滞，故先予小承气汤合陈平汤加减。陈平汤即二陈汤与平胃散之合方，和中导滞，行气化湿，荡涤湿热积滞有形之邪，以治其标。待标实已除，脾气尚虚，后方以香砂六君子汤出入，平调脾胃助运为治，杜绝湿热内生之源，缓图治本。

病案5：蔡某，女，78岁。2012年9月14日初诊。

患者口干乏味月余，饥不欲食，神疲懈怠，口干舌燥，大便偏干。舌质红苔白略腻中剥，脉细滑。

中医诊断：湿阻。辨证属阴虚夹湿。

治法：健脾化湿为先。

处方：姜半夏9g，川厚朴花12g，佩兰12g，扁豆衣15g，白豆蔻6g（后下），香橼皮12g，佛手片10g，芦根24g，炒谷芽15g，炒麦芽15g，炒山楂10g，焦鸡内金10g，石菖蒲10g，玄参10g，制大黄9g。7剂，每日1剂，水煎服。

二诊：便偏干结药后已瘥，口干舌燥，纳食乏味，苔薄腻。

处方：姜半夏9g，川厚朴花12g，佩兰12g，扁豆衣15g，白豆蔻6g，佛手片10g，芦根24g，天花粉12g，炒谷芽15g，炒麦芽15g，炒山楂10g，焦鸡内金10g，玄参10g，制大黄6g。7剂，每日1剂，水煎服。

三诊：纳食乏味瘥，仍有口干燥，舌淡红苔薄微腻。

处方：姜半夏9g，川厚朴花12g，大豆卷12g，草豆蔻15g，扁豆衣15g，芦根24g，天花粉12g，佛手10g，焦鸡内金10g，炒谷芽15g，炒麦芽15g，生薏苡仁15g，炒薏苡仁15g。7剂，每日1剂，水煎服。

四诊：纳增，偶有口干，神疲，面色少华，舌淡红苔薄，脉细。治法益气养阴，生津止渴。

处方：太子参 15g，麦冬 12g，芦根 24g，生薏苡仁 30g，焦鸡内金 10g，炒谷芽 15g，炒麦芽 15g，佛手片 10g，生甘草 6g。7 剂，每日 1 剂，水煎服。

五诊：纳可，口干明显改善，精神好转，力振，舌淡红苔薄，脉细。守前方 7 剂而愈。

【临证心悟】《景岳全书·传忠录》谓："湿证之辨，当辨表里。若道路冲风冒雨，或动作辛苦之人，汗湿粘衣，此皆湿从外入者也。如嗜好酒浆生冷，以致泄泻、黄疸、肿胀之类，此湿从内出者也。"本案脾虚（阴虚夹湿）证，以神疲懒怠、大便偏干、口干舌燥为主要症状，苔腻而中剥属脾虚湿滞，兼有阴虚。脾胃湿重多因平素过食生冷、油腻之品或服药不当、受外邪侵袭所致。因江浙一带多雨水，加之长夏过入秋初，内外相合则湿浊尤甚，日久易化燥伤阴。此证化湿易伤阴，滋阴则助湿。故多先从健脾化湿入手，常用川厚朴花、佩兰、白豆蔻、佛手片等味健脾芳香化湿，多用芦根、薏苡仁、石菖蒲。芦根一味，因其淡渗利湿，配薏苡仁健脾祛湿效更著，故对脾胃阴虚有热与湿相兼之证尤为适宜，对一般化湿方药治之而湿浊不化者，用之疗效甚佳。生薏苡仁化湿不伤阴，对湿浊重而脾胃不和者，生薏苡仁、炒薏苡仁同用，即便阴虚者也常在养阴药中配伍使用，以防滋阴助湿。石菖蒲一味用于食欲不振、不知饥等，因胃湿过重而致者用之大有醒胃之功，石菖蒲伍川厚朴花，二药都能化湿，石菖蒲又能辟秽，川厚朴花兼能宽中，待湿化后，再投以益胃养阴、健脾化湿之剂，则脾胃升降有序而诸症可除。

四、伏暑

病案：骆某，男，28 岁。2013 年 10 月 21 日初诊。

头痛伴周身酸痛反复发作 3 年。四季均易发作，劳累、喝酒后易发作，多处就诊，多以清热解暑化湿之法为主治之，服后疗效不佳转来求诊。患者自述除中暑外，汗多，一直自觉背脊凉，双侧腰酸，形瘦，腹胀脘痞，面色㿠白，乏力，口干，肤色略暗，舌淡，苔白腻，边有齿痕，脉沉细。

中医诊断：暑温。辨证属脾肾阳虚，湿邪不化。

治法：健脾温阳，化湿解暑。

处方：桂枝汤加味。桂枝 10g，炒白芍 12g，姜厚朴 12g，砂仁 6g（后下），干姜 5g，炙甘草 5g，牛膝 10g，荷叶 15g，制附子 6g，扁豆花 12g，葛花 10g，佩兰 10g，香薷 6g，生姜 3 片，大枣 15g。7 剂，每日 1 剂，水煎服。

二诊：服药后头痛、周身酸痛除，脊背发凉明显好转，腹胀亦减，肤色转润，腰酸仍有，舌苔腻稍退。治法守前法。

处方：桂枝 10g，炒白芍 12g，姜厚朴 12g，砂仁 6g（后下），干姜 5g，炙甘草 5g，牛膝 10g，荷叶 15g，制附子 6g，扁豆花 12g，葛花 10g，佩兰 10g，香薷 6g，桑寄生 15g，狗脊 15g，大枣 15g。7 剂，每日 1 剂，水煎服。

三诊：后背发凉已瘥七八，腹胀、腰酸已除，舌苔薄白，脉细。效不更方，再用上方加减调理半个月而愈。随访半年无殊。

【临证心悟】治暑之法初起以解表清暑化湿为主，然本案病发已久，除主症外，又有汗多，自觉后背发凉，同时，伴有腰酸、劳累、酒后易发作，脘痞，苔腻等，诊为伏暑，病机为脾肾阳虚、湿邪不化，治法健脾温肾、化湿解暑。方用桂枝汤加减，桂枝汤解肌发表，调和营卫。尤怡在《金匮要略心典》中引徐彬之说，"桂枝汤，外证得之，为解肌和营卫，内证得之，为化气和阴阳"。方中桂枝辛能散邪，温阳扶卫，附子温阳益肾，二者共为君药。白芍臣桂枝，一治卫强，一治营弱，合则调和营卫，相须为用；牛膝益肾强腰，与附子相伍加强益肾助阳之力；香薷、荷叶、佩兰诸药化湿解暑；扁豆花、葛花善解酒毒，醒脾和胃，对嗜酒导致中暑者用之疗效尤佳；砂仁、姜厚朴理气化湿，共为臣药。生姜之辛，佐桂枝以解肌表，干姜之辛，佐附子以温里，再配以大枣之甘，可辛甘化阳，共为佐药。甘草益气和中，调和诸药。故治疗久病的患者应注重既往用药情况和其他兼症，如本案患者，虽诊为伏暑，但发病时已将近霜降节气，天地之阳气渐衰，而阴气渐盛，同时，患者表现为后背发凉、双侧腰酸、乏力、肤色较暗，舌淡苔白腻等一派阳虚之症，前医又多次投清热解暑之法不效，致其阳气更弱，当务之急，应以扶阳为先，故治法以健脾温肾，化湿解暑。二诊，患者服药后背脊发凉好转，提示药证相符，故治法上仍以扶阳为主，并配桑寄生、狗脊以增加补肾扶阳之力。三诊之后，治法用药上一直遵守前法，直至瘥愈。所以用化湿之法，常取其绍派伤寒之特色，或芳香宣透、淡渗利湿，或辛温佐以淡渗，或又配以温散之品，如防风、苍术、白术、麻黄、桂枝，取"风能胜湿"之意，临床运用于以湿邪为主因的疾病。

五、呃逆、呕吐、反胃

1. 呃逆

病案 1：黎某，女，47岁。2006年6月27日初诊。

患者反复呃逆已有年余，多由饮食不节诱发，亦无明显诱因而呃逆。1周前再发呃逆，曾先后服用胃复安片等，呃逆次数有所减少，但停药后又复发增多，胃镜检查提示浅表性胃炎。症见呃声，膈间及胃脘不舒，嘈杂，时有呕恶，喜温喜按，得寒愈甚，纳谷不振，大便偏稀。苔白，舌质淡，脉细缓。

中医诊断：呃逆。辨证属中焦虚寒，浊气上逆。

治法：温中祛寒，降逆止呃。

处方：丁香散、丁香柿蒂汤合吴茱萸汤加减。丁香6g，柿蒂10g，炒党参12g，肉桂6g，吴茱萸3g，生姜6g，大枣15g，茯苓15g，川厚朴花10g，炒白术12g，姜半夏9g，陈皮10g，砂仁6g（后下）。7剂，每日1剂，水煎服。

二诊：上药服后，嘈杂呕恶消失，呃逆明显减少，进食后时有少许腹胀，则原方加焦鸡内金10g。7剂，每日1剂，水煎服。

三诊：腹胀呃逆消失，大便已转实，原法进出，以资巩固。

处方：丁香6g，柿蒂10g，炒党参12g，肉桂6g，吴茱萸3g，生姜6g，大枣15g，茯苓15g，川厚朴花10g，炒白术12g，姜半夏9g，陈皮10g，砂仁6g（后下），焦鸡内金10g，炒山药15g，生薏苡仁30g。7剂，每日1剂，水煎服。

随访3个月，未见复发。

【临证心悟】 呃逆发病多用西药镇静、解痉，对轻者可能有效，但久病者常不显效。《成方便读》云："夫呃逆一证，其声短促，连续不断之象，虽其证有火有寒，皆能所致，然无不皆自胃腑而来者，以胃气下行为顺，上行为逆，或邪搏胃中，则失其下降之令，即上出于口而为呃矣。方中以丁香温胃散寒，补火生土，柿蒂苦温降气，生姜散逆疏邪，二味皆胃经之药。用人参者，以祛邪必先补正，然后邪退正安，且人参入胃，镇守于中，于是前三味之功，益臻效验耳。"本案脾胃虚寒呃逆以丁香散、丁香柿蒂汤合吴茱萸汤加减出入。丁香散及丁香柿蒂汤均有丁香、柿蒂，取丁香温胃散寒，降逆止呃；丁香柿蒂汤，有人参、生姜组合，柿蒂性温而苦涩，专止呃逆，二药相配，为治胃寒呃逆之要药。更配党参益气补虚，生姜温胃降逆，诸药相得，能使胃寒去，逆气平，胃虚复，则呃逆自止；吴茱萸汤中人参、生姜、大枣；肉桂、吴茱萸温胃散寒，而吴茱萸味辛而苦，性燥热，既有温胃散寒、开郁化滞之功，又具下气降浊之用；配党参补益元气，兼能益阴，大枣益气滋脾，助上药温胃补虚，姜、枣相合，调和营卫；川厚朴花、炒白术、茯苓、砂仁行气消滞，则膈间及胃脘不舒、嘈杂亦除。全方温补与通降并用，使补而不滞，温而不壅，膈间气机升降顺畅，则逆气得以解除。丁香散、吴茱萸汤亦可治久病体虚之寒性呃逆，但不宜长期服用，尤需注意温补太过。

病案 2：潘某，女，81 岁。2012 年 10 月 22 日初诊。

患者间歇性呃逆 3 个月，有浅表性胃炎病史。近 3 个月来呃逆时作，嗳气频频，服中西药治疗疗效不显。西医诊断为膈肌痉挛。诊时呃逆，并每因呃逆而影响食欲，烦躁不安，口舌干燥，遇咸舌痛，二便可。无苔，舌质光绛，脉细弱。

中医诊断：呃逆。辨证属胃阴亏虚，气机失降。

治法：益胃滋阴，和胃降逆。

处方：青蒿鳖甲汤加减。青蒿 12g，炙鳖甲 24g（先煎），生地黄 15g，太子参 12g，麦冬 10g，地骨皮 12g，百合 15g，银柴胡 12g，金银花 10g，炒山药 15g，降香 10g，沉香曲 6g，炒山楂 10g，生甘草 10g。7 剂，每日 1 剂，水煎服。

二诊：药后嗳气已瘥，呃逆减轻，烦躁不安稍减，口干燥，舌遇咸仍痛，二便可，舌脉如前。

处方：青蒿 12g，炙鳖甲 24g（先煎），生地黄 15g，太子参 12g，麦冬 10g，地骨皮 12g，百合 15g，银柴胡 12g，金银花 10g，炒山药 15g，降香 10g，沉香曲 6g，炒山楂 10g，鲜石斛 12g（先煎），生甘草 10g。7 剂，每日 1 剂，水煎服。

三诊：呃逆已瘥六七，口干减轻，烦躁不安、舌遇咸痛减轻，唯夜寐欠佳，少苔舌质红。治法以养阴和胃，佐以安神。

处方：青蒿 12g，炙鳖甲 24g（先煎），生地黄 15g，太子参 12g，麦冬 10g，百合 15g，金银花 10g，炒山药 15g，降香 10g，沉香曲 6g，炒山楂 10g，鲜石斛 12g（先煎），酸枣仁 10g，远志 10g，生甘草 10g。7 剂，每日 1 剂，水煎服。

四诊：嗳气、呃逆药后已瘥八九，纳谷欠振，口稍干，寐一般，二便可，少苔，舌质红，脉细弱。

处方：青蒿 12g，炙鳖甲 24g（先煎），鲜石斛 12g（先煎），生地黄 15g，玄参 12g，麦冬 10g，百合 15g，炒山药 15g，枸杞子 15g，炒酸枣仁 10g，广木香 6g，炒扁豆 15g，焦鸡内金 10g，炒谷芽 15g，炒麦芽 15g，北秫米 15g。7剂，每日 1 剂，水煎服。

五诊：药后余症皆瘥，偶有口干，守前方再服 7 剂。

【临证心悟】 青蒿鳖甲汤为清热剂，具有养阴透热之功效，主治温病后期，阴液耗伤，阴虚伏邪之证，症见夜热早凉，热退无汗，舌红少苔，脉细数。本案患者年逾八旬，呃逆已久，烦躁不安，舌遇咸刺痛，舌光无苔，舌质光绛，脉细弱，说明阴虚已甚，故用青蒿鳖甲汤加减治之。方中鳖甲直入阴分，咸寒滋阴，以退虚热，"入络搜邪"，青蒿芳香清热透络，引邪外出。《温病条辨》吴瑭释："此方有先入后出之妙，青蒿不能直入阴分，有鳖甲领之入也；鳖甲不能独出阳分，有青蒿领之出也。"二者合用，透热而不伤阴，养阴而不恋邪，共为主。生地黄、麦冬、百合甘凉滋阴，地骨皮、银柴胡苦寒滋润，助鳖甲以退虚热，胃阴足而胃逆自降。金银花清热解毒，降香、沉香曲理气和胃降逆。患者食欲甚差，故又加太子参、山药益气养阴，健脾和胃，并用炒山楂消食，生甘草生津，调和诸药。二诊加鲜石斛加重益阴助液之效。四诊时患者嗳气、呃逆药后已瘥，纳谷欠振，口干，寐欠佳，枸杞子益气养阴；少佐广木香以防滋阴碍胃；焦鸡内金、炒谷芽、炒麦芽、炒扁豆健脾消食和胃，酸枣仁、北秫米养心安神。

2. 呕吐

病案： 赵某，女，19 岁。2012 年 10 月 18 日初诊。

食入即吐月余。患者平素性格内向，1 个月前无明显诱因饮食后猝然呕吐，无明显恶心，呕吐不费力，吐后能进食，无明显消瘦、乏力等症状，月经周期尚可。西医诊断为神经性呕吐。因患者忌讳安定类药物，以求中医治疗。症见神情默默，少言寡语，偶有胃脘痞满，饥不欲食，嗳气，食入即吐，畏寒，手足不温。大便溏，舌质红，苔薄白，脉沉细滑。

中医诊断： 呕吐。辨证属肝郁气滞，胃失和降，气逆呕吐。

治法： 肝郁和胃，降逆止呕吐。

处方： 四逆散合乌梅丸加减。柴胡 15g，白芍 12g，炒枳壳 10g，乌梅 10g，黄连 3g，黄柏 6g，桂枝 9g，干姜 3g，细辛 3g，党参 10g，当归 10g，炙甘草 6g。3 剂，每日 1 剂，水煎服。

二诊： 呕吐已明显减少，偶有发作，胃脘痞满减轻，食欲已振。仍有畏寒肢冷。

处方：柴胡15g，白芍12g，炒枳壳10g，乌梅10g，黄连3g，桂枝9g，附子6g，干姜3g，细辛3g，党参10g，当归10g，炙甘草6g。5剂，每日1剂，水煎服。

三诊：精神较前改善，呕吐除，食欲增加；继以健脾疏肝调治2周，病告愈。

【临证心悟】本案呕吐系神经性呕吐，又称"心因性呕吐"，是精神因素的躯体反应。一般的解痉止吐药效果不明显，安定类药物对减轻焦虑有一定帮助，但易产生耐受、依赖性等副作用。本案病因系怫郁动肝，肝木犯土，肝郁脾虚，气滞致胃失和降，上逆而致呕；木盛克土，故饥不欲食；气机郁遏，则阳气内郁不能达于四末，而见手足不温，中焦不振则便溏畏寒，脉沉。以四逆散调和肝脾，疏理气机，合乌梅丸温脏补虚养肝。四逆散仅柴胡、芍药、枳实、甘草四味，组方配伍精妙。方中柴胡既可疏解肝郁，又可升清阳以使郁热外透，用为君药；芍药养血敛阴，与柴胡相配，一升一敛，使郁热透解而不伤阴，为臣药；佐以枳实行气散结，以增强疏畅气机之效；炙甘草缓急和中，又能调和诸药为使。乌梅丸出自《伤寒论》，本方集酸苦辛甘、寒热补泻之药于一体，系治寒热错杂、虚实交错之主方。《删补名医方论》中说："柯琴云：仲景立方皆以甘辛苦味为君，不用酸收之品，而此用之者，以厥阴主肝木耳……《内经》曰：木生酸，酸入肝，若乌梅之大酸，是伏其所主也，配黄连泻心而除疼，佐黄柏滋肾以除渴，先其所因也，连柏治厥阴阳邪则有余，不足以治阴邪也，椒、附辛姜，大辛之品并举，不但治厥阴阴邪，且肝欲散，以辛散之也，又加桂枝、当归，是肝藏血，求其所属也，寒热杂用，则气味不和，佐以人参，调其中气。"本病当属肝热阳郁证，方中乌梅酸甘化阴，滋补肝体；黄连、黄柏以苦寒清热，少用附子、干姜、细辛之辛，辛热通达阳郁，以治饥而不欲食；气血不足，党参、当归之甘能补肝体，以治病体夹虚。本方中诸药相互为用，清热不遏阳，通阳不助热。肝体阴而用阳，阳主动，用滋阴药虽能滋肝，但妨肝阳主动，滋肝必用通阳，以使阴得阳而化生。

3. 反胃

病案：严某，男，39岁。2010年4月17日初诊。

患者近半年出现食后脘腹胀满，甚则朝食暮吐，吐出未消化胃内容物，吐后得舒加重1个月，曾服用止酸药物，效果不显。西医诊断为贲门失弛缓症。食少，便溏，神疲乏力，面色少华，苔薄白，脉细弱。

中医诊断：反胃。辨证属脾肾虚寒。

治法：温中健脾，降气和胃。

处方：丁香透膈散加减。党参 12g，炒白术 15g，丁香 6g，姜半夏 9g，广木香 10g，砂仁 6g（后下），厚朴 10g，白芍 10g，旋覆花 10g（包煎），合欢皮 12g，神曲 15g，炒麦芽 15g，陈皮 10g，炒山楂 10g，甘草 6g。7 剂，每日 1 剂，水煎服。

二诊：服药 1 周后，脘腹胀满症状有所减轻，无明显朝食暮吐现象，但饮食不节时仍有呕吐。

处方：党参 12g，炒白术 15g，丁香 6g，姜半夏 9g，姜竹茹 10g，广木香 10g，砂仁 6g（后下），厚朴 10g，干姜 6g，白芍 10g，旋覆花 10g（包煎），合欢皮 12g，神曲 15g，炒麦芽 15g，陈皮 10g，炒山楂 10g，甘草 6g。7 剂，每日 1 剂，水煎服。

三诊：脘腹胀满，呕吐症状减轻，食增，精神可，神疲乏力改善，大便转实。前方增损，再投 7 剂，后告愈。

【临证心悟】 反胃，《金匮要略·呕吐哕下利病脉证治》称为"胃反""朝食暮吐，暮食朝吐，宿谷不化"。其证是食入之后，停留胃中，朝食暮吐，暮食朝吐，都是未经消化的食物。究其原因多由于饮食不当，饥饱不常，或嗜食生冷，损及脾阳，或忧愁思虑，有伤脾胃，以致中焦虚寒，不能消化谷食，饮食停留，终致呕吐而出。反胃的发生，主要是脾胃虚寒、胃中积热、痰浊阻胃或瘀血阻络等，影响胃气通降下行，宿食不化而成。王冰在《素问注》中认为反胃的病机是无火，使脾胃无以腐熟水谷。故方取《医学入门》具有温中健脾、降气和胃的丁香透膈散，用于脾胃不和，以痰逆恶心呕吐，饮食不进，十膈五噎，痞塞不通者。方中人参、白术、炙甘草健脾益气；丁香、半夏、木香、香附降气和胃；砂仁、白豆蔻、神曲、麦芽醒脾化食，加姜竹茹、干姜温中降逆，诸药合用而收效。

六、腹痛腹胀

病案 1：汪某，男，39 岁。2012 年 10 月 27 日初诊。

腹痛、腹胀反复发作 1 年余。肠镜检查：各段结肠及直肠黏膜光滑血管清晰，距肛门 20cm 内肠黏膜散在点片状充血。现病史：自述 1 年多前因饮食不规律，渐出现腹痛、腹胀，多在胃脘及小腹，有时多连及左侧下腹部，曾到某医院做胃镜肠镜检查，诊断为慢性浅表性胃炎、结肠炎。用药治疗效果不显，故来就诊。刻诊，腹胀满，有时腹泻，泻后则舒，大便每日 3~4 次，质稀，精神一般，纳寐可。舌淡苔白，脉弦细。左下腹压痛（+）。

中医诊断：腹痛。辨证属肝郁乘脾。

治法：疏肝理脾，和胃止泻。

处方：痛泻要方加味。炒白芍 12g，炒白术 15g，防风 12g，炒陈皮 10g，茯苓 15g，六神曲 15g，地榆炭 15g，马齿苋 20g，炒薏苡仁 30g，大黄炭 10g，升麻 6g，砂仁 6g（后下），煨木香 10g，炙甘草 6g。7 剂，每日 1 剂，水煎服。

二诊：腹胀腹痛症状减轻，大便有改善，精神欠佳，舌脉如前。

处方：炒白芍 12g，炒白术 15g，防风 12g，炒陈皮 10g，茯苓 15g，六神曲 15g，地榆炭 15g，马齿苋 20g，炒薏苡仁 30g，大黄炭 10g，升麻 6g，砂仁 6g（后下），炮姜 6g，煨木香 10g，制香附 12g，炙甘草 6g。7 剂，每日 1 剂，水煎服。

三诊：药后腹胀改善明显，腹痛除，精神好转，大便时溏，加炒山药 15g。7 剂，每日 1 剂，水煎服。

四诊：药后腹胀腹痛基本消失，前方加黄芪 20g，并守方调治月余，至今未作。

【临证心悟】腹痛泄泻之证成因复杂，治法也多，但病情多易反复。本案腹痛，土虚木乘，脾受肝制，升降失常，痛泻不止。故用疏肝理脾、和胃止泻之法，原名为白术白芍散，即痛泻要方加减。《医方考》谓：泻责之脾，痛责之肝，肝责之实，脾责之虚。脾虚肝实，故令痛泻。《医方集解》谓："此足太阴厥阴药也，白术苦燥湿，甘补脾温和中；芍药寒泻肝火，酸敛逆气，缓中止痛；防风辛能散肝，香能舒脾，风能胜湿，为理脾引经要药；陈皮辛能利气，炒香尤能燥湿醒脾，使气行则痛止。数者皆以泻木而益土也。"方中炒白术、茯苓、炒薏苡仁健脾化湿为主药；防风祛风胜湿，防肝郁乘脾；六神曲、炒陈皮、炙甘草健脾和胃；地榆炭性寒苦降，味涩收敛伍马齿苋清热止痛、止泻；大黄炭、炙升麻一升一降调和脾胃；砂仁、煨木香行气和胃止痛。后续加炮姜、制香附、山药、黄芪等益气温中健脾之味，守方服用而收功。

病案 2：李某，男，32 岁。2014 年 3 月 15 日初诊。

腹胀便溏有年，肠镜检查为慢性直肠炎，曾经西医治疗症状改善不明显。诊时腹胀，进食或食凉物或受寒症状会加重，时有畏寒，面微红，口腔溃疡时作，便溏，纳寐可，舌淡，苔白边有齿痕，脉细滑。

中医诊断：腹胀。辨证属脾肾阳虚。

治法：健脾理气，佐以温化。

处方：炒党参 15g，炒白术 12g，茯苓 12g，炙甘草 5g，肉桂 9g，干姜 6g，大血藤 15g，败酱草 15g，炒薏苡仁 30g，白及 10g，煨木香 10g，陈皮 10g，马齿苋 30g，六神曲 15g。7 剂，每日 1 剂，水煎服。

二诊：矢气频作，但腹胀明显减轻，便溏改善，畏寒减轻，小腹偶觉发凉，口腔溃疡已瘥，余无殊，舌脉同前。

处方：炒党参 15g，炒白术 12g，茯苓 12g，炙甘草 5g，肉桂 9g，干姜 6g，大血藤 15g，败酱草 15g，炒薏苡仁 30g，白及 10g，煨木香 10g，陈皮 10g，马齿苋 30g，六神曲 15g，生山楂 10g，佛手 10g。7 剂，每日 1 剂，水煎服。

三诊：腹胀减轻，大便先干后稀，畏寒、小腹发凉症状减轻，舌淡苔白边有齿痕，脉沉细。治法宗守原方，7 剂，每日 1 剂，水煎服。

四诊：腹胀已除，精神可，大便仍先干后稀，偶有口腔溃疡，余无殊，舌脉同前。治法健脾和胃，佐以温肾实肠。

处方：炒党参 15g，炒白术 12g，茯苓 15g，炙甘草 5g，肉桂 9g，干姜 6g，地锦草 20g，炒黄芩 10g，炒扁豆衣 10g，炒薏苡仁 30g，白及 10g，煨木香 10g，陈皮 10g，马齿苋 30g，六神曲 15g，砂仁 6g（后下）。7 剂，每日 1 剂，水煎服。

五诊：腹胀未作，大便略细，舌淡苔白，脉细。前方加紫苏梗 12g。再服 7 剂，告愈。

【临证心悟】腹，是胃脘下绕脐周部位，居中焦，为脾胃之所居。而腹胀往往是以脾胃气滞为主者多见，然本案虽经西医诊断为"慢性直肠炎"，用药后症状改善不显。患者兼有便溏，进食或食凉物或受寒症状加重，时有畏寒、口腔溃疡等，故诊为脾肾阳虚，湿困脾而不运，浊气壅滞，不通则胀。治法以健脾化浊，清上温下，而不拘泥西医之"炎症"。故药用炒党参、炒白术、茯苓、炙甘草健脾益气；肉桂、干姜补火助阳、温中散寒，寒气除而胀自愈；大血藤清热解毒，活血止痛，为治肠痈腹痛之要药，配败酱草、马齿苋清热解毒功力更著，治"直肠炎"有良效，且无伤脾碍胃之虑；炒薏苡仁、六神曲健脾止泻；煨木香、陈皮、佛手理气健脾止泻；白及收敛止血，补肝生肌，性苦寒质黏而涩，功善止血，为肺、胃出血之良药，有和胃护膜之功；配仙鹤草、炒山药、山楂活血健脾益胃之味，后守方调治而愈。

七、泄泻

病案1：杨某，女，36岁。自诉患有腹泻、腹痛1年多，经肠镜检查，提示慢性非特异性溃疡性结肠炎。曾服用柳氮磺胺吡啶、固肠止泻丸等多种药物治疗，病情时好时坏，近日症状明显加重。症见心烦，口苦，口干欲饮，纳呆，恶心，神疲乏力，左下腹胀痛明显、大便次数每日少则2~3次，多则4~5次，便中夹有黏液，便后不爽，肛门灼热，小便色黄。舌质红，苔黄腻，脉滑数。

中医诊断：泄泻。辨证属湿热蕴结，邪毒内盛，壅滞于下。

治法：清热凉血解毒，佐以整肠。

处方：白头翁汤加味。白头翁24g，黄连9g，黄柏10g，黄芩10g，秦皮10g，白芍12g，忍冬藤15g，牡丹皮10g，地榆炭24g，煨葛根15g，芦根24g，广木香10g，生山楂10g，六神曲15g。7剂，每日1剂，水煎服。

二诊：上药服后口苦、口干已瘥，心烦恶心除，纳稍振，神疲乏力，左下腹胀痛仍明显，大便次数及黏液减少，每日2~3次，泻后不爽减轻，肛门灼热症状缓解，小便色偏黄，舌质红、苔腻，脉滑数。

处方：白头翁24g，黄连9g，黄柏10g，黄芩10g，秦皮10g，白芍12g，忍冬藤15g，牡丹皮10g，大血藤15g，地榆炭24g，煨葛根15g，广木香10g，焦鸡内金10g，六神曲15g。7剂，每日1剂，水煎服。

三诊：自诉食欲好转，力振，口苦口干除，大便改善，左下腹胀痛、肛门灼热症状基本消失，小便色淡黄，舌质红、苔薄微腻，脉滑。

处方：白头翁15g，秦皮10g，黄连9g，黄柏10g，白芍12g，忍冬藤15g，牡丹皮10g，大血藤24g，地榆15g，煨葛根15g，砂仁6g，焦鸡内金10g，六神曲15g，生薏苡仁30g。7剂，每日1剂，水煎服。

经上药增损服月余，症状均消失，大便成形，日1~2次。

【临证心悟】溃疡性结肠炎是以直肠、结肠黏膜及黏膜下层的炎症和溃疡形成为病理特点的慢性非特异性肠道疾病。临床以血性黏液便、腹痛、腹泻、里急后重为主要症状，属中医学"泄泻""久痢""休息痢""滞下"等范畴。中医学认为，溃疡性结肠炎多因感受外邪、饮食所伤、情志失调及脏腑虚弱所致。本案湿热蕴结，邪毒内盛，下注大肠而成热毒瘀滞。本病为本虚标实之证，脾虚为发病之本，湿热邪毒为致病之标且贯穿始终，而湿热邪毒蕴结，壅滞肠中，传导失司，气机不通，气血壅滞，脉络失和，血败肉腐，内溃成疡是其局部病理变化。故本案患者反复发作期以邪气盛为主，兼见脾虚，在《伤寒论》中原方证为厥阴热利，有"热利下重"与"下利欲饮水者，里有热故也"之说。用白头翁汤加味，方中白头翁清血分热毒，凉血止痢为君；黄连苦寒清湿热，厚肠胃，黄柏苦寒重在清泄下焦湿热火，二药共用相须相使，清泄三焦湿热火毒而治泄，为湿热下利常用配伍；佐以秦皮苦涩收敛，清热燥湿，收涩止痢；白芍养阴和里，缓急止痛。故经白头翁汤加味，其清热解毒凉血之力更强，且能养血和里，邪正兼顾，达到以清热利湿、调和气血为主，兼以健脾之效。

病案 2：罗某，女，41 岁。2013 年 9 月 10 日初诊。

腹痛、便泄反复 1 年有余，大便急滞不畅，日 3~4 次，量少便稀，有时带有血性黏液便，伴腹痛，遇情绪波动则腹痛腹泻加重，西医诊断为慢性结肠炎。症见胸闷腹胀、腹痛，嗳气少食。腹部触之，脐上有条索状块物，时有低热。时带有血性黏液便，苔薄白，舌质红，兼有瘀斑，脉弦细。

中医诊断：泄泻。辨证属肝脾失调，气滞血瘀。

治法：疏肝理气，活血化瘀，佐以实肠。

处方：柴胡 12g，炒白芍 12g，炒川楝子 10g，炒延胡索 12g，台乌药 9g，赤芍 9g，牡丹皮炭 10g，丹参 15g，三棱 9g，莪术 9g，乌梅 15g，甘草 6g。7 剂，每日 1 剂，水煎服。

二诊：诸症均瘥，大便软。舌色暗，脉弦。继以前方服 7 剂后诸症如失，后经上法调治半月，以资巩固。

【临证心悟】本案患者之泄泻为肝脾失调，气滞血瘀所致。肝喜条达，若情志失调，肝气郁结，肝脾不调，每致血行不畅，清阳不升，浊阴不降，则腹痛胀满，运化失度，清浊混杂而下，并走大肠则为泄泻。《黄帝内经太素》曰："寒气客于小肠，小肠不得成聚，故后泄腹痛矣。"也有寒湿凝滞，气机不畅，血瘀曲肠，清浊不分，下走大肠，而成泄泻；亦有夹血瘀而致泻。《灵枢·百病始生》曰："阴络伤则血内溢，血内溢则后血。"《医林改错》谓：泻肚日久，百方不效，是总提瘀血过多。方以苦能胜湿，寒可泄热，善疏肝气、泻肝火、利气止痛的川楝子配延胡索、乌药疏肝理气；丹参、赤芍、三棱、莪术、牡丹皮活血祛瘀生新；白芍、甘草酸甘化阳，缓急和中；乌梅性酸涩，有涩肠、蚀恶肉、止泻实肠之功。共奏疏肝理气，活血化瘀，佐以实肠的功效。

病案 3：樊某，男，45 岁。2013 年 10 月 16 日初诊。

饮食不节，恣食厚腻，饮酒过度。素有胃溃疡、胆囊炎、胆结石病史，并经胃镜和 B 超证实。曾服用丽珠得乐、阿莫西林胶囊、奥美拉唑等，初服有效，服用时间长后效果不明显。胃脘部时感胀痛，食生冷即腹泻，小便黄。苔中后部微腻，舌淡，脉细滑。

中医诊断：泄泻。辨证属脾肾阳虚，肝胆失疏。

治法：健脾运中，疏肝利胆。

处方：党参 15g，炒白术 15g，茯苓 15g，黄芪 15g，补骨脂 15g，吴茱萸 4g，鹿角霜 9g，黄芩 10g，柴胡 12g，炒枳壳 10g，白豆蔻 6g（后下），白芍 12g，炒山药 15g，绵茵陈 15g，乳香 6g，没药 6g，丹参 15g，甘草 6g。7 剂，每日 1 剂，水煎服。

二诊：上方服后诸症明显缓解，嘱注意饮食宜忌，原方进出。

处方：党参 15g，炒白术 15g，茯苓 15g，黄芪 15g，补骨脂 15g，吴茱萸 4g，鹿角霜 9g，柴胡 12g，炒枳壳 10g，白豆蔻 6g（后下），白芍 12g，炒山药 15g，绵茵陈 15g，乳香 6g，没药 6g，炮姜 6g，丹参 15g，甘草 6g。7 剂，每日 1 剂，水煎服。后经调治月余未见明显不适。

【临证心悟】《素问·痹论》云："饮食自倍，肠胃乃伤。"饮食不规律，暴饮暴食，加重脾胃负担。故食生冷即腹泻，此为脾肾阳虚。饮酒过度，酒性湿热，湿热遏阻，胆失疏泄，发为胆囊炎和胆囊息肉。本案病涉脾胃和肝胆，而肝胆湿热亦会影响脾胃的运化。故治疗从健运中焦脾胃和疏肝利胆入手，兼清利湿热。方四君子汤益气健脾，治疗脾胃气虚引起的腹胀、不思饮食、大便溏薄，加炒山药健脾止泻；又以四神丸温肾健脾，固涩止泻；四逆散调和肝脾、缓急止痛；黄芪补气升阳，脱毒生肌治疗胃溃疡。现代药理表明，鹿角霜对胃溃疡和十二指肠溃疡辨证属脾胃虚寒的久不愈合患者有效。黄芩、茵陈清热利湿除黄疸，解酒毒；乳香、没药为《医学心悟》的海浮散，二药都有活血行气、止痛的功效，而乳香偏于行气，没药偏于散血生肌，两者相配有活血消瘀、敛疮生肌止痛的效能；丹参又活血祛瘀。诸方合用，收其良效。

病案 4：李某，女，47 岁。2012 年 10 月 3 日初诊。

间歇性腹泻 1 年。患者 1 年前因食冷饮后开始出现腹泻，每日晨起即泻，泻后则舒，因无其他明显不适，常在较严重时自服氧氟沙星、补脾益肠丸等，患者平素饮食不规律，病情反复。因腹泻反复近 1 年，故前来就诊。刻诊：晨起腹泻为主，偶有腹痛，泻后痛止，无腰酸，大便质稀，每日 2~3 次，形体偏胖，纳寐可。舌淡，苔略腻边有齿痕，脉细滑。

中医诊断：五更泻。辨证属脾肾阳虚。

治法：健脾温肾止泻。

处方：四神丸合痛泻要方加减。肉豆蔻10g，补骨脂15g，五味子9g，吴茱萸6g，炒白术15g，炒白芍12g，防风12g，陈皮10g，炒党参15g，炒山药20g，炒薏苡仁30g，焦山楂、焦神曲各20g，仙鹤草30g，石榴皮10g，炙甘草6g。7剂，每日1剂，水煎服。

二诊：药后腹泻渐止，日排便1~2次，质软，余无殊，苔白边有齿痕，舌淡。前方进出，7剂，每日1剂，水煎服。因病情较久，担心复发，要求巩固，原方增损，调治半月，随诊告愈。

【临证心悟】脾肾阳虚，五更泻。五更即时当黎明之前，正是阴气盛极，阳气萌发之际。肾阳虚衰者，阳气当至不至，阴气极而下行，故为泄泻。汪昂谓："久泻皆由肾命火衰，不能专责脾胃。"四神丸原为晨起发作之五更泄而设。患者症见晨起腹泻，加上舌淡苔略腻边有齿痕，但无腰酸腰痛等，当辨为肾阳亏虚，以温肾健脾法治，故用四神丸为主；腹泻伴有腹痛，泻后痛止，大便质稀等症，知其腹泻日久脾气已虚，用痛泻要方炒白术、炒白芍、炒陈皮、防风之味健脾祛湿止泻；脾虚日久用炒党参、炒山药、炒薏苡仁加重健脾止泻之力；仙鹤草能收敛止血，具止痢之功，用于治疗泄泻。加入焦山楂、焦神曲、石榴皮之类，消食而兼能止泻，防脾虚生湿以绝后患。

病案5：张某，男，64岁。2012年12月23日初诊。

大便溏稀近10年，加重1个月。近10年来或因饮食不节致大便溏稀，日2~3次，经对症治疗可缓解，近1个月来病情加重，多于晨起排便2次，下午1~2次，便质溏稀，甚则如絮状，偶有少量黏液，食欲不振，进食生冷即欲便，形寒怕冷，手足心热，口干稍苦，夜寐欠安，小便可。舌质淡胖大，齿痕，苔薄白，脉象沉细。

中医诊断：久泻。辨证属脾虚湿盛。久病失治，暗耗脾气，运化失健，聚津成湿，下注肠道，传化失司，而成泄泻。

治法：补中益气，化湿和胃。

处方：六神散化裁。炒党参15g，茯苓30g，炒山药15g，炒白术12g，炒扁豆10g，薏苡仁15g，炒麦芽10g，广木香10g，焦山楂10g，马齿苋30g，仙鹤草30g。5剂，每日1剂，水煎服。

二诊：大便较前有改善，停药1周后大便复转溏稀。仍感形寒怕冷，不能多进食瓜果，食则泻。舌淡胖大，齿痕，舌苔薄白，脉象沉细。药已中的，然形寒怕冷明显者，虚久及阳之故。效不更法，上方出入。

处方：炒党参 15g，茯苓 30g，炒山药 15g，炒白术 12g，炒扁豆 10g，薏苡仁 15g，炒麦芽 10g，广木香 10g，焦山楂 10g，马齿苋 30g，仙鹤草 30g，小茴香 6g，肉桂 10g。7 剂，每日 1 剂，水煎服。

三诊：药后诸恙均减，其后以原方化裁调服 10 余剂，大便成形，日 1~2 行，形寒怕冷明显减轻，余症无殊。

【临证心悟】《内经》云："诸病水液，澄澈清冷，皆属于寒。""湿盛则濡泄。""清气在下，则生飧泄。""肾开窍于二阴，司开阖，主大小便。"王叔和亦谓："湿多成五泄，肠走若奔雷。"《难经》载有五泻：一为胃泻，饮食不化；二为脾泻，呕逆腹胀；三为大肠泻，便脓血，小腹痛；四为大瘕泻（即今之痢疾病变），里急后重；五为圊数至而不能便，茎中痛。中医学认为，"无湿不成泄"，泄泻之成，多责之于脾肾二脏。脾主运化，肾主闭藏。若脾虚失运，津聚成湿，下注肠道而为泻。日久及肾，命门火衰，无以燔土，土不制水，水饮直走大肠而为泄。故治泻之法，不离脾肾。本案形寒怕冷，手足心热，口干稍苦，夜寐欠安，舌淡胖大，齿痕，舌苔薄白，脉象沉，为脾虚化源不足之征，而大便溏稀，甚则如絮状，则为湿盛之象。此以《三因极一病证方论》的六神散加减，补中益气，化湿和胃。主治脾胃虚弱，津气不足。症见食少便溏，虚乏身热，舌淡，苔白或白腻，脉细之六神散，药证相合。久泻不愈属脾虚湿夹杂者，从健脾化湿治之。

八、便秘

病案 1：钱某，男，76 岁。长期大便干结不畅，重则排出困难，腰膝酸软，面色不华，四肢不温，腹中时有却冷隐痛，畏寒喜暖，小便清长，苔薄白舌淡，脉沉细。

中医诊断：便秘。辨证属阳虚寒凝。

治法：益气温阳。

处方：济川煎加减。党参 15g，生黄芪 18g，当归 12g，炒枳壳 10g，肉苁蓉 10g，肉桂 3g，熟地黄 15g，制何首乌 10g，怀牛膝 10g，升麻 9g。7 剂，每日 1 剂，水煎服。

二诊：上药服后大便干结、排出困难的症状明显改善，面色欠荣，四肢欠温，腹中冷痛、畏寒喜暖已瘥七八，小便偏多，腰膝酸软不显，苔薄白舌淡，脉沉细。治法宗前。

处方：党参15g，生黄芪18g，当归12g，肉苁蓉10g，肉桂6g，熟地黄15g，炒杜仲15g，覆盆子15g，怀牛膝10g，升麻10g。7剂，每日1剂，水煎服。

三诊：经治2周，诸恙均瘥，面色转华，四肢觉温，腹中却冷隐痛、畏寒已除。二便正常。嘱归脾丸善食。

【临证心悟】肾主五液司二便开阖。本病案肾阳虚衰，阳气不运，开阖失司，精津不足，肠道失其濡润，致大便秘结不畅，小便清长，伴有腰膝酸软，头目眩晕，舌淡苔白，脉弦细滑。方以济川煎收效。济川煎，张景岳谓："凡病涉虚损而大便闭结不通，则硝黄攻击等剂必不可用，若势有不得不通者，宜此主之，此用通于补剂也。最妙！最妙！"何秀山谓："夫济川煎，注重肝肾，以肾主二便，故君以苁蓉、牛膝滋肾阴以通便也。肝主疏泄，故臣以当归、炒枳壳，一则辛润肝阴，一则苦泄肝气。"又谓："大便秘一证，有热结，有气滞，有液枯。热结则诸承气为正治，固已气滞必求其所以滞之者，而为之去其滞……"济川煎注重肝肾，以肾主二便，方中肉苁蓉甘咸性温，功善温肾益精，润肠通便，为君药。臣以当归补血润肠，助君药益精润肠；牛膝补肝肾，强筋骨，性善下行。炒枳壳下气宽肠而助通便；肾主水，肾阳不足，气化无力，水液代谢失常，易致浊阴不降，故加熟地黄温润，在治本的基础上，以少量泽泻渗泄肾浊；妙用升麻以升清阳，清阳升则浊阴自降，寓"欲降先升"之意，相反相成，以上共为佐药。诸药配伍，契合肾阳虚弱，开阖失司证机，而发挥温肾益精、润肠通便之功，此用通于补之剂为俞根初引用之妙，适宜于肾虚便闭者。但热邪伤津及阴虚者忌用，虚甚者炒枳壳不宜或少。

病案2：何某，女，40岁。2013年10月16日初诊。

便秘3个月余，胃脘痞满，腹胀时作，口苦咽干，纳一般，小便黄，月经调，舌淡苔薄黄，脉弦细。曾服麻子仁丸、调胃承气汤等方药，疗效不佳。

中医诊断：便秘。辨证属邪入少阳。

治法：和解少阳。

处方：蒿芩清胆汤加减。青蒿15g，黄芩10g，姜半夏9g，姜竹茹10g，滑石15g（包煎），青黛9g（包煎），生甘草6g，郁金10g，炒枳壳10g，蒲公英15g，香茶菜15g，陈皮10g。7剂，每日1剂，水煎服。

二诊：排便较前通畅，口苦仍有，胃脘痞满已轻，小便稍黄，舌质淡苔薄黄，脉弦细。前方加茵陈15g。7剂，每日1剂，水煎服。

三诊：便秘明显改善，痞满渐除，余无明显不适，守前方再服7剂而愈。

【临证心悟】《难经·六十六难》云："三焦者，原气之别使也……主持诸气。"《类经·藏象类》云："上焦不治则水泛高原，中焦不治则水留中脘，下焦不治则水乱二便。三焦气治，则脉络通而水道利。"中医学认为，三焦者"决渎之官，水道出焉"。盖三焦总领五脏六腑，营卫经络，内外左右上下之气。三焦通，则内外左右上下皆通，津液得以周身灌体，和内调外，营左养右，宣上导下。大便燥结可从三焦论治，并用小柴胡汤通三焦而治疗便秘。《重订通俗伤寒论》何秀山云："足少阳胆经与手少阳三焦合为一经，其气化一寄于胆中以化水谷，一发于三焦以行腠理。若受湿遏热郁，则三焦之气机不畅，胆中之相火乃炽。"故以蒿芩清胆汤清热利胆，宣通三焦而治疗便秘。方中青蒿、黄芩为君，以清泻胆火。胆火炽，必犯胃而液郁为痰，故臣以炒枳壳、郁金和胃利胆，宣畅气机；陈皮、半夏和胃消痞；又佐以碧玉散引火下泻；蒲公英轻宣胃热，兼通利大便；香茶菜清热利湿，活血散瘀，除口秽；加性微寒味苦，苦能燥湿，寒可清热，善于利胆消黄，兼能渗泄小便的茵陈，清利下焦。故而少阳胆疏，三焦通，湿热除，便秘愈。

病案3：吴某，女，32岁。2014年9月17日初诊。

反复便秘3年，加重3个月。患者3年前经常出现便秘，常3~5日一行，服用清宁丸等则能排便，停药则又作，1年前因怀孕后停药，症状加重。刻诊：便秘，常3~5日一行，口干舌燥，产后3个月，哺乳期，形体胖，余无明显不适。舌淡苔白薄，脉细。

中医诊断：便秘（虚秘）。

治法：滋阴润肠，养血通便。

处方：增液汤加减。生地黄30g，玄参15g，麦冬15g，当归12g，肉苁蓉10g，生白术15g，厚朴10g，升麻6g，制大黄10g，牛蒡子12g，决明子15g，生甘草6g。7剂，每日1剂，水煎服。

二诊：排便明显改善，每日一行，并述其子排便亦佳，余症可，舌脉如前。

处方：生地黄30g，玄参15g，麦冬15g，当归12g，肉苁蓉10g，生白术15g，厚朴10g，桔梗10g，升麻6g，牛蒡子12g，决明子15g，生甘草6g。7剂，每日1剂，水煎服。

三诊：大便如常，余无所苦，守前方再服7剂以资巩固。

【临证心悟】治疗便秘应首分虚实，本案患者便秘日久，又见口干舌燥之症，加之产后、哺乳期，津液、气血已伤，诚如陈素庵《妇科补解·产后大便秘结方论》所云："产后大便秘结者，由产后去血过多，津液干涸，肠胃燥结，是以便闭。"脾主运化为胃行其津液，今胃中燥热，脾受约束，燥热伤津，胃肠失于濡润，故大便秘结，治疗以滋阴润肠，养血通便。用增液汤加味。方中重用生地黄、玄参、麦冬以滋阴增液，所谓治"下焦如权，非重不沉"，是增液汤之本意；当归、肉苁蓉养血补肾，润肠通便，配合生白术益气润肠，则滋而不腻、润而不泻；加制大黄增加通便之力，用制者不致耗伤阴液，厚朴行气，引药下行，与升麻相伍一升一降调和脾胃；牛蒡子、决明子润肠通便，生甘草调和药性。二诊之后，去大黄意在通肠之味"中病即可"，桔梗开肺气，升降通下。诸药配伍，贵在体内津液增多，而大便自通。

病案 4：丁某，男，49 岁。2015 年 2 月 17 日初诊。

间歇便秘半年，加重 2 周伴失眠。患者有胆囊炎病史。B 超示轻度脂肪肝，胆囊炎。近半年来反复便秘，平素运动少，形体素胖，喜肉食，口苦时作，近 2 周来常因工作加班，性情抑郁，夜寐不安，大便秘结，常 3~4 日一行，小便微黄。舌红，苔薄黄，脉弦细数。

中医诊断：便秘。辨证属胆腑郁热。

治法：和解少阳，利胆通便。

处方：小柴胡汤加减。柴胡 12g，黄芩 10g，生姜 10g，大枣 10g，姜半夏 9g，厚朴 12g，生白术 15g，蒲公英 30g，虎杖 15g，麦冬 10g，柏子仁 10g，制大黄 10g，生甘草 5g。7 剂，每日 1 剂，水煎服。

二诊：口苦除，便秘症状明显改善，失眠好转，唯时有口干。

处方：柴胡 12g，黄芩 10g，生姜 10g，大枣 10g，厚朴 12g，生白术 15g，蒲公英 30g，虎杖 15g，麦冬 10g，天花粉 15g，百合 15g，柏子仁 10g，制大黄 10g，生甘草 5g。7 剂，每日 1 剂，水煎服。

三诊：大便已畅，偶有疲劳感。

处方：柴胡 12g，黄芩 10g，生姜 10g，大枣 10g，厚朴 12g，生白术 30g，蒲公英 30g，虎杖 15g，麦冬 10g，天花粉 15g，百合 15g，柏子仁 10g，生甘草 5g。7 剂，每日 1 剂，水煎服。尽剂而愈。

【临证心悟】小柴胡汤为和解少阳剂，具有和解少阳之功效。主治伤寒少阳病证。症见往来寒热，胸胁苦满，默默不欲饮食，口苦，咽干，目眩，舌苔薄白，脉弦者。临床常用于治疗慢性肝炎、急慢性胆囊炎等症。本案患者素有胆囊炎，加之形体肥胖，情志不畅，工作劳累，以致便秘加重。虽病患已久，但仍以邪在少阳为主，故用小柴胡汤原方和解少阳，柴胡疏木，使半表之邪得从外宣；黄芩清火，使半里之邪得从内彻；半夏豁痰饮，降里气之逆；因症燥实，不用人参，加蒲公英、虎杖清胆、胃之郁热，并兼能通便，再配以通而不泻的制大黄，佐厚朴理气通便；重用生白术以健脾复运，白术为"益气健脾第一要药"，《本草通玄》谓其"补脾胃之药，更无出其左右者"。麦冬、柏子仁安神通便。诸药相伍，胆热除，心胃和，诸症消，便秘愈。

肝胆病证

一、黄疸

病案：孟某，男，20岁。2012年11月3日初诊。

上腹胀满反复1年，嗳气，欲吐，加重1周。胃内窥镜检查：十二指肠球炎、浅表性胃炎。B超检查：肝胆脾（－）。生化检查：总胆红素61μmol/L、直接胆红素27.2μmol/L、间接胆红素31μmol/L。症见脘腹胀满，嗳气频作，时有呕吐（木不疏土），纳可，但食后胀满尤甚，多虑，神疲懈怠，夜寐欠安，大便偏稀。查体：巩膜不黄染，中脘压痛（±）。苔薄微腻，质红，脉弦细滑。

中医诊断：黄疸。辨证属胆胃不和，湿热中阻。

治法：和解少阳，疏肝利胆，清热和胃，降逆止呕。

处方：蒿芩清胆汤加减。青蒿15g，黄芩10g，姜竹茹10g，佩兰15g，浙贝母12g，海螵蛸15g，绵茵陈15g，滑石15g（包煎），青黛9g（包煎），生甘草9g，茯苓24g，生薏苡仁30g，石菖蒲10g，姜半夏9g，柴胡12g，炒白芍12g，炒枳壳10g，炒白术15g，白豆蔻10g（后下），通草3g。7剂，每日1剂，水煎服。

二诊：上药服后，夜寐、脘腹胀满改善，呕吐消失，嗳气除，纳可，多虑症状减轻，唯神疲，大便仍偏稀。苔薄微腻，质红，脉细滑。上药增损，服药1个月后，症状基本消失。生化复查：总胆红素21μmol/L、直接胆红素4.7μmol/L、间接胆红素12μmol/L。随访半年未见复发。

【临证心悟】本案辨证属胆胃不和，湿热中阻，故以清胆除湿、和胃降逆为治。《灵枢·四时气》曰："邪在胆，逆在胃，胆液泄则口苦，胃气逆则呕苦。"又如《重订通俗伤寒论》谓："胆火炽，必犯胃。"本病病机为胆胃不和，肝与胃相表里，病在肝、胆、胃，故以苦寒芬芳之青蒿清透少阳邪热，直达肝胆二经；黄芩苦寒，清泄胆腑邪热；姜竹茹、制半夏、炒枳壳、浙贝母、海螵蛸和胃降逆止酸；佩兰、石菖蒲清胃燥湿；柴胡、白芍、炒枳壳疏肝理气；白术、白豆蔻、生薏苡仁健脾渗湿；茯苓、绵茵陈、碧玉散（滑石、青黛、甘草）、通草清利，使湿热从膀胱出。诸药协同，切中病机，症状消失，生化复查正常，疗效明显。

二、湿浊（脂血症）

病案：张某，女，51岁。

头晕目眩，胸闷心悸，恶心欲吐，寐差健忘，肢体时有麻木。血压136/92mmHg。血脂检查：甘油三酯（TGL）3.82mmol/L，胆固醇（CHOL）5.6mmol/L，高密度脂蛋白（HDL）2.28mmol/L，载脂蛋白（ApoA）1.09mol/L。苔中滑腻，脉弦滑。

中医诊断：湿浊（脂血症），辨证属痰湿瘀滞型。

治法：健脾涤痰，佐以化瘀。

处方：姜半夏10g，炒白术12g，云茯苓15g，白芥子6g，炒莱菔子15g，紫丹参15g，川芎10g，泽泻10g，决明子12g，炒山楂12g，红曲6g，制大黄10g，炒薏苡仁15g。7剂，每日1剂，水煎服。

二诊：头晕目眩症状减轻，胸闷心悸，恶心欲吐症状消失，肢体麻木改善，唯夜寐欠佳，苔中滑腻已退。

处方：姜半夏10g，炒白术12g，云茯苓15g，白芥子6g，炒莱菔子15g，紫丹参15g，川芎10g，泽泻10g，决明子12g，炒山楂12g，红曲6g，制大黄10g，柏子仁10g，炒薏苡仁15g。7剂，每日1剂，水煎服。

三诊：头晕目眩症状去其八九，肢体麻木消失，夜寐已安，效不更方，续投7剂。经治月余，后复查血脂均正常。

【临证心悟】现代中医认为"脂血症为血中之痰浊"。本病由于多种原因造成肺、脾、肾三脏功能失调，以痰凝、气滞、血瘀三者为本病的病理机制。痰瘀是脂血症的代谢产物。临床表明，脂血症处在"浓、黏、凝、滞"的状态下，血行缓慢，影响红细胞表面电荷携带。红细胞变形性差，造成血液循环障碍。方中姜半夏、炒白术、云茯苓、炒薏苡仁、白芥子、炒莱菔子健脾化湿祛痰；紫丹参、川芎益气活血，降低血液黏稠度；再说莱菔子与丹参，名曰莱菔丹参饮，系绍兴现代医家陈天祥所创之方，旨取痰瘀同治之意。泽泻渗湿利尿、泄热，决明子清肝泄热、疏风明目，二药能抑制脂质在肠道的吸收和合成；炒山楂促进血浆中脂蛋白的转运与脂质的清除，红曲健脾消食、活血化瘀，大黄旨在促进肠道的排泄。诸药合参，达到益气化瘀及涤痰降脂的目的。降低血脂可以延缓或逆转动脉粥样硬化的进程，从痰瘀着手治疗脂血症，能预防冠心病的发生、发展，降低由此导致的心肌梗死的发生率和病死率。

三、胁痛

病案 1：章某，男，44 岁。

原有胁痛史 2 年，反复发作。B 超提示胆囊结石伴炎症，曾多次住院治疗未愈。此次因劳累及郁怒致右胁疼痛，呕吐物为胃内容物及黄色苦水，门诊以胆囊炎伴结石收住。

精神萎靡，面色苍白，痛苦貌，白睛微黄染，舌质红，苔白腻，脉弦。诊为胁痛。辨证属肝气郁滞，方以柴胡疏肝散加减，投之不显，胁痛剧烈，出冷汗，对症处理未缓解。继而出现目黄肤黄，左胁疼痛剧烈伴呕吐，大便秘结，尿黄赤。实验室检查：白细胞计数 15.3×10^9/L，中性粒细胞百分比 84%，淋巴细胞百分比 16%。尿淀粉酶测定 512U/L（温氏）。西医诊断为阻塞性胆管炎、胆石症伴急性胰腺炎。急拟通里攻下，疏肝利胆。

处方：生大黄 15g（后下），广金钱草 30g，海金沙 15g（包煎），忍冬藤 24g，柴胡 12g，炒枳壳 10g，焦鸡内金 12g，玄明粉 10g（分冲）。3 剂，每日 1 剂，水煎服。

二诊：疼痛缓解，大便已下，黄疸渐退。

处方：制大黄 12g，广金钱草 30g，海金沙 15g（包煎），忍冬藤 24g，柴胡 12g，炒枳壳 10g，焦鸡内金 12g。7 剂，每日 1 剂，水煎服。

原方治疗 2 周，大便通畅、疼痛消失，肤黄退，血象降至正常，尿淀粉酶 16 单位（温氏），临床治愈。

【临证心悟】 胆系疾病在病机病理上有着共同性，在治疗中可以异病同治。胆囊炎、胆石症、急性胰腺炎等，病理变化都是炎症、梗阻。由于肝气郁滞，湿热蕴结，影响通降的功能。"不通则痛""通则不痛"，故以苦寒通降、利气解郁，辅以清热解毒通腑之法而治愈。

病案 2：陈某，男，47 岁。2010 年 2 月 11 日初诊。

患者有慢性乙型肝炎病史。乙肝三系异常，肝功能示血清谷氨酸丙酮酸转氨酶反复消长。症见肝区隐痛，时有脘腹胀满，伴有恶心，嘈杂，口干乏味，小便色黄，大便欠实。苔薄黄腻，舌边尖红，脉弦细滑。

中医诊断：胁痛。辨证属肝郁脾虚，湿热内郁，痰瘀互结。

治法：疏肝理脾，清化湿浊，佐以活血化痰。

处方：柴胡疏肝饮加减。嫩柴胡 12g，白芍 12g，赤芍 10g，生党参 12g，炒白术 12g，茯苓 15g，炒黄芩 10g，蒲公英 15g，垂盆草 24g，平地木 15g，虎杖根 15g，姜半夏 10g，川厚朴花 10g，草果 12g，紫草 12g，小青皮 6g，广陈皮 6g，炒延胡索 12g，生薏苡仁 30g。每日 1 剂，水煎服。

二诊：上方增损服 1 个月，自觉症状改善，复查生化指标示肝功能正常，乙肝三系指标较前改善。意守原法。

处方：嫩柴胡 12g，白芍 12g，赤芍 10g，生党参 12g，炒白术 12g，虎杖根 15g，半枝莲 20g，平地木 15g，枸杞子 15g，麦冬 12g，草果 10g，紫草 12g，小青皮 6g，广陈皮 6g，生薏苡仁 30g。每日 1 剂，水煎服。继续服药 1 个月。

【临证心悟】胁痛（慢性乙型肝炎），因肝郁脾虚，湿热内郁，痰瘀互结日久，多从肝脾两伤，湿（痰）热瘀毒论治。方以柴胡疏肝饮合四君子汤、平胃散加减，以疏肝健脾、和胃化湿。肝阴虚入芍药、枸杞子；黄芩、蒲公英、垂盆草、半枝莲等清热解毒，化湿；姜半夏、川厚朴花、小青皮、陈皮、草果化痰浊；病久肝经瘀毒入平地木、虎杖、赤芍。方中草果辛香辟秽，燥湿祛痰，宣透伏邪；紫草气味苦寒，凉血活血，清热解毒，二药配伍，宣清相济。互制偏胜，又助祛除肝经血分湿热瘀毒之症。

病案 3：徐某，女，59 岁。2012 年 3 月 15 日初诊。

胆管癌术后 1 个月，胁肋隐痛，其痛悠悠，绵绵不休，遇劳则重，眩晕目涩，口干咽燥，五心烦热，舌红少苔，脉弦细数。

中医诊断：积聚、胁痛。辨证属肝阴不足。

治法：滋阴柔肝，养血通络。

处方：一贯煎加减。北沙参 15g，麦冬 10g，当归 15g，枸杞子 15g，生地黄 15g，炒川楝子 10g，石斛 12g，炒枳实 10g，蒲公英 15g，半枝莲 15g，薏苡仁 30g，焦栀子 12g，牡丹皮 10g，炒山药 15g，大黄 3g，甘草 6g。7 剂，每日 1 剂，水煎服。

【临证心悟】胁痛为虚实夹杂之证。虚则气血所伤，肝血不足，脉络失养，不荣则痛。实则肝失条达，疏泄不畅易发胁痛。本案以气滞、血瘀、湿热所致"不通则痛"属实；阴血不足所致"不荣则痛"属虚。病机转化较为复杂，既可由实转虚，又可由虚转实，甚或虚中夹实；既可气滞及血，又可血瘀阻气，但不外乎病在气，或病在血，或气血同病。胁痛主要责之于肝胆，且与脾、胃、肾相关。本案为胆管癌术后，肝阴不足之胁痛的典型表现，症见胁肋隐痛、绵绵不已、遇劳加重、口干咽燥、两目干涩、心中烦热。由久病耗伤、劳欲过度，或由于各种原因引起的精血亏损，水不涵木，肝阴不足，络脉失养，致使"不荣则痛"。《金匮翼·胁痛统论》云："肝虚者，肝阴虚也，阴虚则脉细急，肝之脉贯膈布胁肋，阴血燥则经脉失养而痛。"以柔肝名方一贯煎，组方宗叶氏"肝为刚脏，非柔润不能调和"之意，在滋阴补血以养肝的基础上少佐疏调气机、通络止痛之品，宜于肝阴不足、络脉不荣的胁肋作痛。方中生地黄、枸杞子滋养肝肾，沙参、麦冬、当归滋阴养血柔肝，独加一味川楝子，以调肝木之横逆，能顺其条达之性，疏肝理气止痛。

病案 4：朱某，女，47 岁。2012 年 11 月 11 日初诊。

因右上腹持续性疼痛 3 天，加重半天来院就诊。患者 5 年前曾有类似病史，当时在某医院诊为"慢性胆囊炎"，经口服治疗胆囊炎成药及配合静脉滴注抗生素治疗，病情好转。但右上腹一直间歇性疼痛，有时自服消炎利胆片，病情稍缓解。3 天前因劳累，又过食海鲜、辛辣之味，右上腹又出现疼痛，呈持续性，症状于上午加重。查体：右上腹腹肌紧张，胆囊区压痛（＋），体温 37.1℃，白细胞计数 10.3×10^9/L。刻诊：右上腹疼痛，连及右肩部，痛苦面容，恶心欲呕，咽干口苦，不思饮食，形体偏胖，小便黄，大便偏干。舌质红，苔黄腻，脉弦细数。

中医诊断：胁痛。辨证属湿热蕴结少阳。

治法：清热利胆化湿。

处方：蒿芩清胆汤加减。青蒿 15g，黄芩 10g，姜半夏 9g，姜竹茹 10g，滑石 15g（包煎），青黛 9g（包煎），生甘草 9g，茵陈 12g，广金钱草 24g，柴胡 12g，郁金 10g，制大黄 10g，炒延胡索 12g。7 剂，每日 1 剂，水煎服。

二诊：右上腹疼痛明显减轻，恶心欲呕好转，咽干口苦仍有，二便可，舌红苔腻稍退，脉弦细数。

处方：青蒿 15g，黄芩 10g，姜半夏 9g，姜竹茹 10g，滑石 15g（包煎），青黛 9g（包煎），生甘草 9g，茵陈 12g，广金钱草 24g，龙胆 6g，柴胡 12g，郁金 10g，制大黄 10g，炒延胡索 12g。7 剂，每日 1 剂，水煎服。

三诊：诸症明显减轻，临床体征消失，唯偶有口苦，白细胞计数 6.7×10^9/L，守前方续服 7 剂，嘱其注意休息，保持心情舒畅，不宜饮酒，忌辛辣等物。随访半年未复发。

【临证心悟】胆为"中清之腑"，附于肝，其经脉络于肝，与肝互为表里，内藏胆汁，是借助肝之余气溢于胆积聚而成。胆汁的作用是助脾胃运化。胆的功能以通降为顺，胆汁淤滞不通不畅均会影响脾胃的运化功能，而胆汁的排泄又与肝的疏泄有较为密切的关系。故起居失常，饮食失节，情志不畅，均可导致胆失疏泄，胆汁淤滞，湿热蕴结，而导致本病。胆为足少阳经，邪犯少阳则口苦咽干；胆经湿热横犯脾胃又可见恶心呕吐、嘿嘿不欲饮食；足少阳胆经循颈外手少阳前至肩，邪犯少阳连及至肩则见肩部疼痛。治疗重在疏肝利胆，化湿和胃。方以蒿芩清胆汤清胆利湿和胃化痰，并加入柴胡、郁金，加强疏肝理气；金钱草、茵陈，二药均有清热利胆作用，金钱草则长于排石，茵陈长于除黄，相配清热利湿，利胆作用更强；延胡索和胃止痛。全方共奏和解少阳、利胆化湿、疏肝止痛之功。

四、头痛

病案1：张某，男，65岁。

头晕目眩，颠顶部时阵发性痛，耳鸣，心烦，夜寐多梦。大便干燥，尿色黄。苔黄舌红，脉弦滑稍数。

中医诊断：头痛。辨证属水亏不能涵木，肝阳化风化火，风火相煽而上亢。

治法：滋水涵木，平肝息风潜阳。

处方：羚角钩藤汤加减。山羊角20g（先煎），嫩钩藤15g（后下），茯神15g，菊花10g，浙贝母15g，姜竹茹9g，冬桑叶9g，生地黄15g，白芍12g，紫贝齿30g（先煎），生牡蛎30g（先煎），夜交藤15g，大黄6g。7剂，每日1剂，水煎服。

二诊：头痛大减，耳目稍清，夜寐仍多梦。肝风肝火已受挫，但阴精亏虚未复，故重在滋阴养肝，辅以降火息风。

处方：山羊角20g（先煎），嫩钩藤20g（后下），茯神15g，浙贝母15g，菊花10g，姜竹茹9g，冬桑叶10g，生地黄15g，白芍12g，桑椹15g，紫贝齿30g（先煎），生牡蛎30g（先煎），夜交藤12g，远志10g。7剂，每日1剂，水煎服。

上药服后诸症渐息。

【临证心悟】肝肾虚损，真阴已亏，肾水难以涵木，致肝阳化风，肝火上亢。疾病以风乘火热，火助风威，风火交煽上冲，清窍闭塞，气血逆乱，五脏失和，最易使人昏仆卒中。本案患者肾水亏于下，肝风化火冲逆于上。故投以《通俗伤寒论》之羚角钩藤汤加减，后以滋水养肝、清息风火而收功。羚角钩藤汤，何秀山谓："肝藏血而主筋，凡肝风上翔，症必头晕胀痛，耳鸣心悸，手足躁扰，甚则瘛疭，狂乱痉厥，与夫孕妇子痫，产后惊风，病皆危险，故以羚、藤、桑、菊息风定痉为君，臣以川贝善治风痉，茯神木专平肝风。但火旺生风，风助火势，最易劫伤血液，尤必佐以芍、甘、鲜地酸甘化阴，滋血液以缓肝急。使以竹茹，不过以竹之脉络通人之脉络耳。此为凉肝息风、增液舒筋之良方。然唯便通者，但用甘咸静镇、酸泄清通始能奏效，若便闭者，必须犀连承气急泻肝火以息风，庶可救危于俄顷。"足见羚角钩藤汤的方证、释方、配伍已十分明了。

病案 2：陈某，女，41 岁。2011 年 11 月 10 日初诊。

头痛 3 个月，部位多在前额及两侧太阳穴处，口苦时作，失眠盗汗，纳一般，郁郁寡欢，二便尚调。舌微红苔黄，脉弦细。

中医诊断：头痛。辨证属肝郁脾虚，胆经郁热。

治法：疏肝健脾，和解少阳。

处方：小柴胡汤加减。柴胡 15g，黄芩 10g，姜半夏 10g，川芎 10g，党参 12g，生姜 6g，大枣 15g，生白芍 12g，合欢皮 15g，生龙骨 30g（先煎），生牡蛎 30g（先煎），淮小麦 30g，炒酸枣仁 10g，五味子 10g，白蒺藜 15g。7 剂，每日 1 剂，水煎服。

二诊：头痛减轻，盗汗已止，精神可，面色红润，失眠改善，口苦，颈椎时不舒，予原法续服，前方加墨旱草 15g。7 剂，每日 1 剂，水煎服。

三诊：诸症趋好，时值经行，有腰痛，舌淡苔白，脉细。治法以疏肝理脾，益补肝肾。

处方：柴胡 15g，黄芩 10g，姜半夏 10g，川芎 10g，党参 12g，生姜 6g，大枣 15g，生白芍 12g，合欢皮 15g，淮小麦 30g，炒酸枣仁 10g，白蒺藜 15g，炙龟甲 24g（先煎），黄精 15g，菟丝子 15g，杜仲 15g。7 剂，每日 1 剂，水煎服。

四诊：守方再服 7 剂而愈。

【临证心悟】头风，病位在上，少阳所主，且发作多与情志相关，伴口苦时作，失眠盗汗，郁郁寡欢，舌微红苔黄，脉弦细，当为木燥。血虚则木燥，故易生风、生火，结合舌脉知其病位在肝脾胆三脏，治法养肝疏肝，以健脾和解少阳，小柴胡汤疏利少阳枢机，兼清胆热，加龙骨、牡蛎调和阴阳，敛阴止汗；酸枣仁、合欢皮、五味子安神止汗；白蒺藜、川芎疏肝解郁止痛；龟甲滋阴养血，益肾潜阳，有"补心、补肾、补血皆以养阴也"之说，黄精、杜仲、菟丝子滋补肝肾。

五、震颤

病案：陈某，女，66岁。2012年7月18日初诊。

全身静止性震颤1年，以左侧肢体为甚。曾在某医院诊断为帕金森病，服用安坦、美多巴、天麻丸等，因不愿加重西药剂量，遂来求诊。诊时见左侧肢体静止性震颤为主，不能自制，眩晕，易激动，口苦口黏，寐可。舌体胖大，苔白腻，脉弦滑。

治法：平肝息风，清热化痰。

处方：天麻钩藤饮加减。天麻10g，嫩钩藤15g（后下），石决明15g，桑寄生24g，炒杜仲15g，黄芩10g，浙贝母15g，葛根20g，白芥子6g，制胆南星6g，白僵蚕12g，全蝎3g，川牛膝10g，生甘草10g。7剂，每日1剂，水煎服。

二诊：一般情况可，左侧肢体静止性震颤稍减，眩晕好转，口苦口黏减轻，左上肢时有麻木，苔中腻，质淡。

处方：天麻10g，嫩钩藤15g（后下），石决明15g（先煎），炒杜仲15g，黄芩10g，浙贝母15g，葛根20g，白芥子6g，制胆南星6g，白僵蚕12g，全蝎3g，川牛膝10g，伸筋草15g，嫩桑枝15g，鸡血藤15g，丝瓜络10g。7剂，每日1剂，水煎服。

三诊：一般情况可，眩晕好转，左侧肢体静止性震颤频率减少减轻，口苦口黏已不明显，左上肢时有麻木亦减，有时夜寐不安，乏力，偶有腰酸，舌体胖大，苔白略腻，脉弦细。

治法：平肝息风，濡养筋脉，佐以安神。

处方：天麻钩藤饮合姜半夏秫米汤加减。天麻10g，嫩钩藤（后下）15g，石决明15g，炒杜仲15g，黄芩10g，浙贝母15g，葛根20g，白芥子6g，制胆南星6g，白僵蚕12g，全蝎3g，川牛膝10g，姜半夏10g，北秫米30g，伸筋草15g，嫩桑枝15g，鸡血藤15g，丝瓜络10g。7剂，每日1剂，水煎服。

四诊：无明显眩晕，左侧肢体静止性震颤显好，左上肢时有麻木明显减轻，夜寐瘥，舌脉如前。治守前方。前方增损，先后治疗 2 个月余，病情基本稳定。

【临证心悟】帕金森病是老年性退行性病变。《素问·至真要大论》云："诸风掉眩，皆属于肝。"根据中医理论结合临床所见，本病多由肝风内动、痰浊阻滞、肾精不足、经络瘀阻等因素引起，治疗上以平肝息风、清热化痰、补益肾精、通经活络等治则为主。本案患者症见左侧肢体静止性震颤，不能自制，眩晕，易激动，口苦口黏等，故用天麻钩藤饮为主方加减治疗。方中天麻、嫩钩藤、石决明、全蝎平肝潜阳息风；桑寄生、炒杜仲、牛膝补肾强腰；黄芩、浙贝母、白芥子、制胆南星清化涤痰通络；全蝎、白僵蚕息风通络；生甘草调和诸药。对久病经络不通者，加葛根、伸筋草、鸡血藤、嫩桑枝、丝瓜络以通经活络，能收缓解、减轻症状之效。治法以平肝息风，涤痰通络，补益肾精为要。

肾膀胱病证

一、水肿

病案 1：贾某，女，54 岁。2012 年 12 月 3 日初诊。

颜面浮肿月余，神疲乏力，腰酸，小腹不适，纳可，小便量少有泡沫，大便畅。舌质淡红，苔薄白，脉细。小便常规（−）。B 超检查：肾、膀胱（−）。妇科 B 超检查无殊。

中医诊断：水肿。辨证属脾肾亏虚。

治法：健脾利水，佐以益肾。

处方：参苓白术散加减。党参 15g，炒白术 12g，茯苓 15g，生黄芪 15g，炒山药 15g，扁豆衣 15g，猪苓 10g，川草薢 15g，桑寄生 15g，菟丝子 30g（包煎），泽泻 10g，炒杜仲 15g，制香附 12g，小茴香 6g，台乌药 6g，甘草 6g。7 剂，每日 1 剂，水煎服。

二诊：精神好转，颜面浮肿稍退，腰酸亦减，小腹不适瘥，小便量较前增多，但仍有泡沫，苔薄白，舌质淡红，脉细，既效守前法。

处方：党参 15g，炒白术 12g，茯苓 15g，生黄芪 15g，炒山药 15g，扁豆衣 15g，猪苓 10g，川草薢 15g，桑寄生 15g，菟丝子 30g（包煎），泽泻 10g，炒杜仲 15g，制香附 12g，制附子 9g（先煎），小茴香 6g，生薏苡仁 24g，甘草 6g。7 剂，每日 1 剂，水煎服。

三诊：颜面浮肿消退明显，腰酸偶作，小腹不适服前方后减轻，小便量可，泡沫少，精神可，苔薄白，舌质淡红，脉细。前方加芡实 15g。7 剂，每日 1 剂，水煎服。

四诊：面部浮肿退，余症已除，仍以健脾渗湿之剂调治 2 周告愈。

【临证心悟】 水肿是肾脏疾病最常见的症状，肾性水肿的临床特点是首先发生组织松弛如眼睑或颜面浮肿，然后发展至足踝、下肢，严重时波及全身。

水肿病证有单一原因发病者，亦有兼杂而致病者。水不自行赖气以动，故水肿是全身气化功能障碍的一种表现，涉及的脏器亦多，然总以肺、脾、肾三脏为主。外邪侵于肌肤，内舍于肺，肺失宣降，脾虚运化失常，水湿浸溢肌肤，故《素问·至真要大论》有"诸湿肿满，皆属于脾"之说，则见颜面浮肿、小腹不适，脾虚则水谷精微物质不能充养肌肉，出现神疲乏力，肾虚不能化气行水则尿少，"腰为肾之府"，肾虚影响至腰则见腰酸。治疗以健脾温肾，化湿利水为主。方中党参、炒白术、生黄芪、炒山药、扁豆衣健脾益气；猪苓、萆薢、泽泻利水渗湿；桑寄生、菟丝子、杜仲补肾强腰，温阳利水；小茴香、台乌药、制香附理气温阳；甘草调和诸药。二诊，颜面浮肿仍有，小便有泡沫，用生薏苡仁健脾利水渗湿，制附子温阳利水。三诊用补脾祛湿、益肾固精之芡实，共奏其效。

病案 2：王某，男，80 岁。2012 年 12 月 9 日初诊。

原有慢性肾小球肾炎史，睑面浮身肿 1 年。睑面浮身肿，腰以下甚，按之凹陷不起，面色苍白，神疲乏力，腰酸肢冷，夜尿频作，但尿量偏少，大便欠实。苔薄，质淡白，脉沉细无力。

中医诊断：水肿。辨证属脾肾阳虚。

治法：健脾温肾。

处方：四君子汤合济生肾气丸。炒党参 15g，生白术 12g，茯苓 12g，生薏苡仁 30g，淡附片 9g，桂枝 6g，生黄芪 15g，沙苑蒺藜 15g，枸杞子 15g，菟丝子 30g（包煎），肉苁蓉 10g，猪苓 12g，赤小豆 18g，瓜蒌皮 15g，瓜蒌仁 12g（杵）。7 剂，每日 1 剂，水煎服。

二诊：精神好转，面浮及下肢肿明显减轻，神疲乏力症状减轻，夜尿减少，大便不畅，苔薄舌淡，脉沉细。前方加制大黄 10g。7 剂，每日 1 剂，水煎服。

三诊：精神可，力振，面浮下肢肿退，夜尿 2 次，大便较前通畅，苔薄稍润，脉沉细。

处方：炒党参 15g，生白术 12g，茯苓 12g，生薏苡仁 30g，淡附片 9g，桂枝 6g，生黄芪 15g，沙苑蒺藜 15g，枸杞子 15g，菟丝子 30g（包煎），肉苁蓉 10g，赤小豆 18g，覆盆子 15g，桑螵蛸 10g，瓜蒌仁 12g(杵)。7 剂，每日 1 剂，水煎服。

四诊：夜尿 1~2 次，余症渐安。守前方再进 7 剂。

【临证心悟】水肿是指水液潴留，泛滥肌肤，表现以头面、眼睑、四肢、腹背，甚至全身浮肿为特征的一类病证。慢性肾炎水肿，属于《金匮要略》水气病之一种，人体内水分的运行排泄，主要依靠肺气的通调肃降，肾气的开阖调节，脾气的运化转输，其中任何一脏腑功能失调，都能导致水不化气，水液潴留而发生水肿。故脾为中土，主运化水湿，若脾气虚弱，运化失常，水湿内生，水溢肌肤，则发为水肿。《素问·至真要大论》云："诸湿肿满，皆属于脾。"可见水肿与脾的运化功能息息相关。本案为脾虚引起的水肿，常出现神疲肢倦，脘腹胀满，纳食不振，小便短少，大便溏薄，苔白腻舌淡，脉缓或濡等。治疗宜用健脾化湿、行气利水之法，宗张景岳"凡治肿者，必先治水，治水者必先治气"。以四君子汤、参苓白术散等方，常用党参、白术、茯苓、猪苓、生薏苡仁等。加黄芪以益气化湿，虽无直接利水作用，但确能帮助脾胃的运化、吸收，促使脾胃功能恢复，从而间接地起到化水之效。故健脾化湿之法应贯穿治疗肾性水肿的始终，如薏苡仁、赤小豆二味健脾化湿。本案夹杂肾阳虚证。肾主水，肾性水肿表现为肾阳虚证，"肾主一身之阳气"。《景岳全书》载："所谓气化者，即肾中之气也，即阴中之火也，阴中无阳则气不能化，所以水道不通，溢而为肿。"肾阳不足，则可见面浮身肿，腰以下甚，按之凹陷不起，腰酸肢冷，面色苍白，脉沉细无力等症，故温补肾阳之气是治疗的关键。

病案 3：胡某，男，86岁。2013年5月8日初诊。

原有高血压、慢性肾炎、肾功能不全病史。血压 146/90mmHg。头晕，面浮肢肿，泛恶呕吐，夜寐欠佳，大便欠畅，小便量少，舌红，苔略腻，脉弦细数。

中医诊断：水肿——关格。辨证属肝阳亢，脾肾亏虚。

治法：镇肝息风，通腑泄浊。

处方：天麻钩藤饮加减。天麻10g，嫩钩藤15g（后下），炒杜仲15g，桑寄生15g，白花蛇舌草24g，积雪草24g，紫苏叶15g，茯神15g，炒山药15g，猪苓15g，车前草15g，合欢皮12g，生大黄10g（后下），紫丹参15g，川牛膝10g，生薏苡仁24g，炙甘草10g。7剂，每日1剂，水煎服。

二诊：头晕稍好，面浮肢肿略退，泛恶呕吐减轻，大便较前通畅，小便增多，夜寐已安，精神可，舌红苔略腻，脉弦细数。

处方：天麻10g，嫩钩藤15g（后下），炒杜仲15g，桑寄生15g，滁菊10g，枸杞子15g，白花蛇舌草24g，积雪草24g，紫苏叶15g，茯神15g，炒山药15g，猪苓15g，车前草15g，生大黄10g（后下），紫丹参15g，川牛膝10g，生薏苡仁24g，炙甘草10g。7剂，每日1剂，水煎服。

三诊：一般情况可，仍感头晕，面浮肢肿退，无明显呕恶，大便基本通畅，小便量增，余证可，舌脉如前，原方进出。

处方：天麻 10g，嫩钩藤 15g（后下），炒杜仲 15g，桑寄生 15g，白花蛇舌草 24g，积雪草 24g，紫苏叶 15g，滁菊 12g，枸杞子 15g，茯神 15g，炒山药 15g，车前草 10g，合欢皮 12g，制大黄 10g，紫丹参 15g，白蒺藜 15g，川牛膝 10g，生薏苡仁 24g，炙甘草 10g。7 剂，每日 1 剂，水煎服。

四诊：诸症改善，前方增损，服用 2 个月余，肾功能复查明显改善。

【临证心悟】水肿——关格，其本虚证与表实证同时存在，有时一个本虚证可兼夹数个标实证。本案为慢性肾炎、肾功能不全，且病情反复已有多年，但主症为头晕、大便欠畅、小便偏少、面浮肢肿、夜寐欠佳等。此为阴虚阳越者，故治疗从镇肝息风入手，佐以滋养肝肾，通腑泄浊。方中天麻、嫩钩藤平肝潜阳；白花蛇舌草、积雪草清热解毒；猪苓、车前草、生薏苡仁利水渗湿，山药补脾肺肾；茯神、合欢皮养心安神；生大黄通腑泄浊；紫丹参活血化瘀；生甘草调和诸药，兼能清热解毒。二诊时，因头晕明显，又用滁菊、枸杞子二味清热，滋养肝肾，大便比前通畅，生大黄易制大黄，缓泻下作用，而活血之力尤甚，使患者二便保持通畅，往往肾功能亦随之改善。

病案 4：朱某，男，41 岁。2013 年 10 月 9 日初诊。

发现尿蛋白异常 2 年，加重 1 个月。因 2 年前外感后出现面浮及下肢肿，尿常规检查示尿蛋白（++~+++），当时经某医院诊治，面浮、下肢肿退，尿检蛋白尿转阴后停药。此次是 1 个月前因工作劳累，小便出现混浊，尿检示蛋白（+++），透明管型 4~6/LP，未见水肿。有高血压病史，服用降压药多年。西医诊断为肾病综合征。刻诊：形体消瘦，腰膝酸软，神疲乏力，夜寐可，大便调。苔微腻，脉弦滑。

中医诊断：水肿——虚劳。辨证属脾肾亏虚，精微下泄。

治法：健脾益肾，升清固涩，佐以化湿。

处方：参苓白术散加味。炒党参 15g，炒白术 12g，茯苓 15g，炒扁豆 15g，炒山药 20g，芡实 15g，金樱子 24g，枸杞子 15g，覆盆子 15g，鹿衔草 24g，川草薢 15g，生薏苡仁 30g。7 剂，每日 1 剂，水煎服。

二诊：腰膝酸软减轻，小便混浊稍好，尿检示蛋白（++），精神好转，舌脉如前，治法以前方进出。

处方：炒党参 15g，炒白术 12g，茯苓 15g，炒扁豆 15g，炒山药 20g，芡实 15g，金樱子 24g，枸杞子 15g，菟丝子 30g（包煎），补骨脂 15g，淫羊藿

15g，生薏苡仁 30g。7 剂，每日 1 剂，水煎服。

三诊：精神可，小便混浊好转，尿中泡沫减少，尿检蛋白（＋），苔中腻，脉弦细。法守前方，加煅龙骨、煅牡蛎各 30g，再服 7 剂。

四诊：经前方加减服用月余，诸症平息，尿检复查示蛋白（±），未见管型。

【临证心悟】 肾病综合征属于中医学水肿证，在水肿消退后则属虚劳、腰痛等症。多因脾肾亏损，精微下注，湿邪蕴结于膀胱，气化不利，不能制约脂液而下流，故小便混浊。张景岳云："凡水肿等证乃肺脾肾相干之病，盖水为至阴，故其本在肾；水化于气，故其表在肺，水唯畏土，故其制在脾。"可见此病主要责之于肺脾肾三脏功能失调。本案治法健脾温肾固涩，佐以化湿。故方中以参苓白术散补脾胃，益肺气；鹿衔草、萆薢、生薏苡仁清热化湿，分清别浊；芡实、金樱子、覆盆子固精益肾。二诊时加枸杞子、菟丝子、补骨脂、淫羊藿，取李可的"肾四味"，四药入肝肾，药性平和，温而不燥，润而不腻。益肾精，鼓肾气，温阳无桂附之弊，滋阴无熟地之弊。阴中有阳，阳中有阴，合乎景岳"善补阳者，须从阴中求阳，则阳得阴助而源泉不竭；善补阴者，须从阳中求阴，则阴得阳升，而生化无穷"之妙。三诊加煅龙骨、煅牡蛎，重温肾固涩之力。

病案 5：李某，男，88 岁。2015 年 2 月 4 日初诊。

双足肿 1 年余，伴间歇性腹泻半年。曾辅助检查：心电图、心超、生化全套等无殊，尿检（±）。患者 1 年前无明显诱因出现双足肿，按之凹陷不起，伴腹胀、腹泻，小便量少，神疲乏力，腰酸。苔白略腻，舌淡边有齿痕，脉沉细。

中医诊断：水肿。辨证属脾肾阳虚。

治法：温阳健脾利水。

处方：防己黄芪汤合实脾饮加减。防己 10g，生黄芪 30g，桂枝 10g，干姜 10g，茯苓 15g，炒白术 12g，广木香 10g，猪苓 15g，淡附片 10g（先煎），泽泻 10g，生姜 6g，炙甘草 10g。7 剂，每日 1 剂，水煎服。

二诊：尿量增，足肿退明显，精神转好，便稀改善，但仍觉腰酸，治法守前法。

处方：防己 10g，生黄芪 30g，桂枝 10g，干姜 10g，茯苓 15g，炒白术 12g，广木香 10g，猪苓 15g，附片 10g（先煎），泽泻 10g，生姜 6g，炙甘草 10g，牛膝 10g，炒山药 15g，焦山楂 15g，焦神曲 15g，焦麦芽 15g，陈皮 10g。

7 剂，每日 1 剂，水煎服。

三诊：足肿消，时有腹胀，仍有腰酸，二便调。

处方：防己 10g，生黄芪 30g，茯苓 15g，炒白术 12g，广木香 10g，附片 10g（先煎），鹿角片 12g（先煎），生姜 6g，炙甘草 10g，牛膝 10g，炒山药 15g，焦山楂 15g，焦神曲 15g，焦麦芽 15g，佛手 12g，陈皮 10g。7 剂，每日 1 剂，水煎服。

四诊：诸症渐平，前方加减调治 20 余剂而愈。

【临证心悟】 脾虚不能制水而反克，肾虚水无所主而妄行。本案患者高龄脾阳虚衰，中阳不足，气不化水，水液趋下，以下焦水邪泛滥，足肿，小便量少，腹泻，用益气祛风、健脾利水的防己黄芪汤合主治脾阳虚衰之证的实脾饮，黄芪补益元气，化气以行水，防己祛风除湿助卫行水，白术健脾；桂枝、附片温补肾阳，干姜、生姜并用温散水湿；木香温中扶土；牛膝、炒山药温阳利水；鹿角片温阳益肾；焦三仙（焦山楂、焦神曲、焦麦芽）和胃消食，陈皮、佛手理气运脾。方证相符，相得益彰。

二、跗肿

病案：王某，女，42 岁。2011 年 6 月 12 日初诊。

患者无明显诱因 1 周前出现两下肢及足背肿胀，尿量偏少，余无殊。有癫痫病史。诊查：就诊时，颜面无浮肿，尿量少，大便稀。精神尚可，面色少华。舌苔薄白，脉沉细。两下肢肿胀，尤以髁关节至足背处明显，足胫按之呈凹陷。生化及尿检常规正常。心电图检查（−）。B 超：肝、胆、脾、双肾（−）。

中医诊断：跗肿。辨证属脾肾阳虚，水湿内停。

治法：温补脾土，佐以益肾渗水。

处方：济生肾气丸加减。炒党参 15g，炒白术 12g，茯苓 12g，怀山药 15g，猪苓 12g，砂仁 6g（后下），白豆蔻 6g（后下），当归 15g，熟地黄 15g，山茱萸 10g，附子 15g（先煎），肉桂 9g，泽泻 10g，车前子 12g（包煎），川牛膝 10g。7 剂，每日 1 剂，水煎服。

二诊：尿量增多，足胫处肿消退明显，大便偏软。方宜温补脾肾，化气利水。

处方：炒党参 15g，炒白术 12g，茯苓 12g，怀山药 15g，猪苓 12g，砂仁 6g（后下），白豆蔻 6g（后下），当归 15g，熟地黄 15g，山茱萸 10g，附子 15g

（先煎），肉桂 9g，泽泻 10g，车前子 12g（包煎），桑寄生 15g，补骨脂 15g，川牛膝 10g。7 剂，每日 1 剂，水煎服。

三诊：药后诸症改善，尿量如常，足胫处肿消退，临床治愈。嘱归脾丸合肾气丸，交替服食 1 个月，以资巩固。

【临证心悟】济生肾气丸为肾阳不足、水湿内停之证而设，故以温肾化气、利水消肿为法。本案为跗肿，济生肾气丸治之。《本草汇言》卷五谓其善"治沉寒痼冷"。张景岳谓："水肿乃脾、肺、肾三脏之病。盖水为至阴，故其本在肾；水化于气，故其标在肺；水唯畏土，故其制在脾。肺虚则气不化精而化水，脾虚则土不制水而水泛，肾虚则水无所主而妄行，以致肌肉浮肿，气息喘急。病标上及脾、肺，病本皆归于肾。"《素问·逆调论》谓："肾者水脏，主津液。"其主管水液代谢功能的正常发挥全赖肾中阳气的作用。若肾阳不足，温化推动无力，每致水液潴留；若外溢肌肤，则周身浮肿，腰以下尤甚；肾与膀胱相表里，肾阳虚弱，则膀胱气化无权，水湿停蓄，以致小便不利，甚者发为癃闭。故腰重脚肿，浮肿，小便不利，畏寒肢冷，舌苔白滑，脉沉弱为证治要点。现代常用于治疗慢性肾炎、慢性前列腺炎、尿潴留、鞘膜积液、高血压病、肝硬化、醛固酮增多症等辨证属肾阳不足，水湿泛溢，水肿尿少者。跗肿，跗指足背，跗肿是指足背浮肿。《素问·气交变大论》谓："岁水不及，湿乃大行……民病腹满身重……脚下痛，甚则跗肿。"本案为脾的阳气不足，健运无权，气血生化无源，或为水湿内生，损及肾阳，而致脾肾阳虚；肾阳不足即是命门火衰，阳虚则阴寒内生。故出现尿量少，大便稀，面色少华，舌苔薄白，脉沉细，两下肢肿胀，足胫按之呈凹陷。方以济生肾气丸出入，取其温补脾土，壮肾益阳，佐以行气渗水而收效。汪绂在《医林纂要探源》卷十云："治湿者固当治脾，而治湿之源，尤必当先治肾命也。熟地黄滋肾水以安命火为君，茯苓用乳拌欲其滋润，淡以渗湿行水为臣，此以治湿，故特重其分两。山药实土以防水，牡丹皮靖君火于水中，使不生妄热，则水亦不妄沸腾矣。泽泻泻水中之秽浊，使无所壅滞，则水得安流就下。山茱萸敛肾气，使聚而安流，泻肝火使勿为妄散。怀牛膝敛水以就道，而导之下行；车前子行水于膀胱，使得所归泄。肉桂之辛，亦能行湿，而君以熟地黄帅之使下，则能引火以归元也；附子本命门主药，而熟则能守于下，此臣佐分两轻重，皆与前有不同，以主于治湿故也。"

三、慢肾风

病案1：季某，男，75岁。2009年3月25日初诊。

面浮、腰酸反复10余年，常伴有蛋白尿、血尿，西医诊断为慢性肾小球肾炎，长期间断用中药治疗。2009年发现轻度肾损害，时伴有足趾疼痛。3月初肾功能检查示血肌酐达346μmol/L，经住院治疗好转。尿检：蛋白（+），定量1.2g/24h。血肌酐189μmol/L。近日来感左足趾关节轻度疼痛，无红肿，肢体不肿，仍感腰酸，精神尚可。小便量可，大便偏稀，每日2次。苔薄白，舌淡红，脉细缓。

西医诊断：慢性肾小球肾炎，慢性肾功能衰竭，继发性痛风。

中医诊断：慢肾风、关格。辨证属肾劳——肾虚湿浊证。

治法：健脾化湿，泄浊和络。

处方：炒党参30g，炒白术15g，茯苓皮20g，生薏苡仁24g，积雪草24g，六月雪15g，鸡血藤15g，嫩桑枝10g，怀牛膝15g，丝瓜络15g，车前子15g（包煎），泽泻10g，玉米须30g，生大黄6g。7剂，每日1剂，水煎服。

二诊：足痛减轻，余症如前，原方加入生黄芪30g，炒杜仲20g，益气补肾，前后增损连服2个月，病情稳定。继以健脾益肾，兼以化湿泄浊。

处方：炒党参20g，生黄芪20g，炒白术15g，茯苓皮30g，积雪草24g，六月雪15g，川续断15g，桑寄生15g，枸杞子15g，炒杜仲20g，车前子12g（包煎），紫丹参20g，怀牛膝15g，丝瓜络10g，生薏苡仁24g，生大黄6g。7剂，每日1剂，水煎服。

继续服用上方2个月，腰酸乏力症状改善，复查肾功能血肌酐128μmol/L。

【临证心悟】慢性肾衰多因肾病日久，肾的气化功能受损，肾阴肾阳俱衰，以致肾元虚衰，湿浊毒邪内蕴为主要证候群。"久虚不复谓之损，损极不复谓之劳，此虚劳损三者相继而成也"。在五脏中，以肾的阴阳虚损尤甚，出现"肾劳"。其多为肾元虚损，但湿浊既是因虚致实的病理产物，同时又是加重本病发展的病理因素。湿浊的主要症状为胸闷纳果，恶心呕吐，口黏泛味，重则口有尿味。苔白腻或厚腻，舌质淡。亦可见皮肤瘙痒，及肢节、足趾关节疼痛，则多为湿浊不泄，泛溢肌表，或流注经络，络脉失和。临床除通腑泄浊法外，亦予化湿泄浊、活血通络之法。党参、黄芪、续断、桑寄生、枸杞子、杜仲益气健脾补肝肾；白术、生薏苡仁健脾化湿；积雪草、六月雪、生大黄清热泄浊；茯苓皮、泽泻、猪苓、车前子等以淡渗利水；丹参、丝瓜络、怀牛膝活血通络。诸药合用，共奏健脾益肾、化湿泄浊之效。

病案 2：陈某，女，60 岁。2010 年 3 月 12 日初诊。

患者于 2009 年 12 月出现下肢浮肿，未做检查及治疗，2010 年 1 月因浮肿加重，尿常规检查示蛋白（+++）、隐血（+）。诊为"慢性肾炎"，服用强的松等药物。尿蛋白虽有减少但未转阴，激素已开始减量。尿蛋白定量：0.611g/24h。于 2010 年 3 月 12 日来院就诊。症见双下肢浮肿，按之凹陷，面圆背宽，纳食可。苔黄厚腻，舌质红，脉弦细滑。

西医诊断：慢性肾小球肾炎，药物性库欣综合征。

中医诊断：水肿。辨证属脾肾气虚，湿郁阻络。

治法：健脾利水。

处方：太子参 15g，制苍术 12g，炒白术 20g，生薏苡仁 15g，茯苓皮 30g，姜半夏 10g，广陈皮 10g，泽泻 10g，制香附 12g，白僵蚕 12g，广地龙 10g，蝉蜕 6g，猪苓 30g，车前子 12g（包煎），白茅根 30g，泽兰 10g，生甘草 6g。7 剂，每日 1 剂，水煎服。

二诊：上方服后，下肢浮肿明显消退，尿蛋白定量 0.41g/24h，尿常规检查示蛋白（±）。舌苔厚腻渐化。脉弦细滑。治法益气健脾，化湿通络。

处方：太子参 12g，生黄芪 30g，炒白术 10g，茯苓皮 30g，生薏苡仁 15g，白花蛇舌草 15g，猪苓 15g，车前子 10g（包煎），泽泻 10g，白僵蚕 12g，广地龙 10g，蝉蜕 6g，泽兰 10g，紫丹参 20g，生甘草 6g。7 剂，每日 1 剂，水煎服。原方增损，激素渐撤。随访半年，诸症平息。

【临证心悟】本案病起于慢性肾小球肾炎，长期服用"激素"类药物之后，出现药物性库欣综合征。服用大量激素后，常可出现阴虚内热之证。常见症状有满月脸、水牛背，则如有人提出"激素"类似于中药的"纯阳"之品。本案出现全身浮肿，疲倦乏力，面背部痤疮，口苦口黏，面部潮红，心烦失眠，纳多或少，腹胀，恶心欲吐大便干结或不爽，小便黄赤，舌苔白腻或黄腻，脉细弦或弦滑。治法健脾利水。方中太子参益气养阴，苍术、白术燥湿运脾，生黄芪、茯苓皮、猪苓、车前子升阳利水，香附行气，生薏苡仁、姜半夏、陈皮燥湿化痰行气，白僵蚕、广地龙、蝉蜕、泽兰、紫丹参等活血通络，消除蛋白尿。"激素"类症状出现，可投知柏地黄丸。

病案 3：柯某，男，52 岁。2011 年 9 月 20 日初诊。

患者于 2011 年 6 月因周身浮肿在某医院就诊，诊断为"慢性肾炎"，曾服用强的松，注射青霉素，2个月后尿蛋白消失。1个月前患者劳累后病情反复，周身浮肿，小便量少，纳谷尚可。症见面睑虚浮，下肢肿胀，按之凹陷，腹胀，小便量少，无尿频、尿痛，无畏寒发热，舌红，少苔，脉细。尿检：蛋白（+++），隐血（++）。

西医诊断：慢性肾小球肾炎，肾病综合征。

中医诊断：慢肾风、水肿。辨证属脾肾两虚兼夹水湿，致水湿内蕴，泛溢肌肤。

治法：健脾益肾，化湿渗水。

处方：炒党参15g，生白术15g，茯苓皮30g，生薏苡仁15g，防己10g，生黄芪30g，生地黄15g，枸杞子15g，车前子12g（包煎），猪苓12g，泽泻10g，石韦10g，白茅根30g，益母草10g，陈皮10g，生甘草6g。7剂，每日1剂，水煎服。

二诊：面睑部无明显浮肿，下肢肿胀减轻，小便量增多，苔薄白舌红，脉细。尿检：蛋白（++），上皮细胞（+）。遂续用原法，加川芎10g，积雪草24g。7剂，每日1剂，水煎服。

三诊：浮肿已消退，尿检示蛋白（±）。治法益气养阴、化湿和络以资巩固。

处方：太子参30g，生黄芪30g，炒白术15g，茯苓皮30g，生薏苡仁15g，生地黄15g，枸杞子20g，车前子12g（包煎），制僵蚕10g，广地龙15g，川芎10g，红花6g，生甘草5g。7剂，每日1剂，水煎服。守方续服。

【临证心悟】张景岳曰："凡水肿等证，乃肺脾肾三脏相干之病。盖水为至阴，故其本在肾；水化于气，故其标在肺；水唯畏土，故其制在脾。"调治肺脾肾三脏为治疗肾炎及水肿病的常用方法。本案水肿病起3个月，初诊时浮肿明显，小便量少当属肾虚水湿内蕴，泛溢肌肤。因曾服用强的松，及体质因素故见其气阴两虚，水湿泛溢。治疗以益气养阴，化湿利水。先以防己黄芪汤加减。方中黄芪生用且量较大，取其益气利水；防己通利经络，取黄芪补气利尿退肿之功效，引气运行周身；伍白术健脾益气，助黄芪补气健脾的功效更显著，与陈皮配伍防黄芪壅滞胀满碍胃。又因气阴已伤，不宜温燥及攻逐利水，取茯苓皮、生薏苡仁、车前子、猪苓、泽泻淡渗利水，轻药重投。浮肿消退，遂转益气养阴，取僵蚕、地龙祛风化湿和络。由于慢性肾病病程较长，往往脾肾俱虚，故利水应防伤正，忌峻猛攻逐利水之品，淡利水湿，轻药重投，缓缓图之，不克伐脾肾之气，避免水液紊乱，加重病情。故对阴虚者防化湿利水而伤阴液，临证用茯苓皮、冬瓜皮、泽泻、生薏苡仁、玉米须等淡渗利湿以泄浊。

病案4：范某，女，39岁。2014年1月15日初诊。

患者1年前无明显诱因出现尿有泡沫，小便黄，尿检有蛋白，继后反复出现蛋白尿。尿常规检查：蛋白（+~++），隐血（++）。西医初诊为慢性肾小球肾炎。刻诊：神疲乏力，腰酸时作。舌苔白微腻，质淡，脉弦细滑。

中医诊断：慢肾风。辨证属肾气亏虚。

治法：健脾益肾，佐以清化。

处方：炒党参15g，炒白术15g，茯苓15g，炒山药15g，炒薏苡仁30g，白花蛇舌草24g，半枝莲15g，桑寄生15g，炒杜仲15g，芡实15g，茜草15g，墨旱莲15g，大豆卷15g，草豆蔻15g。7剂，每日1剂，水煎服。

二诊：药后腰酸不显，精神好转，尿中泡沫减少，小便转清。尿常规复查：蛋白（±），隐血（-）。唯头晕，血压146/100mmHg。治法以平肝益肾。

处方：枸杞子15g，滁菊10g，嫩钩藤15g（后下），决明子15g，炒党参15g，炒白术15g，茯苓15g，炒山药15g，炒薏苡仁24g，白花蛇舌草24g，半枝莲15g，桑寄生15g，炒杜仲15g，墨旱莲15g，茜草15g，大豆卷15g，萆薢15g。7剂，每日1剂，水煎服。

三诊：血压136/92mmHg，头晕减轻，蛋白尿有波动，夜尿偏多，2~3次，经期延长，量多，苔中腻，质红，脉弦滑。

处方：枸杞子15g，滁菊10g，嫩钩藤15g（后下），炒党参15g，炒白术15g，茯苓15g，炒山药15g，炒薏苡仁24g，白花蛇舌草24g，半枝莲15g，墨旱莲15g，桑寄生15g，炒杜仲15g，桑螵蛸10g。7剂，每日1剂，水煎服。

四诊：头晕减轻，血压132/87mmHg，夜尿仍然偏多，尿常规复查：尿蛋白（±），隐血（-）。苔薄白，质红，脉弦细。治法以平肝益肾，佐以固涩。

处方：枸杞子15g，滁菊10g，白蒺藜15g，炒党参15g，炒白术15g，茯苓15g，炒山药15g，炒薏苡仁24g，白花蛇舌草24g，半枝莲15g，墨旱莲15g，桑寄生15g，炒杜仲15g，沙苑蒺藜15g，桑螵蛸10g，覆盆子10g。7剂，每日1剂，水煎服。

五诊：诸恙皆瘥，夜尿1~2次，余无不适。前方加煅龙骨、煅牡蛎各24g（先煎）。7剂，每日1剂，水煎服。

【临证心悟】腰为肾之府，肾虚则见腰酸，脾气亏虚则见神疲乏力，脾肾亏虚则固摄无力，日久精微下注，尿中泡沫增多，蛋白尿出现反复。方以滁菊、白蒺藜平肝；党参、白术、茯苓、山药、薏苡仁健脾；白花蛇舌草、半枝莲清热利湿；桑寄生、杜仲、枸杞子、芡实、墨旱莲益肾，消除尿中泡沫；大豆卷、草豆蔻化湿醒脾。后期尿蛋白消除，出现夜尿偏多，则肾气亏虚仍然，故在补脾益气的基础上，酌加桑螵蛸、菟丝子、覆盆子、金樱子、煅龙骨、煅牡蛎等益肾固涩之品以收效。对于长期蛋白尿反复难消者，中医肾病大家邹云翔告诫我们可配合活血和络治疗，认为"气虚不足以推血，则血必有瘀""叶天士谓久病必治络，其所谓病久气血推行不利，血络之中，必有瘀凝，故致病气缠延不去，疏其血络而病气可尽也"。根据瘀血的微观表现，可用活血和络的当归、赤芍、泽兰、牡丹皮、丹参、川芎、益母草、怀牛膝、桃仁、红花；如蛋白尿较多，久治不效者，可配合虫类药搜风活血通络，如地龙、水蛭、全蝎、蜈蚣等，使临床诊疗手段多样化。

四、尿频症

病案 1：马某，女，31 岁。2013 年 5 月 13 日初诊。

尿频 3 周，量一般，色清，曾作尿常规，腰部 CT 及双肾、输尿管、膀胱 B 超检查均无殊。腰酸胀痛时作，大便可，寐可，余症无明显不适。苔薄，质淡，脉细。

中医诊断：尿频症。辨证属肾阳虚损，膀胱气化不利。

治法：温肾强腰，佐以固摄。

处方：右归丸加减。淡附片 9g，肉桂 6g，生地黄 15g，熟地黄 15g，山茱萸 12g，炒山药 15g，枸杞子 15g，炒杜仲 12g，生黄芪 15g，桑螵蛸 10g，覆盆子 15g，龙骨 30g（先煎），牡蛎 30g（先煎），芡实 15g，台乌药 6g，生甘草 10g。7 剂，每日 1 剂，水煎服。

二诊：尿频好转，腰酸明显好转，腰胀偶作，大便可，苔薄质淡，脉细。治法以温肾强腰，稍佐理气。

处方：淡附片 9g，肉桂 6g，生地黄 15g，熟地黄 15g，山茱萸 12g，炒山药 15g，枸杞子 15g，炒杜仲 12g，生黄芪 15g，桑螵蛸 10g，覆盆子 15g，龙骨 30g（先煎），牡蛎 30g（先煎），芡实 15g，台乌药 6g，小茴香 6g，制香附 15g，生甘草 10g。7 剂，每日 1 剂，水煎服。

三诊：劳累后尿频，腰酸胀又作，神疲乏力，苔薄质淡，脉细弱。治法以温肾强腰，益气健脾。

处方：淡附片 9g，肉桂 6g，熟地黄 30g，怀山药 15g，枸杞子 15g，桑螵蛸 10g，炒党参 20g，炒白术 15g，芡实 30g，生黄芪 15g，制狗脊 15g，沙苑蒺藜 15g，制香附 12g，龙骨 30g（先煎），牡蛎 30g（先煎），台乌药 9g，生甘草 10g。7 剂，每日 1 剂，水煎服。

四诊：诸恙平息，前方再服 7 剂，以资巩固。

【临证心悟】尿频为临床常见症状，有虚实之分。实者常见尿频、尿急、尿痛，尿色黄，多因湿热为患；虚者尿频，量多正常，色清多见，常为脾肾亏虚所致。本案除尿频、色清外，症见腰酸痛，苔薄，质淡，脉细。以虚为主，元阳不足，"宜益火之源，以培右肾之元阳"，以"阴中求阳"之意，治疗上重在温补肾阳。遂用右归丸补肾强腰，用淡附片、肉桂、生地黄、熟地黄、山茱萸、枸杞子、炒杜仲等味温补肾阳；配桑螵蛸、覆盆子、煅龙骨、煅牡蛎温肾而兼固精缩尿；芡实健脾固涩；少佐乌药温肾固涩、理气，并有引他药归肾经之效；甘草调和诸药，加用香附、小茴香行气，在补肾的同时，加重补气之党参、黄芪、白术共用而收功。

病案 2：曹某，女，33 岁。2013 年 7 月 17 日初诊。

尿频，夜尿 4~5 次，神疲乏力，夜寐不安，胃脘嘈杂，纳可。舌质淡，苔薄微腻，脉细。

中医诊断：尿频症。辨证属脾气虚弱，肾气不足。

治法：健脾益肾，佐以安神。

处方：生黄芪 15g，炒党参 15g，炒白术 15g，茯苓 15g，熟地黄 15g，当归 15g，枸杞子 15g，山茱萸 10g，沙苑蒺藜 15g，芡实 15g，桑螵蛸 10g，石菖蒲 10g，合欢皮 12g，合欢花 10g，广木香 10g，炒薏苡仁 30g，陈皮 6g。7 剂，每日 1 剂，水煎服。

二诊：神疲乏力好转，夜寐不安，尿频已改善，嘈杂偶作，苔薄微腻，脉细。治法以健脾益肾为法。

处方：合欢皮 12g，合欢花 10g，石菖蒲 10g，炒党参 15g，炒白术 12g，茯苓 15g，熟地黄 15g，当归 15g，鸡血藤 15g，川芎 6g，枸杞子 15g，沙苑蒺藜 15g，芡实 15g，桑螵蛸 10g，覆盆子 15g，香橼皮 12g，生薏苡仁、炒薏苡仁各 24g。7 剂，每日 1 剂，水煎服。

三诊：夜寐明显好转，唯时有多梦，夜尿 1 次，余症无殊，舌脉同前。治法以健脾益肾，佐以养心安神。

处方：合欢皮 12g，合欢花 10g，石菖蒲 10g，炒党参 12g，炒白术 12g，茯苓 15g，熟地黄 15g，当归 15g，枸杞子 15g，沙苑蒺藜 15g，覆盆子 15g，香橼皮 12g，五味子 9g，百合 15g。7 剂，每日 1 剂，水煎服。

【临证心悟】尿频可分为寒袭膀胱、肺气虚冷、脾阳不足、肾阳虚衰、气阴两虚、肾络瘀阻之证，但在阳虚的情况下，又容易感受寒邪，各种证候均可互兼，形成虚实夹杂之证。本病之虚，以肾阳虚为主，实则以寒邪直中、瘀血阻络为主。本案尿频症，兼神疲乏力、夜寐不安等，症属脾肾亏虚，心失所养，但同时有胃脘嘈杂不适等，虽尿频且夜尿 4~5 次，又有嘈杂、舌腻，知非纯属肾而致，实为虚中夹实之候。治疗时宜从健脾益肾入手，并稍佐化湿之品。故用黄芪、党参、白术、茯苓等药健脾，熟地黄、枸杞子、山茱萸、沙苑蒺藜、桑螵蛸等药益肾，用合欢皮、合欢花安神开郁而收功。对于夜寐不安之症，合欢皮、合欢花加百合、五味子等效好。蒲公英一味，虽说是清热解毒，实有健脾益胃之功，常在健脾、补肾方中随症配伍，杜补益之剂温补太过，助热生火。

病案 3：徐某，女，45 岁。2018 年 9 月 24 日初诊。

因尿频、尿急反复 2 年，前来就诊。自诉尿频、尿急，甚则白天每半小时就临厕小便，每次小便量不多，焦虑不安，颇为所苦，无明显尿道刺激症状，夜尿 1 次，大便调，睡眠正常。舌质淡红伴有裂痕，苔薄白，脉细。

西医诊断：膀胱过度活动症。

中医诊断：尿频病。辨证属心脾失养，中气下陷，胞脬不固。

治法：益气养心，健脾固脬。

处方：归脾汤加减。炙黄芪 30g，党参 30g，炒白术 15g，当归 30g，炒山药 15g，炒酸枣仁 10g，制远志 10g，菟丝子 15g，潼蒺藜 30g，覆盆子 10g，桑螵蛸 10g，小茴香 10g，台乌药 10g，陈皮 10g，甘草 6g。7 剂，每日 1 剂，水煎服。

二诊：尿频尿急症状有明显改善，守方 7 剂。嘱平素行膀胱括约肌锻炼，定时排尿。后原方增损服半月，回访半年未见复发。

【临证心悟】尿频不独肾与膀胱也。尿频往往责之肾虚气化失司、膀胱开阖失常，但同样与心脾两脏关系密切。膀胱过度活动症是中老年女性常见病，常伴有下尿路刺激症状，而无膀胱尿道器质性病变，尿检阴性。《素问·经脉别论》有云："脾气散精，上归于肺，通调水道，下输膀胱。"脾气不足，中气下陷，不能为胃行津液，则水液无制而致膀胱失约。心与小肠相表里，焦躁不安，心神失养，以致小肠泌别清浊功能失司，故而出现尿急、尿频。本案属脾虚不固，心神失养，膀胱失约。予以归脾汤为主养心健脾固摄，增入山药补气强肾固摄；菟丝子性温，补肝肾，固下元；潼蒺藜、覆盆子加强缩泉固脬；桑螵蛸固肾缩尿；小茴香温经散寒，行气止痛；乌药温散肝肾之寒气，顺膀胱气而缩尿。脾气得健，心神得养，胞脬得固，故尿频自约。

五、淋证

1. 热淋

病案1：黄某，女，48岁。2012年10月22日初诊。

患者近1个月来小便频数，尿道有灼热感，时有刺痛，腰膝酸软，脘腹满闷，口干不多饮，舌质红，苔黄略腻，脉滑数。尿检：红细胞（++），白细胞（+++）。

中医诊断：热淋。辨证属湿热郁阻。

治法：清热化湿，利尿通淋。

处方：蒿芩清胆汤加减。青蒿12g，黄芩10g，姜半夏9g，茯苓15g，炒枳壳10g，滑石15g（包煎），青黛9g（包煎），生甘草6g，淡竹叶9g，凤尾草15g，鸭跖草30g，牛膝10g。5剂，每日1剂，水煎服。

二诊：小便频数改善，尿道灼热感减轻，腰膝酸软等症均已瘥。

处方：青蒿12g，黄芩10g，姜半夏9g，茯苓15g，炒枳壳10g，滑石15g（包煎），青黛9g（包煎），生甘草6g，淡竹叶9g，凤尾草15g，鸭跖草30g，白茅根15g，牛膝10g，土茯苓15g。7剂，每日1剂，水煎服。后尿检转阴，诸症消失。

【临证心悟】《诸病源候论·淋病诸候》云："热淋者，三焦有热，气搏于肾，流入于胞而成淋也，其状小便赤涩。"热淋一证，常习惯用八正散加减，也有伴寒热、口苦呕恶者合小柴胡汤。本案除有小便频数、尿道灼热感外，尚见脘腹满闷，口干不多饮等湿热郁阻之症，故以蒿芩清胆汤和解少阳，清利湿热之剂为主，并用淡竹叶、白茅根、凤尾草、鸭跖草淡渗利水，养阴清热。绍派医家徐荣斋先生认为，鸭跖草清热利水，性味甘淡，必须用至30g方为有效，洵为经验之谈。牛膝引火下行，湿热清，腹满除，而其症自愈。

病案2：金某，女，31岁。2013年6月12日初诊。

患者尿频、尿急、尿痛半个月，小腹拘急，伴口苦，大便干结，苔黄腻，质红，脉滑数。

中医诊断：热淋。辨证属湿热蕴结下焦。

治法：清热利湿通淋。

处方：八正散合小柴胡汤加减。萹蓄 15g，瞿麦 15g，车前草 12g，生地黄 15g，淡竹叶 10g，生甘草 10g，柴胡 10g，黄芩 10g，姜半夏 9g，茯苓 15g，生薏苡仁 24g，飞滑石 15g（包煎），生大黄 10g。7 剂，每日 1 剂，水煎服。

二诊：诸症明显减轻。

处方：萹蓄 15g，瞿麦 15g，车前草 12g，生地黄 15g，淡竹叶 10g，生甘草 10g，柴胡 10g，黄芩 10g，姜半夏 9g，茯苓 15g，生薏苡仁 24g，小茴香 6g。7 剂，每日 1 剂，水煎服。

7 剂而愈。

【临证心悟】 八正散，清热泻火，利水通淋。其证由于湿热下注膀胱所致。膀胱乃津液之府，湿热阻于膀胱，则小便不利，溲时涩痛，淋沥不畅，甚则癃闭不通，而小腹急满；邪热内蕴，故口燥咽干，苔黄脉数。治以清热利水通淋之法，合小柴胡汤以和解少阳。方中以萹蓄、瞿麦、车前子、滑石之品通淋利湿；伍以导赤散清泄三焦湿热，大黄以通腑泄热、降火。《成方便读》谓："此方以大黄导湿热直下大肠，不使其再下膀胱，庶几源清而流自洁耳。其既蓄于膀胱者，又不得不疏其流。以上诸药，或清心而下降，或导浊以分消，自然痛可止热可蠲，湿热之邪尽从溺道而出矣。"口苦，大便干结，苔黄腻，配小柴胡汤的柴胡、黄芩、半夏，以和解少阳，甘草调和诸药。诸药合用，共奏清热泻火、利水通淋之效。

病案 3：魏某，男，24 岁。2013 年 11 月 18 日初诊。

尿频尿急 2 个多月，伴腰酸痛、尿道灼热感，阴囊潮湿，口苦。苔腻质红，脉细。

中医诊断：淋证。辨证属湿热蕴结下焦，气化不利。

治法：清肝泻火，佐以化湿。

处方：龙胆泻肝汤加减。龙胆 9g，焦栀子 12g，黄芩 10g，柴胡 12g，生地黄 15g，车前子 12g（包煎），泽泻 10g，淡竹叶 10g，当归 15g，土茯苓 15g，桂枝 9g，补骨脂 15g，桑寄生 15g，川牛膝 10g，生薏苡仁 30g，生甘草 10g。7 剂，每日 1 剂，水煎服。

二诊：尿频尿急、尿道灼热感，阴囊潮湿改善，腰酸、小腹拘急痛，纳寐可，大便欠实，苔根腻，质淡红，脉弦细。

处方：龙胆 9g，焦栀子 12g，黄芩 10g，柴胡 12g，生地黄 15g，车前子

12g（包煎），泽泻10g，淡竹叶10g，当归15g，土茯苓15g，桂枝9g，补骨脂15g，桑寄生15g，川牛膝10g，生薏苡仁30g，小茴香6g，煨葛根15g，生甘草10g。7剂，每日1剂，水煎服。

三诊：腰酸，小腹拘急痛改善，口苦减轻，尿频尿急、尿道灼热感，阴囊潮湿症状已瘥七八，唯小腹拘急痛，肛门坠胀，大便不实，每日3~4次，苔薄质红，脉弦细。原方进出。

处方：龙胆9g，焦栀子12g，黄芩10g，柴胡12g，车前子12g（包煎），当归12g，煨葛根24g，煨诃子10g，补骨脂15g，益智仁12g，川牛膝12g，制香附12g，台乌药6g，生甘草10g。7剂，每日1剂，水煎服。

四诊：一般情况可，偶仍有尿频、尿急、尿道不适，无腰酸，纳寐可，大便正常，苔白，脉细滑。治法以益气通淋。

处方：柴胡12g，炒白术15g，茯苓15g，桂枝6g，当归15g，山茱萸12g，怀山药15g，制黄精15g，葛根15g，黄芪15g，杜仲15g，补骨脂15g，台乌药6g，生甘草10g。7剂，每日1剂，水煎服。

【临证心悟】淋证为病临床多以清热利湿为法治之，同一种淋证，由于受各种因素的影响，病机并非单纯划一，如同一气淋，既有实证，又有虚证，实证由于气滞不利，虚证缘于气虚下陷，一虚一实，迥然不同。然本案虽有尿频尿急、尿道灼热感、阴囊潮湿等症，但有腰酸痛，结合舌脉，湿热蕴结下焦为标，肾虚膀胱气化不利为本。急则治其标，治法以清热利湿为主，稍佐温化。方中龙胆泻肝胆实之火，清下焦之热，与柴胡疏泄升散，升肝胆清阳。一升一降，合用除肝胆湿热郁滞；栀子、黄芩、车前子、泽泻、淡竹叶、土茯苓诸药清热利湿；生地黄清热养阴，防止清热之味苦寒生燥；桂枝、当归、补骨脂、桑寄生养血温肾强腰；川牛膝温肾而引药下行，与葛根相配又是一升一降则湿热自去，清气自生；乌药行气止痛，温肾散寒，治小腹拘急痛；生薏苡仁利湿和胃；生甘草清热解毒，调和诸药。后期肛门坠胀，此为湿热渐清、中气下陷，故加黄芪升提中气，并以益气通淋调治。

2. 劳淋

病案1：胡某，女，43岁。2013年6月10日初诊。

尿频、尿急2个月余。患者平素性格内向，每遇劳累后则症状有所加重，尿量少，时有尿不尽，无尿道灼热感。曾用氧氟沙星等抗生素药物治疗，药后稍好些，停药又作。刻诊：神疲乏力，腰膝酸软，尿不尽，小腹拘急，大便可。舌质淡红，苔白，脉细。

中医诊断：劳淋。

治法：补肾固涩。

处方：无比山药丸加减。炒山药 15g，茯神 15g，泽泻 10g，山茱萸 15g，熟地黄 15g，菟丝子 15g，肉苁蓉 15g，巴戟天 15g，炒杜仲 12g，枸杞子 15g，牛膝 10g，赤石脂 15g，合欢皮 12g，益智仁 10g，五味子 6g，台乌药 6g，生薏苡仁 30g。7 剂，每日 1 剂，水煎服。

二诊：尿频、尿急好转，神疲乏力、腰膝酸软已瘥，小腹拘急诸症减轻，舌脉如前。

处方：炒山药 15g，茯神 15g，山茱萸 15g，熟地黄 15g，菟丝子 15g，肉苁蓉 15g，巴戟天 15g，炒杜仲 12g，枸杞子 15g，牛膝 10g，赤石脂 15g，合欢皮 12g，益智仁 10g，五味子 6g，小茴香 6g，台乌药 6g，生薏苡仁 30g。7 剂，每日 1 剂，水煎服。

三诊：症状渐愈，原方续服 7 剂。告愈。

【临证心悟】久淋不愈，湿热耗伤正气，年老、久病体弱，以及劳累过度、房劳不节，均可导致脾肾亏虚。脾虚则中气下陷，肾虚则下元不固，因而小便淋沥不已。如劳累即发，则为劳淋。本案劳淋属脾肾亏虚，方取具有健脾益胃、培元滋肾之功效的无比山药丸。用于治疗肾虚阴衰，头晕目眩，耳鸣腰痛，遗精尿频等症。本方既能补气，又能养阴，补而不滞，养阴不腻，又能益肺肾，理虚劳，兼涩性，有固肾涩精之功。方中山药益肾健脾，配以地黄、山茱萸、五味子培补真阴，佐以肉苁蓉、菟丝子、杜仲、巴戟天温补肾阳，更以赤石脂涩精止遗，泽泻、茯苓泄肾浊，利水湿。全方阴阳并补、补中有运，补而不滞，有温阳益精、补肾固涩之效，少佐合欢皮、乌药、益智仁疏肝益肾之药，补虚健体，除烦安神。

病案 2：陈某，男，65 岁。2013 年 12 月 9 日初诊。

心烦，夜寐不安，血糖偏高，尿频尿急，夜尿少则 3~4 次，甚则 6~7 次，小腹拘急，大便不实，苔薄中微腻，质淡红，脉弦细。

中医诊断：劳淋。辨证属脾肾亏虚，膀胱失约，气化不利。

治宜：健脾益肾，宁心安神。

处方：炒党参 15g，炒白术 15g，茯苓 15g，焦山栀 12g，牡丹皮 10g，合欢皮 12g，合欢花 10g，九节菖蒲 12g，菟丝子 30g（包煎），沙苑蒺藜 15g，益智仁 10g，生甘草 10g，台乌药 6g，北秫米 15g。7 剂，每日 1 剂，水煎服。

二诊：心情有所改善，小腹拘急已瘥，尿频尿急症状减轻，近日外感鼻塞，头昏沉，不咳，纳可，大便欠实，苔薄质淡红，脉细。治法温肾化气，佐以解表。

处方：紫苏叶 12g，连翘 12g，淡附片 9g，肉桂 6g（后下），砂仁 6g（后下），白豆蔻 10g（后下），制香附 12g，台乌药 6g，益智仁 12g，覆盆子 15g，黄芪 15g，桑螵蛸 10g，炮姜 9g，炙甘草 10g。7 剂，每日 1 剂，水煎服。

三诊：表证已除，尿频尿急，小腹拘急仍有，夜尿仍偏多，大便欠实，苔薄中腻，脉细。治法健脾益肾，佐以固涩。

处方：炒党参 15g，炒白术 15g，茯苓 15g，炒山药 15g，砂仁 6g（后下），白豆蔻 10g（后下），制香附 12g，桑螵蛸 10g，台乌药 10g，益智仁 12g，菟丝子 30g（包煎），沙苑蒺藜 15g，北秫米 15g，生甘草 10g。7 剂，每日 1 剂，水煎服。

四诊：尿频尿急改善，夜尿 3~4 次，小腹隐痛已瘥，大便已实，苔中腻，脉细。原方加焦六神曲 15g，7 剂，每日 1 剂，水煎服。

五诊：脾肾亏虚药后已瘥七八，夜尿 1~2 次，苔薄质淡红，脉细，治法原方增损 1 个月，告愈。

【临证心悟】淋证的治法，古有忌汗、忌补之说，其实是指实热之证而言，诸如脾虚中气下陷，肾虚下元不固，自当健脾益气、补肾固涩等治之，不在此禁忌之中。本案尿频尿急，小腹拘痛反复，症属劳淋，为脾肾亏虚所致。故以补而兼清，用党参、白术、茯苓、炒山药、生薏苡仁等调理脾胃；佐以山栀、牡丹皮清其浊气，合欢皮、合欢花、九节菖蒲疏肝除烦；菟丝子、沙苑蒺藜、益智仁、乌药等温脾阳固肾气。

3. 石淋

病案：陈某，女，56 岁。2014 年 2 月 10 日初诊。

尿频，尿量少、排尿涩痛 2 个月。尿检隐血（+）。B 超检查：左肾内有数个强光团，较大者约 4mm×5mm。提示左肾结石伴积水。2 个月前开始尿频，尿量少、排尿涩痛，少腹拘急，偶有腰痛，大便可。舌红，苔黄腻，脉弦略涩。

中医诊断：石淋。辨证属湿热蕴结下焦。

治法：清热利湿，排石通淋。

处方：三金汤加味。广金钱草 30g，海金沙 15g（包煎），生鸡内金 10g，滑石 15g（包煎），威灵仙 15g，石见穿 15g，石韦 12g，车前子 12g（包煎），生黄芪 24g，川牛膝 10g，制香附 12g，生甘草 6g。7 剂，每日 1 剂，水煎服。

二诊：一般情况可，尿频症状减轻、排尿涩痛好转，少腹拘急、腰痛仍有。

处方：广金钱草30g，海金沙15g（包煎），生鸡内金10g，滑石15g（包煎），威灵仙15g，石见穿15g，石韦12g，车前子12g（包煎），生黄芪24g，川牛膝10g，制香附12g，台乌药10g，生甘草6g。7剂，每日1剂，水煎服。

三诊：排尿涩痛症状已消失，尚有腰痛，仍有少腹拘急感。

处方：广金钱草30g，海金沙15g（包煎），生鸡内金10g，滑石15g（包煎），威灵仙15g，石见穿15g，石韦12g，车前子12g（包煎），生黄芪24g，川牛膝10g，肉桂6g，制香附12g，台乌药10g，生甘草6g。7剂，每日1剂，水煎服。

四诊：排尿涩痛感已除，腰痛、少腹拘急已不明显，偶有神疲，舌红，苔薄微腻，脉弦细。

处方：广金钱草30g，海金沙15g（包煎），生鸡内金10g，滑石15g（包煎），石见穿15g，威灵仙15g，石韦12g，车前子12g（包煎），川牛膝10g，制香附12g，砂仁6g（后下），生甘草6g。7剂，每日1剂，水煎服。

五诊：药后诸症如失，B超复查：双肾未见明显结石。告愈。嘱忌辛辣、煎炸之物，注意适量饮水。

【临证心悟】《诸病源候论·石淋候》云："石淋者，淋而出石也。肾主水，水结则化为石，故肾客砂石。肾虚为热所乘，热则成淋。其病之状，小便则茎里痛，尿不能卒出，痛引小腹，膀胱里急，砂石从小便而出，甚者塞痛合闷绝。"石淋多由患者平素憋尿，使尿液长时间停滞于膀胱而导致膀胱气化功能减退，或外感或内伤湿热客于下焦，煎灼津液，化而成石所致。或嗜食辛辣食物，或工作压力大，作息不规律，或高温作业，习惯憋尿，致使湿热内生客于下焦，久蕴煎灼水液化而成石，故发为此病。本案石淋（肾结石）以三金汤加味，仿岳美中之验方。岳老认为，结石由肾而生，由肾到肾盂肾小盏又排到输尿管，再经膀胱，最后由尿道排出体外，这条排尿的道路曲折、狭窄，结石的排出需要几个回合，可以归纳为"化""移""冲""排"四个步骤。"化"就是使结石的棱角化圆，由锐变钝，从大化小；"移"就是指诱导结石从静变动，左右摇摆，从上下移；"冲"是增加冲击的动力，产生"急流"或"漩涡"，使结石摔打摆动，这一冲击的力量在一瞬间，可以用增加尿量来解决输尿管的狭窄和痉挛，达到通利的效果；"排"是在化、移、冲的条件下把结石排出体外。鉴于肾结石的发生，方中广金钱草、海金沙、鸡内金有化石、溶石的作用，车前子、滑石清热利尿，石见穿、威灵仙、石韦、川牛膝扩张输尿管和尿道及引导结石下移，枳壳、香附、黄芪理气、行气，以利于结石在自然狭窄处通过排出。生甘草清热解毒，调和药性。

六、癃闭

病案 1：闫某，男，65 岁。

排尿踌躇，尿频，排尿时间长而不畅，尿后余沥不尽。患者有前列腺增生病史 5 年，高血压及糖尿病病史 4 年，夜尿 6~7 次。常感腰膝酸软，神疲倦怠，舌体暗胖，薄白苔，脉弦细。

中医诊断：癃闭。辨证属脾肾虚弱夹瘀阻。

治法：补益肾气，化瘀散结以通淋。

处方：黄芪 20g，丹参 15g，枸杞子 15g，菟丝子 30g，淫羊藿 15g，炮山甲 6g（先煎），王不留行 12g，牛膝 10g，车前子 12g（包煎），炒枳壳 10g，台乌药 6g。7 剂，每日 1 剂，水煎服。

二诊：尿频不畅、尿余沥不尽稍瘥，夜尿 3~4 次。仍感腰膝酸软。

处方：黄芪 20g，丹参 15g，枸杞子 15g，菟丝子 30g，淫羊藿 15g，炮山甲 6g（先煎），王不留行 12g，牛膝 10g，石韦 10g，车前子 12g（包煎），炒枳壳 10g，小茴香 6g，台乌药 6g。7 剂，每日 1 剂，水煎服。

后经上方增损，治疗 1 个月余，尿后余沥除，排尿较前畅，腰膝酸软，倦怠无力改善，夜尿次数明显减少。

【临证心悟】前列腺增生首发症状是尿频，老年人尿频为肾虚。肾与膀胱相表里，肾虚则膀胱失约，故尿频而清长，夜尿次数增多，每晚 2 次，甚至 6~7 次。肾虚，膀胱气化失职，分清泌浊功能减弱，肾虚不固，夜间阴气盛，阳气虚，因此膀胱因阳虚而失约尤为明显。排尿困难，除因肾气虚衰，气化失司，中气不足，肌肉乏力外，还与瘀阻使水道狭窄有关。而尿无力、尿踌躇、尿线细，除中气不足外，还与尿道受瘀阻有关。前列腺增生除脾肾虚外，还夹有瘀阻癥瘕的本质。前列腺增生早期，尿频、夜尿增多、尿踌躇、性功能减退，或腰膝酸软，舌质淡而暗，苔白而脉细弱，属瘀血阻滞、肾气虚弱。前列腺增生中后期，残余尿量增多，或慢性尿潴留，或伴下腹坠胀，倦怠无力、纳呆，舌体胖而暗或紫，脉沉细。以补益肾气，化瘀散结以通淋。只要辨证得法，收效显著。

病案2：易某，男，73岁。2006年5月19日初诊。

腰膝酸软，神疲气弱，面色㿠白，畏寒，四肢不温，小腹稍胀。B超提示前列腺肥大。小便淋沥不畅，时有排出困难，大便溏。舌质淡、苔薄白，脉沉细。

中医诊断：癃闭。辨证属肾元虚弱，阳不化气，水湿停滞。

治法：温补肾元，佐助化气行水。

处方：济生肾气丸出入。熟地黄20g，山茱萸10g，淡附子15g（先煎），肉桂9g，怀山药15g，茯苓12g，泽泻10g，车前子10g（包煎），牡丹皮9g，川牛膝15g，补骨脂15g，胡芦巴24g，台乌药6g。7剂，每日1剂，水煎服。

二诊：上药服后，诸恙已瘥，大便转实。唯尿后尚有余沥。

处方：熟地黄20g，山茱萸10g，淡附子15g（先煎），肉桂9g，怀山药15g，茯苓12g，泽泻10g，车前子10g（包煎），川牛膝15g，补骨脂15g，菟丝子15g，胡芦巴24g，覆盆子12g，台乌药6g。7剂，每日1剂，水煎服。

【临证心悟】癃闭一证，有小便淋沥、点滴而出，亦有小便不通，闭而不出者。故《类证治裁·闭癃遗溺》云："闭者，小便不通；癃者，小便不利……闭为暴病，癃为久病。闭则点滴难通……癃为滴沥不爽。"在治则上《灵枢·本输》亦云："三焦者……实则闭癃，虚则遗溺，遗溺则补之，闭癃则泻之。"本案因老年肾元虚衰而致小便不利。故投以济生肾气丸出入，以温肾化气而愈。王子接在《绛雪园古方选注》卷中所述："肾气丸者，纳气归肾也。地黄、萸肉、山药补足三阴经，泽泻、丹皮、茯苓补足三阳经。脏者，藏精气而不泄，以填塞浊阴为补；腑者，如府库之出入，以通利清阳为补。复以肉桂从少阳纳气归肝，复以附子从太阳纳气归肾。《济生》再复以牛膝导引入肝，车前导引入肾，分头导纳，丝丝不乱。独取名肾气者，虽曰乙癸同源，意尤重于肾也。"

病案3：陈某，男，94岁。2013年11月4日初诊。

小便不通半年。患者既往有前列腺增生史，尿点滴不爽半年加重1周。体格检查：触诊小腹部明显膨隆，下肢浮肿，按之不起。B超提示前列腺增生，慢性弥漫性肾病。西医诊断为前列腺增生、慢性弥漫性肾病。刻诊：小便量少欠畅，面色㿠白，下肢浮肿，畏寒。舌淡苔白胖，脉沉细、结。

中医诊断：癃闭。辨证属肾阳衰惫。

治法：温阳益气，补肾利水。

处方：五苓散加减。淡附片12g（先煎），桂枝9g，茯苓15g，猪苓12g，当归15g，白术15g，车前子10g（包煎），泽泻10g，生薏苡仁20g，炙甘草10g。5剂，每日1剂，水煎服。因高龄，嘱必要时住院进一步诊治。

二诊：小便比前稍通畅，畏寒减轻，下肢肿退不显，神疲无力，舌脉如前。治法以益气温通，利水消肿。

处方：淡附片9g，生晒参9g，防己10g，生黄芪15g，生白术15g，桂枝9g，茯苓15g，猪苓12g，泽泻10g，当归15g，王不留行12g，川牛膝10g，车前子10g（包煎），赤小豆15g，炙甘草10g。7剂，每日1剂，水煎服。

三诊：小便不畅明显改善，下肢肿渐退，舌淡苔白胖，脉沉细。

处方：淡附片12g，生晒参9g，生黄芪15g，防己10g，生白术15g，桂枝9g，茯苓15g，猪苓15g，泽泻10g，当归15g，王不留行10g，川牛膝10g，车前子10g（包煎），赤小豆15g，石韦15g，生薏苡仁15g，炙甘草10g。7剂，每日1剂，水煎服。

四诊：小便较通畅，下肢肿退，舌淡苔白胖，脉沉细。治法原方再进。

处方：淡附片12g，生晒参9g，生黄芪15g，防己10g，生白术15g，桂枝9g，茯苓15g，猪苓15g，泽泻10g，当归15g，王不留行10g，川牛膝10g，车前子10g（包煎），赤小豆15g，石韦15g，干姜6g，生薏苡仁15g，炙甘草10g。7剂，每日1剂，水煎服。

五诊：小便较前已畅，仍有尿不尽感，下肢浮肿消退明显，舌淡苔白胖，脉沉细。原方加穿山甲粉3g（分吞）。7剂，每日1剂，水煎服。

后用前方增损，服用月余，排尿基本通畅，浮肿已不明显，慢性弥漫性肾病病情稳定。

【临证心悟】《谢映庐医案·癃闭门》云："小便之通与不通，全在气化与不化。然而气化二字难言之矣有因湿热郁闭而不气化者，用五苓、八正、禹功、舟车之剂，清热导湿而化之……有因阴无阳而阴不生者，用八味丸、肾气汤，引入肾命，熏蒸而化之；有因中气下陷而气虚不化，补中益气，升举而化之；有因冷结关元而气凝不化，真武汤、苓桂术甘之类，开冰解冻，通阳泄浊而化之；有因脾虚而九窍不和者，理中汤、七味白术散之类，扶土利水而化之。古法森立，难以枚举，总之，治病必求其本。"有鉴于此，本案患者高龄，有前列腺增生、慢性弥漫性肾病史，属中医学的癃闭、慢肾风。症见小便量少欠畅，点滴不爽，面色㿠白，下肢浮肿，结合舌脉诊为肾阳亏虚无疑。治法温阳益气，补肾利水。方中淡附片、桂枝温阳化气利水；茯苓、白术健脾而运化水湿；猪苓、泽泻、生薏苡仁、车前子利水渗湿；当归活血通络；甘草调和药物；王不留行、穿山甲亦取通经活络，助阳气运行全身以化水湿。使排尿通畅，浮肿消退，余证平息，慢性弥漫性肾病病情稳定。

七、关格

病案1：施某，男，27岁。

患者半年前因反复感冒，服用速效感冒片之类的药物。自以为身体健壮而仍外出做泥工，劳累后感头晕，腰酸乏力，面浮尿少。曾在当地医院诊断为慢性肾小球肾炎，未引起重视。此次感头晕目胀，恶心呕吐，面浮肢肿，腰酸乏力，便秘。查体：精神恍惚、贫血、全身浮肿。血压160/98mmHg，血尿素氮（BUN）41mmol/L，肌酐（CR）782.8μmol/L。诊断：慢性肾功能不全，尿毒症期。经中西药治疗1周，病无转机，并出现腹水，尿量日渐减少，用速尿利尿量亦甚少。此乃膀胱癃闭，浊气上逆，神志恍惚。浊毒瘀塞三焦，以祛浊攻毒。投大黄组剂保留灌肠，每日3~4次。当日排出宿便量多，腹胀减轻，尿量渐增。1周后，BUN降至31.5mmol/L，继以综合治疗，大黄组剂灌肠每日1~2次，后逐渐减少灌肠次数，保持大便通畅。2个月后，尿常规正常，肾功能基本正常。

（1）大黄组剂与使用：生大黄30g（后下），淡附子15g，槐角15g，六月雪15g，生牡蛎30g（先煎），益母草10g，生甘草10g。将药物水煎2次，2次药汁混合浓缩至300mL左右，灌入温度宜在37℃。取左侧卧位，压力宜低，插入深度一般可在30厘米，灌入速度宜慢。药液保留时间以30分钟为宜，灌肠应视病情轻重，轻则每日1~2次，重则每日3~4次。灌入量每次约150mL。

（2）大黄组剂作用与机理：组剂以大黄、附子温阳泄浊解毒，以攻逐浊毒邪为主药。其寒热相配、温阳泄浊相伍为特点。大黄，"走而不守，荡涤肠胃，下燥结而除瘀热，除水肿……二便不通，能推陈致新"。附子，辛温大热其性善走，故为通行十二经纯阳之要药，外则达皮毛而除表寒，里达下元而温痼冷。大黄配附子，具有温阳通里攻下之效，推陈致新，相得益彰。

根据膜平衡原理：药物灌肠通过肠壁半透膜的通透作用，取大黄清热偏于走下，善清胃肠实热作用于机体的"应激反应"，又因药物通腑泄浊，纠正氮代谢异常，改善体内毒性产物的蓄积，使肠道有害物质随大便排出体外，可有效降低患者血内尿素氮及肌酐的含量，减轻水肿，改善或消除症状。

【临证心悟】肾脏是机体代谢调节中心，具有主宰生命的重要作用。尿毒症使"健存"的肾单位日益减少，肾功能逐渐下降，水电解质紊乱，导致脾肾虚损，湿浊水毒潴留。予以综合治疗，增强脾肾的气化功能，促进肾脏"可逆"的病变恢复，阻止"健存"的肾单位减少，增加肾脏的代偿能力。运用大黄组剂灌肠的体会：①可促进胃肠蠕动，使肠道迅速恢复正常的通畅性，因而症状得以改善。②应用膜平衡原理进行药物灌肠，药液随大便排出体外，从而带出大黄的尿素氮等"浊毒"物质，起到透析的作用。③能抑制蛋白分解，纠正酸中毒。④大黄组剂由大肠直接吸收，避免口服引起肠功能紊乱而伤津耗液，使其祛浊毒而不伤正气。⑤能延缓由"慢性肾功能衰竭时残存的肾单位工作负荷加大，单个肾小球滤过率增加，而本身是一种代偿，但结果却造成肾小球毛细血管通透性增加，毛细血管和系膜出现一系列损害，终致小球硬化"这一恶性循环的进展。⑥解决尿毒症在护理上腹胀、便秘的难题，达到"通则不痛"的效应。

病案 2：慕某，男，66 岁。2014 年 6 月 12 日初诊。

反复腰酸伴有蛋白尿，血尿 10 余年，曾确诊为慢性肾小球肾炎，长期间断服用中西药治疗。2013 年发现轻度肾损害，并时有足趾疼痛。今年 3 月血肌酐曾高达 341mol/L，经住院治疗好转。尿检：蛋白（+），蛋白定量 1.2g/24h。查血肌酐 199mol/L。诊断为慢性肾小球肾炎、慢性肾功能衰竭、继发性痛风。近日来左足趾关节轻度疼痛，无红肿，肢体不肿，感腰酸，精神尚可，大便每日 2 次。舌淡红，苔薄白，脉细缓。

中医诊断：慢肾风、关格。辨证属肾元虚衰，湿浊毒邪内蕴。

治法：健脾化湿，泄浊和络。

处方：太子参 30g，炒白术 10g，茯苓皮 20g，生薏苡仁 10g，车前子 15g（包煎），泽泻 12g，泽兰 10g，玉米须 30g，丝瓜络 12g，积雪草 24g，紫苏叶 15g，六月雪 15g，制大黄 10g，怀牛膝 10g。7 剂，每日 1 剂，水煎服。

二诊：服上方 1 周，足痛好转，余症如前。

处方：太子参 30g，生黄芪 30g，炒白术 10g，茯苓皮 20g，生薏苡仁 10g，车前子 15g（包煎），泽泻 12g，泽兰 10g，玉米须 30g，丝瓜络 12g，积雪草 24g，紫苏叶 15g，六月雪 15g，炒杜仲 15g，制大黄 10g，怀牛膝 10g。7 剂，每日 1 剂，水煎服。

三诊：病情稳定。治以健脾补肾扶正，兼以化湿泄浊。

处方：太子参 30g，生黄芪 20g，炒白术 10g，茯苓皮 20g，生薏苡仁 10g，积雪草 24g，紫苏叶 15g，六月雪 15g，车前子 15g（包煎），制大黄 10g，川续断 15g，桑寄生 15g，生地黄 15g，枸杞子 15g，紫丹参 15g，怀牛膝 10g。7 剂，每日 1 剂，水煎服。

上方进出连服 2 个月，腰酸乏力改善，复查肾功能，血肌酐 130.7mol/L，基本接近正常。

【临证心悟】慢性肾衰是因肾疾年久，肾的气化功能受损，肾阴肾阳俱衰，致当升不升，当降不降，当藏不藏，当泄不泄，以肾元虚衰，湿浊毒邪内蕴为主要病机的证候群。《临证指南医案·虚劳》中谓："久虚不复谓之损，损极不复谓之劳，此虚劳损三者相继而成也。"在五脏之中，以肾的阴阳虚损尤甚，亦谓"肾劳"。其病变之本虽为肾元虚损，但湿浊既是因虚致实的病理产物，同时又是加重该病发展的病理因素。湿浊的主要症状为恶心呕吐，胸闷纳呆，或口黏，口有尿味，舌苔白腻或厚腻。此外，湿浊不泄，泛溢肌表，可见皮肤瘙痒；流注经络，络脉失和，则见肢节疼痛，尤常见于足趾关节，如湿蕴化热，湿浊瘀热阻滞则见肢体红肿热痛，甚则发热。《素问·汤液醪醴论》中有"平治于权衡，去宛陈莝……开鬼门、洁净府"等法，当以泄浊，但方法多种，不只限于通腑攻逐，且峻猛之剂易伤正气。使用通腑泄浊常用制大黄，少用生大黄，调整其用量至每日大便 2~3 次为宜。制大黄虽泻下力缓，但同样可达促进肠道毒素排出的目的。对脾胃虚弱，大便稀溏次频者则不宜。化湿泄浊以白术、茯苓、薏苡仁健脾化湿、清除浊毒；紫苏叶、积雪草等和胃降逆泄浊；以茯苓皮、泽泻、猪苓、车前子、玉米须等淡渗之品；足部关节疼痛，常用玉米须、丝瓜络、怀牛膝等活血泄浊舒筋排毒以通络；六月雪、土茯苓健脾利湿，疏肝活血、利关节，用于湿浊泛溢肌肤的皮肤瘙痒，收疏风泄浊之效。

八、腰痛

病案 1： 董某，女，59 岁。2009 年 9 月 13 日初诊。

腰部酸痛反复发作 3 年，曾做 B 超检查提示右肾错构瘤。患者平素无面部及肢体浮肿，尿检无血尿。近月来因腰痛明显前来就诊。症见腰酸痛间作，劳累后症状加重，小便淡黄，无尿频、尿急、尿痛，纳寐可。苔薄白，舌红，脉弦细。

中医诊断：腰痛。辨证属肾虚血瘀。

治法：益肾活血，和络止痛。

处方：生地黄 15g，熟地黄 15g，枸杞子 15g，赤芍 10g，白芍 15g，狗脊

15g，川续断15g，桑寄生15g，炒杜仲20g，山茱萸10g，桃仁10g，红花6g，莪术10g，炮山甲6g（先煎），泽兰10g，怀牛膝15g，车前子12g（包煎），炙甘草6g。每日1剂，水煎服。

二诊：服上方半个月，腰痛症状明显减轻。

处方：生地黄15g，熟地黄15g，山茱萸10g，枸杞子15g，白芍15g，生黄芪30g，狗脊15g，川续断15g，桑寄生15g，炒杜仲20g，桃仁10g，红花6g，莪术10g，炮山甲6g（先煎），怀牛膝15g，车前子12g（包煎），炙甘草6g。每日1剂，水煎服。

三诊：以前方益气固本，续服1个月，告已无明显腰痛，因劳累后腰部略感隐痛，嘱劳逸结合，原方增损，以资巩固。

【临证心悟】本案腰痛（肾错构瘤），肾错构瘤为肾间质细胞的血管平滑肌脂肪瘤，属良性肿瘤。瘤体较小时可无症状，如瘤体增大影响肾包膜可出现腰痛等症状，如瘤体出血或破裂可发生急性腹痛或休克。中医认为"腰为肾之府"，由于患者多因久病，肾之气阴亏虚，肾失所养，故常出现以腰部酸痛为主的症状。《景岳全书》云："腰痛证凡悠悠戚戚，屡不已者，肾之虚也。""腰为肾之府，肾与膀胱为表里，故在经则属太阳，在脏则属肾气，而又为冲、任、督、带之要会。所以凡病腰痛者，多由真阴之不足，最宜以培补肾气为主；其有实邪而为腰痛者，亦不过十中之二三耳。"故本案腰部酸痛，肾虚血瘀为主者，治宜以补肾为主，常用金狗脊、川续断、桑寄生、炒杜仲、生地黄、熟地黄、枸杞子、山茱萸之类。肾错构瘤虽为良性肿瘤，但结构异常，体积增大者，辨证辨病均与瘀血内阻、肾络失和有关，故临证用药宜配合活血化瘀通络之品，如桃仁、红花、泽兰、莪术、炮山甲、怀牛膝，临床亦可予身痛逐瘀汤加减。

病案2：戚某，男，50岁。2013年1月28日初诊。

腰酸痛1个月，畏寒，手足不温，神疲乏力，嗜睡，小便清长，大便稀，寐可。舌苔厚腻，脉细滑。

中医诊断：腰痛。辨证属肾阳虚夹湿。

治法：温肾壮腰，佐以健脾化湿。

处方：桂附地黄丸加减。淡附片9g，桂枝6g，熟地黄15g，当归15g，山茱萸10g，炒山药15g，枸杞子15g，桑寄生15g，炒杜仲15g，石菖蒲10g，干姜9g，炒山楂10g，白豆蔻6g（后下），小茴香6g，生薏苡仁30g。7剂，每日1剂，水煎服。

二诊：腰酸痛、神疲乏力改善，畏寒，手足不温，仍有嗜睡，二便瘥，舌苔微腻。

处方：熟地黄 15g，当归 15g，山茱萸 10g，炒山药 24g，枸杞子 15g，桑寄生 15g，炒杜仲 15g，巴戟天 12g，桂枝 9g，干姜 9g，石菖蒲 10g，炒山楂 10g，白豆蔻 6g（后下），生薏苡仁 30g。14 剂，每日 1 剂，水煎服。

三诊：腰酸痛，神疲乏力已瘥，唯偶有头胀，苔薄质淡红，脉细。

处方：熟地黄 15g，当归 15g，山茱萸 10g，炒山药 24g，泽泻 10g，枸杞子 15g，桑寄生 15g，炒杜仲 15g，桂枝 9g，干姜 9g，石菖蒲 10g，炒山楂 10g，白豆蔻 6g（后下），生薏苡仁 30g。14 剂，每日 1 剂，水煎服。

四诊：腰酸痛、头胀及诸恙已瘥八九，畏寒，手足不温较前好。原方再续 7 剂。

【**临证心悟**】腰痛为临床常见症状，有表里虚实寒热之分。实者多病短，症见腰酸，或胀痛并见，常有口苦等症；虚者多见之腰酸，神疲乏力。《景岳全书·腰痛》云："腰痛证凡悠悠戚戚，屡发不愈者，肾之虚也……当辨其所因而治之。"本案为虚实夹杂之症，以本虚为主，兼有湿邪为患。治疗以补肾为主，佐以健脾化湿。对于脾虚湿气较重者，则以健脾化湿为主，待湿化后，再用补肾之味。常用熟地黄、山茱萸、炒山药、桑寄生、炒杜仲等补肾壮腰；少佐干姜、附子以"少火生气"，对症见畏寒者配以桂枝、小茴香温通经络；化湿则用薏苡仁健脾化湿而不伤阴，石菖蒲醒脾化湿通经络；山楂健脾胃，活血化瘀；用白豆蔻之品理气脾胃，通络化湿。

病案 3：俞某，男，31 岁。2013 年 8 月 12 日初诊。

腰酸痛，小腹胀，夜寐多梦易早醒，尿黄，大便欠实。苔薄微腻，质淡，脉细。

中医诊断：腰痛。辨证属脾肾亏虚，兼有湿热。

治法：健脾益肾，佐以清利。

处方：炒党参 12g，炒白术 15g，茯苓 20g，扁豆衣 15g，炒白芍 15g，草豆蔻 15g，泽泻 10g，芡实 15g，枸杞子 15g，炒杜仲 20g，桑寄生 15g，制香附 12g，台乌药 6g，煨葛根 15g，车前子 10g（包煎），淡竹叶 10g，生甘草 10g。7 剂，每日 1 剂，水煎服。

二诊：大便已实，小腹隐痛有改善，腰酸痛，夜寐仍多梦，苔薄质红，脉细。

处方：炒党参 18g，炙黄芪 18g，炒白术 15g，茯苓 12g，炒山药 15g，山茱萸 12g，熟地黄 15g，沙苑蒺藜 15g，菟丝子 30g（包煎），巴戟肉 15g，制狗脊 15g，枸杞子 15g，制香附 12g，小茴香 6g，炙鳖甲 24g（先煎）。7 剂，每日 1 剂，水煎服。

三诊：腰酸痛、小腹胀已瘥，唯夜寐多梦，苔薄质淡，脉细。

处方：炒党参 18g，炙黄芪 18g，炒白术 15g，茯苓 12g，炒山药 15g，山茱萸 12g，熟地黄 24g，沙苑蒺藜 15g，菟丝子 30g（包煎），巴戟肉 15g，制狗脊 15g，枸杞子 15g，炙鳖甲 24g（先煎），合欢皮 15g，合欢花 10g，炒酸枣仁 12g，五味子 6g。7 剂，每日 1 剂，水煎服。

四诊：诸恙已瘥，唯活动后感乏力，舌脉如前。前方加生晒参 9g。7 剂。

【临证心悟】肾为先天，脾为后天，二脏相济，温运周身。张景岳认为"腰痛之虚证十有八九"。故腰痛一症中医多责之于肾虚，治疗多从补肾强腰入手。对于单纯肾虚之症，或可收效，至于脾肾双亏或脾虚兼有肾虚者，治疗以健脾为主，或健脾补肾法并用，如四君子汤健脾为主药；配以扁豆衣、芡实健脾化湿，甚者再加用山药；补肾则用枸杞子、炒杜仲、桑寄生之属，加巴戟肉、制狗脊、菟丝子；化湿热则稍佐车前子、淡竹叶之轻清味；草豆蔻、制香附、台乌药等理气，而兼能化湿温肾；对夜寐不安者以炙鳖甲滋阴潜阳而安神，与合欢皮、合欢花同用，可谓安神而郁解。

气血津液病证

一、郁证

病案1：严某，女，44岁。2012年12月25日初诊。

失眠近10年，甚至重则昼夜不眠，西医诊断为神经官能症，靠氯硝西泮等药物勉强入睡，但不能持久。症见神情淡漠，精神抑郁，时而沉默寡言，面色不华，胸胁胀痛，痛无定处，脘闷腹胀，嗳气，不思饮食，畏冷，夜间盗汗频作，睡眠劣，下肢乏力，月经紊乱，量少色暗红，食少不馨，大便干结。苔薄腻，舌淡偏暗，脉弦细。

中医诊断：郁证。辨证属肝气郁结，肝络失和。

治法：疏肝理气解郁。

处方：柴胡疏肝散加减。醋柴胡12g，炒白芍12g，八月札12g，当归12g，川芎6g，丹参10g，炒枳壳10g，制香附10g，陈皮10g，茯神15g，合欢皮15g，柏子仁10g，石菖蒲10g，旋覆花10g（包煎），赭石15g（先煎），神曲12g，炒山楂10g，佛手片10g，玫瑰花6g，甘草10g。7剂，每日1剂，水煎服。

二诊：精神状况有所改善，表情淡漠忧郁情况亦见好转，盗汗稍瘥，寐差，脘闷腹胀，嗳气有所改善，纳谷略增，大便通调，但有时善疑少言，舌脉如前，氯硝西泮等药物已减量，治守原意，沟通心理疏导。

处方：醋柴胡12g，炒白芍12g，八月札12g，当归12g，丹参10g，炒枳壳10g，制香附10g，陈皮10g，茯神15g，合欢皮15g，远志10g，柏子仁10g，石菖蒲10g，旋覆花10g（包煎），赭石15g（先煎），神曲12g，炒山楂10g，佛手片10g，玫瑰花6g，甘草10g。7剂，每日1剂，水煎服。

三诊：精神情绪尚佳，言语增多，胃脘腹胀及嗳气消失，睡眠改善。

处方：醋柴胡12g，炒白芍10g，八月札12g，当归12g，丹参10g，茯神

15g，石菖蒲 10g，百合 15g，麦冬 10g，炒酸枣仁 10g，炙远志 10g，神曲 12g，佛手片 10g，玫瑰花 6g（后下），北秫米 15g，甘草 10g。7 剂，每日 1 剂，水煎服。

四诊：诸症皆平，精神、情绪表情转佳，月经周期尚规律。药收全功，再守原方续服，以资巩固。

【临证心悟】郁证的发生，是由于情志所伤，肝气郁结，逐渐引起五脏气机不和所致。但主要是肝、脾、心三脏受累以及气血失调而成。《丹溪心法·六郁》说："气血冲和，万病不生，一有怫郁，诸病生焉，故人身诸病，多生于郁。"可见情志波动，失其常度，则气机郁滞，气郁日久不愈，由气及血，变生多端，可以引起多种症状，故有"六郁"之说。即气郁、血郁、痰郁、湿郁、热郁、食郁六种，其中以气郁为先，而后湿、痰、热、血、食等诸郁才能形成。《景岳全书·郁证》云："凡五气之郁，则诸病皆有，此因病而郁也。至若情志之郁，则总由乎心，此因郁而病也。"本案郁证，肝气郁结，肝络失和，以疏肝理气解郁，方以柴胡疏肝散加减。方中柴胡、炒枳壳、香附疏肝行气解郁；陈皮理气和中；川芎、白芍、甘草活血化瘀止痛。五郁为病，先起于肝气郁结，以行气解郁。因气行则血行，气畅则痰、火、湿、食诸郁自解。嗳气频频，胸脘不畅，酌加旋覆花、赭石以平肝降逆。食滞腹胀者，以神曲、山楂、鸡内金消食化滞。石菖蒲、百合、麦冬、酸枣仁、炙远志安神宁心。胸胁胀痛，月经紊乱，量少色暗红，脉弦者，此为气滞血瘀之象，方中以当归、丹参、山楂、玫瑰花之类活血化瘀调经。

郁证初起，总属情志所伤，气分郁结。临床表现为悒郁不畅，精神不振，胸闷胁痛，善太息，不思饮食等症。《素问·六元正纪大论》指出："木郁达之。"《证治汇补·郁证》提出："郁病虽多，皆因气不周流，法当顺气为先。"《医方论·越鞠丸》中亦云："凡郁病必先气病，气得流通，郁于何有？"因此，疏通气机为郁证总的治则，早期疏通气机对于防止病情的发展，防止发生他病具有积极的意义，做好患者心理疏导与沟通也是不可缺少的环节。

病案 2：刘某，男，46 岁。

因情志抑郁，渐致食少，夜寐不安，神倦乏力，形体消瘦，屡经调治，服用多种中西药物，效果不著。2012 年 11 月来诊之时，患者因生意经营不善致情志抑郁。诊其思虑过度，茶饭不思，夜不得寐，白昼头昏、神疲乏力，大便少而溏。苔薄白而腻、舌质淡，脉弦细。阅其病历资料，其余检验未见器质性病变，用中药多为疏肝理气化湿之品，西药用黛力新、阿普唑仑等。初起服用有效，后则神疲乏力益甚而纳谷更少。症脉合参，究其病因病机，多为外因引起肝气郁结，后肝木犯胃克脾，脾胃失和。治法重在调治中焦脾胃，使脾气健旺，元气渐充，利于肝之疏泄。

处方：柴胡 12g，白芍 12g，郁金 10g，八月札 12g，合欢皮 15g，合欢花 10g，太子参 15g，怀山药 15g，炒白术 12g，茯苓 5g，炙甘草 10g，广陈皮 10g，生麦芽 40g，焦鸡内金 15g，绿梅花 6g（后下），制香附 10g。7 剂，每日 1 剂，水煎服。

二诊：服药后食欲改善，夜寐渐安。原方略作增损，共治疗 1 个月余，诸症平息。

【临证心悟】情志抑郁，郁久心神失养，肝气失疏，脾胃升降失常，此类病证，如不及时治疗，则导致郁证。治疗方法，除予心理疏导外，一般均以疏肝解郁为主。但是，病者如脾胃功能失调的症状明显，还应据证调其脾胃，使谷食增进，运化渐复其常，气血生化之源得充，则元气自旺，肝血、心神得以滋养，气血调畅，利于开郁而病趋康复。《证治汇补·郁证》提出："郁病虽多，皆因气不周流，法当顺气为先。"《医方论·越鞠丸》亦说："凡郁病必先气病，气得当流通，郁于何有？"因此，疏通气机为郁证的治疗法则。本案肝郁气滞为主要原因，宗仲景"见肝之病，知肝传脾，当先实脾，四季脾旺不受邪"之意，故健其脾疏其肝。

病案 3：冯某，男，45 岁。2013 年 4 月 3 日初诊。

心烦 2 个月有余，伴口干唇燥，神疲懒怠，纳可，夜尿 2~3 次，大便可。苔薄，舌质淡，脉弦细重取沉。

中医诊断：郁证。辨证属肝郁脾虚，心肾不交。

治法：疏肝理脾，交通心肾。

处方：柴胡 12g，生白芍 12g，八月札 12g，黄连 9g，肉桂 6g，海藻 15g，昆布 15g，玄参 12g，浙贝母 15g，太子参 10g，麦冬 10g，补骨脂 15g，桑螵蛸 10g，沙苑蒺藜 15g。7 剂，每日 1 剂，水煎服。

二诊：心烦、口干、舌燥、神疲已瘥六七，夜尿有改善，大便不实，纳寐可，舌脉如前。

处方：柴胡 12g，生白芍 12g，八月札 12g，黄连 9g，肉桂 6g，海藻 15g，昆布 15g，浙贝母 15g，熟地黄 15g，太子参 10g，麦冬 10g，益智仁 10g，补骨脂 15g，桑螵蛸 10g，沙苑蒺藜 15g，煅牡蛎 30g（先煎）。7 剂，每日 1 剂，水煎服。

三诊：大便转实，夜尿1~2次，余症无殊，舌淡苔薄白边有齿痕，脉细。治法以温肾固涩。

处方：熟地黄15g，炒山药12g，山茱萸12g，焦山栀12g，牡丹皮10g，枸杞子15g，覆盆子15g，益智仁12g，桑螵蛸10g，煅龙骨30g（先煎），煅牡蛎30g（先煎），芡实15g，金樱子30g，台乌药10g。7剂，每日1剂，水煎服。

四诊：药后诸症瘥，守前方再进7剂，以资巩固。

【临证心悟】本案情志不畅，气机郁滞。久病耗伤心气营血，以致心神不宁，脏腑功能失调。心烦一症多责之于心火，治疗时多以清心降火为主，亦有用引火下行之法而取效者。然本案心烦兼有神疲，夜尿多，结合舌脉，实为肾火亏于下，心火浮于上，为水火不济之症，同时兼有脾虚。治疗从疏肝清火理脾和温肾固涩入手。初期用柴胡、八月札疏肝，黄连、肉桂交通心肾，海藻、昆布、浙贝母之属疏肝化痰降火；阴虚所以火旺，故用生白芍、麦冬等滋阴生津；太子参益气清补；佐补骨脂、桑螵蛸、枸杞子、覆盆子而温肾固涩。二诊之后，诸症已瘥，唯夜尿仍然，知其虚火已除，遂用熟地黄、山药、山茱萸、益智仁等味纯补已亏之肾阳，并重用煅龙骨、煅牡蛎加重固涩之功，吴鞠通云"治下焦如权，非重不沉"，此之谓也。肾阳得以潜降，则自不上扰于心矣；少佐黄连、肉桂以交通心肾。

病案4：俞某，女，36岁。2015年1月18日初诊。

心情抑郁已半年。近年来因生意经营不善，又因夫妻关系不和，出现郁郁寡欢，寐差，心慌，腹胀呃逆时作。初起未引起重视，后心慌、寐差症状日益加重。2个月前到某精神科诊治，做脑电图、心电图、生化等检查无殊，诊为"抑郁症"，服黛力新、阿普唑仑等药治疗月余后效果不显，心慌、寐差等症状明显，遂来中医门诊。诊时心情忧郁，心慌，夜寐不安，口干口苦，纳少，呃逆时作，便秘3~4日一行，月经尚调。既往有室性早搏史。脑电图无殊，动态心电图提示偶发室性早搏。舌红苔薄黄，脉弦细数。

中医诊断：郁证。辨证属肝气郁结，胃失和降。

治法：疏肝解郁，佐以宁心安神。

处方：柴胡疏肝散合甘麦大枣汤加减。柴胡15g，白芍12g，炒枳壳10g，炙甘草10g，陈皮10g，川芎10g，香附12g，姜半夏10g，郁金10g，淮小麦30g，大枣15g，六神曲15g。7剂，每日1剂，水煎服。

二诊：心情好转，口苦口干已除，大便2日一行，较畅，仍有心慌，呃逆仍作，纳稍增，寐欠安。舌淡苔白，脉弦细。

处方：柴胡 15g，白芍 12g，炒枳壳 10g，炙甘草 10g，陈皮 10g，川芎 10g，姜半夏 10g，姜竹茹 10g，郁金 10g，赭石 15g（先煎），淮小麦 30g，大枣 15g，六神曲 15g，北秫米 15g。7 剂，每日 1 剂，水煎服。

三诊：心情转佳，遇烦心事时仍易多想，呃逆减轻，余症平息，舌淡苔白，脉弦细。

处方：柴胡 15g，白芍 12g，陈皮 10g，当归 12g，川芎 10g，姜半夏 10g，姜竹茹 10g，郁金 10g，赭石 15g（先煎），淮小麦 30g，大枣 15g，炙甘草 10g，六神曲 15g，炒山楂 10g，北秫米 15g。7 剂，每日 1 剂，水煎服。

四诊：诸症明显减轻，心情舒畅，呃逆、心慌未作，偶有乏力，口干，舌脉如前。复查动态心电图，无明显异常。余无明显不适。守前方再续服 7 剂。

【临证心悟】本案患者病起于情绪所致，时间过久而致郁证，出现郁郁寡欢，寐差，心慌，腹胀呃逆时作，当属虚实夹杂之证。以柴胡疏肝散合甘麦大枣汤调治。柴胡疏肝散具有疏肝理气、活血止痛的功效，治肝气郁滞证之胁肋疼痛，胸闷善太息，情志抑郁易怒，或嗳气，脘腹胀满，脉弦等症。方中柴胡疏肝解郁，调理气机为主药；香附、白芍助柴胡和肝解郁，陈皮、炒枳壳行气导滞共为方中臣药；川芎理气活血止痛，为方中佐药；炙甘草和中，调和诸药。所合甘麦大枣汤证治系因忧思过度，心阴受损，肝气失和所致。心阴不足，心失所养，则精神恍惚，睡眠不安，心中烦乱；肝气失和，疏泄失常之脏躁证。治法养心安神，和中缓急。《绛雪园古方选注》云："小麦，苦谷也。经言心病宜食麦者，以苦补之也。心系急则悲，甘草、大枣甘以缓其急也，缓急则云泻心。然立方之义，苦生甘是生法，而非制法，故仍属补心。"方中小麦为君药，养心阴，益心气，安心神，除烦热。甘草补益心气，和中缓急（肝）。大枣甘平质润，益气和中，润燥缓急。两方合用，加减进出收其良效。

病案 5：秦某，女，23 岁。2018 年 7 月 29 日初诊。

心情郁闷数月加重 1 周，心烦不宁，时而易躁，寐差多梦，倦怠乏力，口干，纳谷不馨，面色少华，二便尚可。舌淡白尖略红，苔薄白，脉细数。

中医诊断：郁证。辨证为脾虚血亏，心失所养。

治法：健脾养心，益气补血。

处方：归脾汤加减。党参 15g，炙黄芪 15g，炒白术 15g，当归 15g，鸡血藤 15g，合欢皮 15g，合欢花 10g，茯苓 15g，炒酸枣仁 10g，制远志 10g，佛手 10g，龙眼肉 15g，炒山楂 15g，炒谷芽 15g，炒麦芽 15g，木香 9g，生姜 10g，大枣 15g。7 剂，每日 1 剂，水煎，分 2 次服。

二诊：情绪有所改善，乏力、口干、多梦、胃纳较前好转。上方出入，治疗1个月余后诸症明显好转，并嘱可常服花茶，怡养心、调情志。随访半年无殊。

【临证心悟】古人云"思出于心，而脾应之"，"思伤脾"，"脾藏意"。本案患者因情志不畅，忧思过度，耗伤心脾气血，脾气亏虚，运化失司，饮食不馨，化血不足，心失所养，故见面色少华、心境低落、倦怠、心烦、多梦、舌质淡、脉细数等症。方用归脾汤加减，方中党参、黄芪、白术以补气健脾，脾为营卫气血生化之源，脾胃强，则气血自生；当归、鸡血藤补血养心；酸枣仁、远志、龙眼肉、茯苓补心益脾，安神定志；佛手、合欢皮、合欢花开郁安神；木香理气醒脾，使之补而不滞；山楂、谷芽、麦芽增加解郁、醒脾、助消之力。全方共奏益气补血、健脾养心之功，意取其阳生而阴长，补气生血以养心，为治疗思虑过度、劳伤心脾、气血两虚之良方。使之心情畅快，纳寐改善，气色转佳。

二、紫斑

病案：刘某，男，37岁。2013年2月4日初诊。

患者出现双下肢皮肤出血点3个月，加重1周。3个月前因食海鲜，及过量饮酒致双下肢突发皮疹，局部较多出血点，当时在某医院就诊，诊为过敏性紫癜，用激素、抗过敏药物治疗后皮疹消退。后每遇疲劳或饮酒、吃鱼虾等腥物皮疹则发，以下半身为主，近1周症状加重，因不愿再用激素治疗，遂求治于中医。实验室检查：血常规无殊，尿常规隐血（＋）。症见双下肢皮肤出血点较多，口干微苦，面色不华，时有乏力，纳寐可，尿黄。舌红苔薄黄，弦细数。

中医诊断：血证——紫斑。辨证属气阴两虚，兼有血热。

治法：益气养阴，清热止血。

处方：犀角地黄汤加减。水牛角30g（先煎），太子参15g，生白术12g，生地黄20g，当归12g，白芍10g，炒山药20g，金银花15g，白茅根30g，焦栀子12g，牡丹皮10g，仙鹤草30g，生甘草10g，侧柏炭15g。7剂，每日1剂，水煎服。忌酒、海鲜、辛辣、煎炸食物。

二诊：皮疹明显消退，口干苦已改善，精神转佳，腰酸时作，舌红苔薄，弦细数。

处方：水牛角 30g（先煎），生地黄 20g，当归 12g，白芍 10g，炒山药 20g，太子参 15g，生白术 12g，焦栀子 12g，牡丹皮 10g，金银花 15g，白茅根 30g，仙鹤草 30g，墨旱莲 15g，女贞子 15g，生甘草 10g。7 剂，每日 1 剂，水煎服。

三诊：皮疹基本消退，但前些日受凉后感冒，皮疹又作，咽痛，微咳，痰黄，舌红苔薄，弦浮数。以辛凉解表，清热止血之剂。

处方：银翘散加减。水牛角 30g（先煎），金银花 15g，连翘 15g，薄荷 6g（后下），白茅根 20g，桔梗 6g，淡竹叶 9g，焦栀子 12g，仙鹤草 30g，生甘草 10g，蝉蜕 6g。5 剂，每日 1 剂，水煎服。

四诊：咽痛、咳嗽已愈，双下肢皮疹稍减，精神一般，胃纳欠佳，舌红苔薄微黄，弦细数。治法益气养阴，清热止血，佐以消食。

处方：水牛角 30g（先煎），太子参 15g，炒山药 15g，生地黄 15g，当归 12g，白芍 10g，牡丹皮 10g，金银花 15g，连翘 15g，白茅根 30g，焦栀子 12g，仙鹤草 30g，白及 10g，生甘草 10g，焦山楂、焦神曲、焦麦芽各 15g。7 剂，每日 1 剂，水煎服。

五诊：皮疹消退，余症瘥，偶觉乏力，舌脉如前。

处方：水牛角 30g（先煎），太子参 15g，炒山药 15g，生地黄 15g，当归 12g，白芍 10g，牡丹皮 10g，连翘 15g，白茅根 30g，仙鹤草 30g，白及 10g，生甘草 10g，大枣 15g，焦山楂、焦神曲、焦麦芽各 15g。7 剂，每日 1 剂，水煎服。以资巩固。

【临证心悟】过敏性紫癜（紫斑）的发病率近年来有逐年增加的趋势。中医学认为，本病多因饮食不节、脾胃运化失常、疲劳过度等原因致迫血妄行所致。治疗时多以益气健脾、清热止血为法。本案患者症见双下肢皮肤出血点较多，口干微苦，面色不华，时有乏力，尿黄，纳寐可，舌红苔薄黄，弦细数，为虚实夹杂之症，以犀角地黄汤加减。方论谓："此方虽曰清火，而实滋阴；虽曰止血，而实去瘀，瘀去新生，阴滋火息，可为探本穷源之法也。"犀角清心去火之本，生地黄凉血以生新血，白芍敛血止血妄行，牡丹皮破血以逐其瘀。用水牛角代犀角，清心凉血，解毒为主，配生地黄一以凉血止血，一以养阴清热；白芍、牡丹皮既能凉血，又能散瘀。叶天士说，"入血就恐耗血动血，直须凉血散血"。故其特点是凉血与活血散瘀并用；连翘清热解毒，消痈散结，长于清心泻火；太子参、白术、山药、生甘草益气养阴，气阴得补而出血自止也；配金银花、白茅根、焦栀子、仙鹤草以增强清热止血之力；少加当归养血，兼能温通，防止凉药过于凝滞；腰酸时作，加女贞子、墨旱莲以补肾阴；三诊时因感冒，故改用辛凉解表止血之剂；后以益气清热止血之剂而收功，尤以仙鹤草配大枣，为平补之剂，对气血亏虚之出血用之有良效。

三、汗证

汗证是指因营卫、血气、阴阳失调而致的以汗出过多为主症的病证。临床常见的自汗、盗汗，然亦不乏"自汗属阳虚，盗汗属阴虚"之说；而《景岳全书》却有补偏救弊之论，"自汗、盗汗亦各有阴阳之症，不得谓自汗必属阳虚，盗汗必属阴虚也"。

病案1：虞某，男，40岁。2011年6月10日初诊。

近1周来，无明显诱因每于天亮之前寐中汗出涔涔，醒后湿透，身微热，口苦易怒，两胁胀满，呕逆纳呆，小便短少，大便欠畅。舌质淡红，苔黄腻、脉弦滑。

中医诊断：湿阻盗汗。辨证属湿热郁遏少阳。

治法：清热利湿，疏泄少阳。

处方：蒿芩清胆汤加减。青蒿15g，黄芩10g，炒枳壳10g，姜竹茹10g，姜半夏9g，黄连6g，陈皮10g，赤茯苓15g，滑石15g(包煎)，青黛6g(包煎)，甘草6g，木香10g，糯稻根15g，煅龙骨24g（先煎），煅牡蛎24g（先煎），炒麦芽30g，炒山楂10g。7剂，每日1剂，水煎服。嘱忌恣食肥甘油腻之品。

二诊：盗汗已明显减轻，原方续进7剂，则盗汗止，余症悉平。

【临证心悟】盗汗一证，不独阴虚，临床上湿热所致盗汗亦不在少数。本案系内伤饮食，积滞生湿化热，湿热交蒸，入于阴分，正邪纷争，营阴失守，迫津于外，盗汗发生。而寅卯之时乃少阳之气生发较旺之时，少阳气机为湿热所遏，枢转受阻，故汗出于天明之前。《伤寒明理论》云："伤寒盗汗者，非若杂病之虚，是由邪气在半表半里使然也。"而胁肋胀满、口苦喜怒、呕逆纳呆、小溲短少为一派湿热郁阻少阳、三焦气机不畅之象，故用蒿芩清胆汤加减。何廉臣谓："青蒿脑清芬透络，从少阳胆经领邪外出。虽较疏达腠理之柴胡力缓，而辟秽宣络之功，比柴胡为尤胜。故近世喜用青蒿而畏柴胡也。"方中青蒿脑（即青蒿新发之嫩芽）苦寒芳香，既清透少阳邪热，又辟秽化湿。《重庆堂随笔》卷下说："青蒿，专解湿热，而气芳香，故为湿温疫病要药。又清肝、胆血分伏热。"黄芩苦寒，清泄胆腑湿热，并为君药，既透邪外出，又内清湿热。

竹茹清胆胃之热，化痰止呕，半夏燥湿化痰，和胃降逆，二药配伍，加强化痰止呕之功；碧玉散（滑石、青黛、甘草）、赤茯苓清热利湿，导湿热下泄，俱为臣药。炒枳壳下气宽中，消痰除痞；陈皮理气化痰，宽畅胸膈，为佐药。诸药合用，使湿去热清气机通利，少阳枢机得运，脾胃气机得和，自然寒热解，呕吐平，诸症悉除。本案呕逆纳呆有积食夹杂，故以蒿芩清胆汤合消食导滞之品同用，切中病机而取效。

病案2：吴某，男，62岁。2013年2月18日初诊。

双下肢汗出2个月余，加重1周。患者2个月前在无明显诱因下出现双下肢出汗，间歇反复发作。初期曾服六味地黄丸等药，药后症状未见缓解。既往史否认肝炎、肺结核、甲状腺功能亢进等病史。无过敏史。辅助检查：生化全套检查无殊。近日来汗出加重遂来就诊。自诉双下肢汗出，胸闷，口苦，余无明显不适。苔薄、舌质红，脉弦细。

中医诊断：汗证。辨证属邪入少阳。

治法：和解少阳，化湿和营。

处方：蒿芩清胆汤加减。青蒿12g，黄芩10g，淡竹茹10g，姜半夏9g，茯苓15g，炒枳壳10g，滑石15g（包煎），青黛9g（包煎），甘草9g，郁金10g，白薇12g，稽豆衣24g，麻黄根15g，生薏苡仁30g。7剂，每日1剂，水煎服。

二诊：下肢汗出大减，胸闷，仍感口苦，时觉疲倦，舌苔薄黄。治法和解少阳，益气止汗。蒿芩清胆汤合牡蛎散加减。

处方：青蒿12g，黄芩10g，淡竹茹10g，姜半夏9g，茯苓15g，白薇12g，稽豆衣24g，生黄芪15g，麦冬15g，浮小麦30g，麻黄根15g，煅牡蛎30g（先煎），生薏苡仁30g，大枣15g，生甘草10g。7剂，每日1剂，水煎服。后告愈。

【临证心悟】蒿芩清胆汤出自《重订通俗伤寒论》，属于和解少阳剂，原方本为寒热如疟，寒热轻重，口苦胸闷，吐酸苦水之症而设。本案患者症见双下肢汗出，胸闷，口苦，舌苔薄质红，脉弦细。虽非疟疾，亦无寒热，然病机相同，都属少阳证，故用此方移治于汗证而获佳效。方中青蒿清透少阳之邪，黄芩化湿热以利胆；竹茹、半夏、郁金、炒枳壳理气降逆，和胃化痰；茯苓、生薏苡仁、碧玉散淡渗利湿，并导胆热下行；白薇清虚热止汗；稽豆衣、麻黄根、煅牡蛎收敛固涩止汗。二诊，口苦胸闷已不明显，时觉疲倦，又加补气的黄芪、浮小麦、麻黄根、煅牡蛎相配而成牡蛎散，止汗之力更甚，另用大枣、麦冬益气止汗而收功。整个配伍用药体现了先清后补的理念。

病案3：陈某，男，51岁。2013年4月1日初诊。

盗汗3个月。患者3个月前因工作疲劳后渐出现夜寐盗汗，一直发作，昼夜均有，白天活动后加重，夜寐则醒后方知。曾就诊并做相关检查，用中西药治疗效果不显。后又经中医治疗，药后效果不显。既往否认肝炎、肺结核等传染病史。否认甲状腺功能亢进病史。无药物、食物过敏史。辅助检查：2013年5月生化检查示谷丙转氨酶（ALT）99.6mmol/L，总胆固醇5.55mmol/L；血常规检查无殊；胸部X线片检查无殊。症见盗汗，腰酸，四肢无力，畏寒，有遗精，寐可，纳一般，大便不实，小便可。苔薄，质淡红，脉沉细。

中医诊断：盗汗。辨证属脾肾阳虚。

治法：健脾温肾。

处方：四君子汤加味。炒党参15g，炒白术15g，茯苓15g，炙黄芪18g，当归12g，熟地黄15g，山茱萸12g，炒山药15g，枸杞子15g，炒杜仲15g，桑寄生24g，巴戟天15g，沙苑蒺藜15g，白豆蔻6g（后下），芡实15g，煨葛根15g，广木香6g，干姜6g，生甘草10g。7剂，每日1剂，水煎服。

二诊：盗汗明显改善，大便较前实，唯腰酸，四肢无力，苔薄，脉细。效不更方，再进7剂，每日1剂，水煎服。

三诊：盗汗、腰酸已瘥，大便如常，近半个月来无遗精现象，唯头晕目糊、四肢无力，尿不尽，苔薄，脉细。

处方：炒党参15g，炒白术15g，茯苓15g，炙黄芪18g，当归12g，熟地黄15g，山茱萸12g，炒山药15g，枸杞子15g，炒杜仲15g，桑寄生15g，鸡血藤15g，覆盆子18g，沙苑蒺藜15g，芡实15g，葛根15g，广木香6g，生甘草10g。7剂，每日1剂，水煎服。

四诊：诸症已除，偶有尿不尽，生化检查示ALT 47.6mmol/L，总胆固醇4.45mmol/L，苔薄，质淡，脉弦细。

处方：炒党参15g，炒白术15g，茯苓15g，炙黄芪18g，当归12g，熟地黄15g，山茱萸12g，炒山药15g，枸杞子15g，炒杜仲15g，桑寄生15g，鸡血藤15g，覆盆子18g，沙苑蒺藜15g，芡实15g，葛根15g，肉桂6g，炒山楂10g，生甘草10g。续进7剂，每日1剂，水煎服。

【临证心悟】盗汗即睡而汗出，如寇盗然，故以名之。自古以来大多医家认为本证为阴血亏虚所致，治疗上多从养阴止汗入手。张景岳《景岳全书·汗证》论汗证，认为一般情况下自汗属阳虚，盗汗属阴虚。但"自汗盗汗各有阴阳之证，不得谓自汗必属阳虚，盗汗必属阴虚也"。郑钦安谓："阴盛隔阳于外之证，夜间亦汗出，此为阳欲下交而不得下交，阳浮于外，故汗出。"本案盗汗，腰酸，四肢无力，畏寒，大便不实，舌淡苔白，脉沉细等，实为一派脾肾阳虚之象。故治疗时从健脾温肾入手，方以四君子汤加干姜（理中丸）健脾温阳，仅一味之差，前者重在益气健脾，后者重在温中祛寒；山茱萸、炒山药、熟地黄、枸杞子、炒杜仲、桑寄生温补肾阳；黄芪、当归益气养血，并配以葛根、芡实健脾止泻，肉桂、白豆蔻温中健脾理气，诸药合用则脾肾阳虚得补，汗出自愈。全方无一味为单纯止汗之药，寓方不离法之意。

病案 4：严某，女，40 岁。2013 年 6 月 3 日初诊。

夜寐盗汗 2 个月，周身酸楚，常半身或某一局部汗出，易感冒，寐差，神疲，面色不华。血常规检查：白细胞减少（2.7×10^9/L）。舌苔薄质红，脉细。

中医诊断：汗证。辨证属营卫不和，气虚不固。

治法：益气固表，调营卫以安神。

处方：防风 15g，炒白术 15g，生黄芪 30g，炒党参 18g，桂枝 10g，白芍 12g，生甘草 10g，大枣 15g，青蒿 12g，白薇 12g，九节菖蒲 15g，山茱萸 12g，百合 15g，炒酸枣仁 10g，煅牡蛎 30g（先煎），制玉竹 15g，北秫米 15g。7 剂，每日 1 剂，水煎服。

二诊：盗汗已瘥六七，夜寐好转，多梦，精神可，舌脉如前，原方再进。

处方：防风 15g，炒白术 15g，生黄芪 30g，炒党参 18g，桂枝 10g，白芍 12g，生甘草 10g，大枣 15g，青蒿 12g，白薇 12g，九节菖蒲 15g，合欢皮 12g，合欢花 10g，山茱萸 12g，百合 15g，炒酸枣仁 10g，煅牡蛎 30g（先煎），制玉竹 15g，北秫米 15g。7 剂，每日 1 剂，水煎服。

三诊：盗汗药后已瘥，唯夜寐欠安，多梦，白细胞计数 4×10^9/L，舌苔薄质光红，脉弦细。

处方：防风 15g，炒白术 15g，生黄芪 30g，太子参 18g，桂枝 10g，白芍 12g，生甘草 10g，大枣 15g，青蒿 12g，白薇 12g，九节菖蒲 15g，合欢皮 12g，合欢花 10g，山茱萸 12g，百合 15g，炒酸枣仁 10g，煅龙骨 30g（先煎），煅牡蛎 30g（先煎），制玉竹 15g，北秫米 15g。7 剂，每日 1 剂，水煎服。

续服 7 剂，而愈。

【临证心悟】自汗、盗汗是指由于阴阳失调、腠理不固，而致汗液外泄失常的病证。《三因极一病证方论·自汗论治》对自汗、盗汗做了鉴别，"无问昏醒，浸浸自出者，名自汗；或睡着汗出，即名盗汗"。一般而言，自汗多从气虚、阳虚而治，盗汗则宜从血虚、阴虚入手。而治疗任何疾病都应辨证论治，不能拘泥于固有的思维当中，临证时最主要的是抓住病因病机。本案虽为盗汗，从舌脉来看均似阴虚之证，然患者神疲，面色不华，气虚不固之症显矣，故宜舍脉从症，从调理营卫而治之。用桂枝汤去姜合玉屏风散使其交通阴阳，去姜是防其辛散，气虚得补则营卫自固。酸枣仁、百合安神止汗，青蒿、白薇、制玉竹清虚热，山茱萸、煅牡蛎加强收敛止汗之力，北秫米安神、调理脾胃更助其药力。

病案5：李某，男，55岁。2013年6月19日初诊。

患者因夜寐多汗曾在他处就诊，多以滋阴敛汗之剂，自述初起服后有效，其后则神疲愈加重而其效不明显。来诊时患病已半年余，形体消瘦，每因夜寐汗多而易醒，醒后不易入睡，寐差多梦，面色略黄，神疲乏力，口干舌燥。舌淡，苔薄少质红，脉弦细。

中医诊断：汗证。辨证属气阴两虚，卫气不固。

治法：益气养阴，佐以敛汗。

处方：防风15g，炒白术15g，生黄芪24g，生地黄15g，麦冬12g，炒白芍12g，制黄精24g，制玉竹15g，五味子6g，炒酸枣仁12g，百合12g，稽豆衣18g，炙鳖甲24g（先煎），淮小麦24g，大枣15g，生甘草10g。7剂，每日1剂，水煎服。

二诊：夜寐改善，汗出明显减轻，唯仍感口干。

处方：防风15g，炒白术15g，生黄芪24g，生地黄15g，知母10g，黄柏6g，麦冬12g，炒白芍12g，制黄精24g，制玉竹15g，五味子6g，炒酸枣仁12g，百合12g，稽豆衣18g，炙鳖甲24g（先煎），淮小麦24g，大枣15g，生甘草10g。7剂，每日1剂，水煎服。

前方续进7剂，竟获痊愈。

【临证心悟】自汗、盗汗是由于阴阳失调，腠理不固，而致汗液外泄失常的病证。这一病证，既可单独出现，也可作为症状伴见于其他疾病的过程中。自古自汗从气虚治，盗汗从阴虚治。《景岳全书·汗证》对汗证，认为自汗属阳虚，盗汗属阴虚。但是他又认为"自汗盗汗，亦各有阴阳之证，不得谓自汗必属阳虚，盗汗必属阴虚也"。郑钦安谓："因阴虚者，则为盗汗。由其人血久亏，不能收藏元气，元气无依而外越，血液亦与俱出，多在夜分。夜分乃元气下藏之时，而无阴以恋之，故汗出也。"本案患者夜寐多汗，并有寐而多梦，口干舌燥，神疲乏力之症属气阴两虚。故从益气之玉屏风散入手，正如柯琴《医宗金鉴·删补名医方论》中云："邪之所凑，其气必虚。故风者，不患无以驱之，而患无以御之。"故防风、黄芪、白术益卫固表，玉屏风散方出自《丹溪心法》，原为气虚自汗，易感风邪者而设，临证时对夜卧汗出属阴虚而兼有气虚证者，常用此方加味，疗效颇佳；生地黄、麦冬、制黄精等味滋养阴液，并用五味子、酸枣仁滋养心肝之阴，炙鳖甲滋阴潜阳，甘麦大枣汤养心安神。全方合用则营卫得固、气阴得补而汗自止矣。

病案 6：郑某，男，50 岁。2013 年 11 月 6 日初诊。

夜寐盗汗间歇 7 个月，午后潮热，两颧色红，腰酸，四肢无力，纳少，夜寐多梦，舌淡苔薄或少，脉细数。

中医诊断：盗汗。辨证属脾肾亏虚。

治法：滋阴补肾，益气健脾。

处方：六味地黄丸合四君子汤加减。熟地黄 15g，炒山药 15g，山茱萸 12g，牡丹皮 10g，党参 15g，炒白术 15g，茯苓 15g，枸杞子 15g，浮小麦 30g，煅龙骨 30g（先煎），煅牡蛎 30g（先煎），桑寄生 24g，神曲 15g，五味子 9g，黄柏 10g，郁金 10g，生甘草 10g。7 剂，每日 1 剂，水煎服。

二诊：盗汗，午后潮热，两颧色红，腰酸等诸症减轻，精神一般，纳仍少，夜寐多梦，舌淡苔薄或少，脉细数。治守原法，佐以和胃安神。

处方：熟地黄 15g，炒山药 15g，山茱萸 12g，牡丹皮 10g，党参 15g，炒白术 15g，茯苓 15g，枸杞子 15g，浮小麦 30g，煅龙骨 30g（先煎），煅牡蛎 30g（先煎），桑寄生 24g，麦冬 12g，五味子 9g，郁金 10g，焦鸡内金 15g，炒山楂 10g，生甘草 10g。7 剂，每日 1 剂，水煎服。

三诊：盗汗、腰酸症状已消七八，纳增，偶有乏力，舌淡苔薄少，脉细。原方加制黄精 24g，7 剂，每日 1 剂，水煎服。

四诊：盗汗、腰酸已除，余无明显不适，偶有口干，舌淡苔薄质淡，脉细。原方进出，再续服 7 剂，而愈。

【临证心悟】间歇性盗汗 7 个月，午后潮热，两颧色红，腰酸，四肢无力，纳少，夜寐多梦，结合舌脉，本案属脾肾阴虚。《医学正传·汗证》谓："其自汗者，无时濈濈然出，动则为甚，属阳虚，胃气之所司；盗汗者，寐中而通身如浴，觉来方知，属阴虚，营血之所主也。大抵自汗宜补阳调卫，盗汗宜补阴降火。"故本案治法以滋阴补肾，益气健脾，方以六味地黄丸合四君子汤加减。方中熟地黄、山茱萸、炒山药、枸杞子滋阴补肾，配黄柏、牡丹皮清肾中伏火而兼能止汗，佐桑寄生益肾强腰，无伤阴之虑；党参、炒白术、茯苓健脾益气。《景岳全书·汗证》云："收汗止汗之剂，如麻黄根、浮小麦、乌梅、北五味、小黑豆、龙骨、牡蛎之属，皆可随宜择用。"故用煅龙骨、煅牡蛎、浮小麦收敛止汗；五味子养心安神，益肾止汗；郁金行气解郁，凉血而不伤阴；神曲和胃，生甘草调和诸药，用生品取其性凉也。诸药合用，则补阴而不伤胃气。阴虚用补阴之法为常理，然需注意补阴之味易助湿碍胃，尤其对于脾胃素虚之人，应酌加健脾和胃之药。二诊之后，除加麦冬、制黄精等滋阴和胃之药外，用鸡内金、山楂是为此意。

四、发热

病案1：崔某，女，63岁。2013年3月11日初诊。

发热10余日不退，热势时起时伏，口苦，乏力，纳可，苔薄微腻，脉弦细。

中医诊断：辨证属少阳证，湿热不化。

治法：和解少阳。

处方：蒿芩清胆汤出入。青蒿12g，黄芩10g，姜竹茹10g，柴胡12g，炒枳壳10g，茯苓15g，陈皮10g，滑石15g（包煎），青黛9g（包煎），生甘草6g，太子参12g，炙鳖甲24g(先煎)，生薏苡仁15g，通草3g。3剂，每日1剂，水煎服。

二诊：热退，唯有口苦，余症可。前方加淡竹叶10g。续服3剂而愈。

【临证心悟】少阳枢机，位于半表半里，湿遏热郁留于少阳，少阳气机不畅，郁而化热，正邪纷争，邪进则寒，正争则热，故寒热起伏；热郁少阳，不得发泄，肝胆受累，胆中之火炽盛，疏泄失职，所以症见口苦，发热日久耗气伤津故乏力。何秀山云："手足少阳经合为一经。"胆之经气不利，则三焦气机不畅，而三焦气机不畅，则胆气失和。故法当手足少阳同治，以蒿芩清胆汤出入。方中青蒿与黄芩，青蒿苦微辛，寒，芳香透络，与苦寒清燥热的黄芩配伍，清透少阳。柴胡与黄芩，《本草纲目》云"柴胡乃苦以发之，散火之标也；黄芩乃寒能胜热，折火之本也"，柴胡苦辛平，畅少阳气机，黄芩苦寒，清泄少阳胆热，一散一清，和解少阳。柴胡配枳壳一升一降，运转枢机；姜竹茹清化痰湿；茯苓、陈皮、薏苡仁、通草淡渗利水；滑石、青黛、生甘草清化湿浊，祛肝胆之郁热，使湿热之邪从三焦分消；太子参、鳖甲益气养阴，扶正助邪外出，祛邪而不伤正，邪去而正自安。

病案 2：安某，女，21 岁。2013 年 8 月 14 日初诊。

反复发热 2 年。患者自述 2 年前一次洗澡时受凉后开始发热，体温常在 36.6~37.6℃，初起仅觉头晕、面部烘热，自购药物服后不显，病情反复，常觉乏力，不思饮食，曾到多家医院诊治，做血常规、脑电图、生化、乙肝三系、胸部 CT、T_3、T_4、过敏原等检查，均无殊。B 超提示轻度脂肪肝。症见：发热，心情抑郁，不欲饮食，口苦，形胖，面红，头晕不适，精神一般，二便尚可。舌红，苔薄黄，脉弦细。

中医诊断：少阳证。

治法：和解少阳。

处方：小柴胡汤加减。柴胡 12g，郁金 10g，黄芩 10g，姜半夏 9g，太子参 10g，甘草 6g，生姜 3 片，大枣 15g，白茅根 24g，鸭跖草 30g，蝉蜕 6g，神曲 15g。3 剂，每日 1 剂，水煎服。

二诊：自述心情明显好转，面红、头晕已除，口苦已减，舌脉如前，体温 36.5℃。药证相符，原方出入。

处方：柴胡 12g，郁金 10g，黄芩 10g，姜半夏 9g，太子参 10g，甘草 6g，生姜 3 片，大枣 15g，白茅根 24g，鸭跖草 30g，金银花 12g，蝉蜕 6g，神曲 15g。3 剂，每日 1 剂，水煎服。

【临证心悟】小柴胡汤方出自《伤寒论》，主治伤寒五六日，中风，往来寒热，胸胁苦满，嘿嘿不欲饮食，心烦喜呕，或胸中烦不呕等。本案患者主症为发热，且反复发作 2 年，虽时间久，但另有心情抑郁，不欲饮食，口苦，形胖，面红，头晕不适等症，仍为少阳病。故治疗以小柴胡汤为主。方中柴胡味苦微寒以疏木，和解少阳，调畅气机，使半表之邪得从外宣，为君；黄芩苦寒，寒能胜热以清火，使半里之邪得从内撤，为臣；姜半夏辛温，能开痰结，豁浊气以还清，降逆而止呕；太子参、甘草以补正气而和中，使邪不得复传入里为佐；邪在半里半表，则营卫争，故用生姜、大枣之辛甘，以和营卫为使也；发热日久化热，用白茅根、鸭跖草清热利水，使邪热从小便而去；久病入络，加蝉蜕以清解入络透热；郁金疏肝解郁，神曲和胃，共助少阳之邪得以和解。

病案 3：赵某，男，14 岁。2013 年 10 月 8 日初诊。

反复发热 20 余天，在当地医院多以中西医治疗，发热持续未退，体温在 38~39.3℃。曾查血常规：白细胞计数 7.8×10^9/L，中性粒细胞百分比 45%，淋巴细胞百分比 55%。血生化检查：正常。尿常规检查：蛋白（－）。经抗炎、抗病毒输液治疗 1 周无效，使用激素治疗后虽热退，但停药后热度再升，故前来就诊。症见恶寒轻，发热重，咽部红肿疼痛，胃脘胀满不适，口干苦，兼有泛恶，且不欲饮食，尿黄赤，舌苔黄厚腻，脉浮数。

中医诊断：发热。辨证属温热夹湿。

治法：清利湿浊，佐以泄热。

处方：蒿芩清胆汤加味。青蒿 10g，黄芩 9g，柴胡 10g，淡竹茹 10g，茯苓 15g，滑石 15g（包煎），青黛 9g（包煎），甘草 9g。3 剂，每日 1 剂，水煎服。

二诊：服完第 1 剂后体温未超过 38.6℃，第 2 剂后体温降至 37.7℃，第 3 剂后体温在 37.5℃ 左右，今日复诊时体温 37℃，诸症大减，已思饮食。苔黄腻，舌质淡，脉缓滑。

处方：青蒿 10g，黄芩 9g，柴胡 10g，淡竹茹 10g，滑石 15g（包煎），青黛 9g（包煎），甘草 9g，芦根 15g，豆蔻 6g（后下），茯苓 15g，薏苡仁 15g。4 剂，每日 1 剂，水煎服。

服后复查，血、尿常规正常，体温正常。

【临证心悟】《素问·阴阳离合论》曰："是故三阳之离合也，太阳为开，阳明为阖，少阳为枢。"开阖枢三层次之中，枢居中位，涉及内外，影响表里，关连上下。影响少阳枢机失调的病因，或外感湿毒郁闭化热，或素体湿病毒蕴结三焦。枢机失调所呈现的病证较多见，且较复杂。本案湿热之毒郁于上焦则头胀痛、口苦咽干；蕴于中焦则见胸脘痞满，恶心呕吐；结于下焦可见尿黄赤。脉症合参诊为湿热郁于三焦，少阳枢转不利，治疗予以三焦湿热清透为先，使湿热之邪从三焦少阳枢转而出，其郁热自能消退。"三焦者，水火之道路也。"故选用蒿芩清胆汤。蒿芩清胆汤之青蒿味苦气香，清芳透络，与苦寒清热燥湿的黄芩相合，清透少阳，从少阳领邪外达于表；柴胡调畅少阳气机，黄芩苦寒，清泄少阳胆热，一清一散，能退表里之热，祛三阳不退之热；黄芩、竹茹等药清化中焦湿热病之毒，清热止呕；茯苓、碧玉散清利下焦湿热从小便排出。二诊中加入芦根、豆蔻，意在夏秋之季，秋燥伤阴，热后阴伤，用芦根、豆蔻之品，质淳味厚，药专力宏，既以润燥，又解除用滋腻之品，以防湿滞之虑。本方有清透三焦湿热、和胃导滞的作用。

病案 4：朱某，女，45 岁。2013 年 11 月 25 日初诊。

发热 1 周，热势时起时伏，目黄，小便黄。实验检查：乙肝三系：乙肝表面抗原（HBsAg）（-）。肝功能检查：总胆红素（TBIL）38.9μmol/L，直接胆红素（DBIL）21.4μmol/L，间接胆红素（IBIL）17.5μmol/L。症见：纳呆口苦，胃脘胀闷，神疲乏力。苔薄微腻，弦细。

中医诊断：黄疸发热。辨证属肝胆湿热郁阻。

治法：清肝利胆，和胃化湿。

处方：蒿芩清胆汤出入。青蒿15g，黄芩10g，姜半夏9g，淡竹茹10g，炒枳壳10g，茯苓15g，焦栀子12g，茵陈12g，制大黄10g，滑石15g（包煎），青黛9g（包煎），甘草9g，通草3g。7剂，每日1剂，水煎服。

二诊：热退，口苦减轻，目黄稍退，精神好转，纳谷仍不振。

处方：青蒿15g，黄芩10g，姜半夏9g，淡竹茹10g，炒枳壳10g，茯苓15g，焦栀子12g，茵陈12g，制大黄10g，滑石15g（包煎），青黛9g（包煎），甘草9g，淡竹叶10g，焦楂曲15g，通草3g。7剂，每日1剂，水煎服。

三诊：经上方进出，调治半个月，诸症平息。

处方：青蒿15g，黄芩10g，姜半夏9g，淡竹茹10g，炒枳壳10g，茯苓15g，焦栀子12g，茵陈12g，制大黄10g，滑石15g（包煎），青黛9g（包煎），甘草9g，淡竹叶10g，焦楂曲15g，太子参12g，白术15g，薏苡仁30g。7剂，每日1剂，水煎服。

原方续服半个月。后复查肝功能正常。

【临证心悟】邪热留于少阳半表半里，郁而化热，正邪纷争，故寒热起伏；热郁少阳，不得发泄，肝胆受累，疏泄失职，所以症见口苦；湿热上炎影响双目则睛黄，下注于膀胱则小便黄；湿热伤及脾胃则纳呆口苦，胃脘胀闷；发热日久耗气伤津故乏力。以清热化湿，利胆退黄。用蒿芩清胆汤清热利胆，化湿和胃，合用茵陈蒿汤重在利胆退黄。茵陈，苦，微寒，苦泄下降，功专清利湿热而退黄疸。《伤寒来苏集》云："茵陈……能除热邪留结，佐栀子以通水源，大黄以除胃热，令瘀热从小便而泄，腹满自减，肠胃无伤……"并配以通草、淡竹叶，意在利湿通小便，使湿热之邪从小便而去。

五、痹证

病案1：郑某，男，55岁。2011年2月12日初诊。

患者关节痛1年余，确诊为类风湿性关节炎，曾先后多处求诊治疗，服用消炎痛、布洛芬、强的松及雷公藤片，痛缓不已，关节有变形之象。尿常规检查：蛋白（+++），管型（+）。肾功能：BUM 8.9mmol/L，Gr 92mmol/L。刻诊：精神不振，疲劳乏力，面色暗滞，全身关节疼痛，右腕、左膝、指关节痛甚，手指历节肿大略变形，形寒怕冷，小便偏黄。苔薄微黄腻，舌暗，脉弦滑。

中医诊断：寒痹。辨证属风寒湿痹，痰瘀互结，肝肾亏损。

治法：祛风散寒，除湿蠲痹，化痰逐瘀。

处方：黄芪桂枝五物汤加减。生黄芪24g，桂枝10g，赤芍10g，炒苍术10g，知母9g，川黄柏10g，细辛6g，制南星6g，防己10g，威灵仙15g，鬼箭羽10g，广地龙10g，桑寄生15g，鸡血藤15g，炒延胡索12g，生薏苡仁30g。7剂，每日1剂，水煎服。

二诊：持续服药治疗2个月，病情逐渐稳定缓减，但至4月下旬外感风寒，及春寒致关节疼痛出现反复，两膝关节拘急，入夜仍有疼痛。尿检：蛋白（＋），白细胞少量，管型少量。面色无华，腰酸乏力，苔淡白腻，舌淡有齿印，脉弦细。

中医诊断：辨证属气血不足，脉络痹阻，久病肝肾亏虚。

治法：益气血，补肝肾。

处方：生黄芪24g，桂枝10g，赤芍10g，制苍术10g，炒白术15g，淫羊藿15g，熟地黄15g，黄柏10g，鬼箭羽15g，威灵仙15g，鹿衔草15g，五加皮10g，乌梢蛇10g，当归12g，鸡血藤15g，补骨脂15g，桑寄生15g，生薏苡仁30g。7剂，每日1剂，水煎服。

三诊：持续服上药方加减3个月，近来两膝、腰际及周身其他关节均无疼痛，病情继续趋好，尿蛋白微量，管型少许。膝关节时有酸痛不适，遇阴雨天明显，怯寒喜温。药证合拍，再投原方增损，以资巩固。

处方：生黄芪30g，桂枝10g，当归10g，赤芍10g，淫羊藿10g，生地黄15g，熟地黄15g，鹿角胶10g（烊冲），制附片6g，鬼箭羽15g，补骨脂15g，桑寄生15g，鹿衔草15g，五加皮10g，乌梢蛇10g，生薏苡仁30g。7剂，每日1剂，水煎服。

【临证心悟】痹证是由风、寒、湿、热等外邪侵袭人体，闭阻经络，气血运行不畅所导致的以肢体关节及肌肉酸痛、麻木、重着、屈伸不利，甚或关节肿大灼热等为主症的一类病证。《素问·痹论》云："风寒湿三气杂至，合而为痹。"本案痹证，久痛不已，关节已变形，肾功能亦有损害，证属风寒湿痹，痰瘀互结，肝肾亏损。治法以祛邪扶正为法，黄芪桂枝五物汤加减。方中桂枝、附片、苍术、防风、威灵仙、细辛祛风散寒胜湿；乌梢蛇、广地龙入络搜风别邪，鸡血藤、赤芍、鬼箭羽养血活血、祛瘀通经；桑寄生、鹿衔草补肝肾、强筋骨、祛风湿，鹿衔草配五加皮有利尿消肿作用，鹿衔草又有益肾固涩、消除尿蛋白之功；南星、广地龙化痰通络，黄芪扶正达邪，知母、黄柏清热化湿；生薏苡仁健脾利湿。全方共奏祛痹祛邪，扶正固本之功。痰瘀阻滞是痹证特征性表现，提示病属痼疾，以痰瘀同治，故用虫类药以走窜入络，搜剔逐邪，以增强药效。随着关节症状的好转，肾功能亦有改善。

病案2：陈某，男，43岁。2012年1月2日初诊。

双踝关节红肿痛1年余。间歇、反复发作，尤其是在进食海鲜、高蛋白食物或喝酒后明显，尿酸535μmol/L，服消炎止痛药则减轻。双踝关节红肿热痛，走路疼痛加重，有时疼痛连及双膝关节。西医诊断为痛风。症见：精神尚可，口苦，尿偏黄，大便尚调。舌红，苔偏黄腻，脉弦滑而数。

中医诊断：痹证（热痹），辨证属湿热痹阻。

治法：清热化湿，消肿止痛。

处方：四妙丸加味。制苍术15g，黄柏12g，川牛膝10g，防风12g，防己10g，广地龙12g，生地黄15g，忍冬藤30g，龙胆6g，威灵仙15g，茵陈15g，土茯苓20g，六一散15g（包煎），红花10g，生薏苡仁30g。7剂，每日1剂，水煎服。

二诊：双踝关节红肿热痛明显减轻，但走路痛感仍受限，口苦亦减，尿已转清，舌红，苔腻，脉弦滑。前方去龙胆。7剂，每日1剂，水煎服。

三诊：诸症平息，舌红，苔微腻，脉弦滑，前方续进7剂。复查尿酸446μmol/L，有下降趋势。

【临证心悟】痛风，中医多将本病归属于痹证之热痹范畴，以风、寒、湿、热等邪气杂至而为痹，或兼夹痰瘀，痹阻经络影响气血运行所致肢体关节疼痛。痛风，国医大师朱良春提出为"浊瘀痹"，认为中医之痛风是广义的痹证，浊、瘀、痰之内邪互为因果，化毒致痹的新观点，治则以"泄化浊瘀"之法。本案患者双踝关节红肿热痛，有时疼痛连及双膝关节，口苦，尿黄，且舌红苔黄略腻，脉弦滑而数。当辨为湿热痹阻，用四妙丸加味。方中苍术、黄柏、薏苡仁、牛膝取四妙丸清热利湿之意，苍术、黄柏为丹溪的二妙散清热燥湿；薏苡仁淡渗利湿，又有解毒散结除痹之功；牛膝补肝肾，强筋骨，清热利湿，活血化瘀，标本同治，又可引药下行。痛风病在筋骨，为肝肾血分之病，故用龙胆、黄柏苦寒之味直折火势，急则治其标，泻火以存阴；防己、防风相配以祛风胜湿、通经活络；湿热蕴结于下焦，用忍冬藤、茵陈、土茯苓、六一散善清下焦之热之品而能通经络，对红肿疼痛之症消退甚速，六一散能清热利水下行，与薏苡仁相伍兼能调和脾胃；患者症状反复已久，加地龙清化湿热，入络以搜邪外出；《伤寒指掌》曾言"热毒熏灼，气血经络凝塞不通"，说明热盛可灼血成瘀，故用红花活血化瘀通络；加威灵仙通经络、消痰结、祛风湿；《医学传灯·痛风》有言"痛风者，有痛而不肿者，有肿而痛者……皆由肝经血少而火盛，热极生风"。方中苦寒化湿之品易化燥伤阴，阴亏则火旺，所以用地黄一味清热凉血、养阴生津，补肝肾不足之阴。二诊时，双踝关节红肿热痛已不明显，去苦寒之龙胆，以防久用伤胃，中病即止。

病案3：魏某，男，69岁。2013年1月7日初诊。

左侧肩周关节活动不利1年，伴疼痛2个月。患者因5年前因肺癌手术后体质较弱，易感风寒。3年后脑梗死经治恢复尚佳。1年前左侧肩周关节活动欠利，上举、后伸困难。半年前医院诊治，经检查诊为"肩周炎"，有糖尿病史，用西药降糖药和中成药治疗，当时自觉疼痛减轻，但仍时发时止。体格检查：左侧肩关节活动受限，局部压痛（+）。辅助检查：空腹血糖7.3μmol/L，血常规检查无殊，血沉57mm/h，抗"O"178IU/L，类风湿因子（-）。近2个月因劳累疼痛又加重。诊时左侧肩周关节活动欠利，伴疼痛，形体偏瘦，腰膝酸软，精神一般，口干，纳寐可。苔薄舌略紫暗，脉沉细略涩。

中医诊断：痹证、积聚。辨证属肝肾亏虚。

治法：调补肝肾，活络止痛。

处方：天麻10g，嫩钩藤15g（后下），白僵蚕15g，桑椹15g，桑寄生24g，当归15g，炒杜仲15g，紫丹参15g，生黄芪24g，嫩桑枝15g，鸡血藤15g，炮山甲6g（先煎），葛根15g，沙苑蒺藜15g，益智仁15g。7剂，每日1剂，水煎服。

二诊：左侧肩周关节活动稍好，疼痛仍然，形体偏瘦，腰膝酸软改善，口干明显，舌脉如前。

处方：天麻10g，嫩钩藤15g（后下），白僵蚕15g，桑椹15g，桑寄生24g，当归15g，炒杜仲15g，紫丹参15g，生黄芪24g，嫩桑枝15g，鸡血藤15g，炮山甲6g（先煎），全蝎6g，葛根15g，枸杞子15g，沙苑蒺藜15g，益智仁15g。7剂，每日1剂，水煎服。

三诊：一般情况可，血糖稳定，左侧肩周关节活动不利好转，疼痛减轻，苔薄质淡，脉沉细涩。前方加炒延胡索12g。7剂，每日1剂，水煎服。

四诊：左侧肩周关节活动不利明显好转，疼痛偶作，腰酸明显改善，精神可，无明显口干症状，舌苔薄白，脉沉细略涩。治宜补益肝肾，通络止痛。

处方：天麻 10g，炒杜仲 15g，枸杞子 20g，桑椹 18g，当归 15g，紫丹参 15g，生黄芪 24g，嫩桑枝 15g，片姜黄 12g，全蝎 6g，白僵蚕 15g，鸡血藤 15g，葛根 24g，伸筋草 15g，炮山甲 6g（先煎），炒延胡索 12g，生薏苡仁 30g，升麻 10g。7 剂，每日 1 剂，水煎服。

五诊：左侧肩周关节疼痛明显减轻，活动度接近正常。血糖正常，精神可，稍口干，苔薄质淡红，脉沉细。前方加制黄精 15g。14 剂。经治 2 个月，诸症平息。

【临证心悟】本案患者素体较弱，加上肺癌手术，脑梗死、糖尿病病史。症见肩周关节活动欠利，伴疼痛、形体偏瘦、腰膝酸软等，多为肝肾亏虚是本，血瘀阻络是标。治疗时应以补肝益肾，活络止痛为法。故用天麻、嫩钩藤平肝潜阳；桑椹、炒杜仲、桑寄生、沙苑蒺藜、益智仁诸药补肝益肾；当归、鸡血藤、紫丹参养血活血，丹参，古人云"一味丹参饮，功同四物汤"，当归、鸡血藤养血补血，舒筋活络；生黄芪益气通络；嫩桑枝、葛根通筋活络；久病入络，故用白僵蚕、炮山甲入络搜邪、追风止痛。二诊因疼痛仍作，加全蝎息风止痛，枸杞子补肝益肾。对久病全身关节或肢体疼痛患者，用虫类药物，取其息风止痛效果较佳。三诊以补养肝肾为主，配用活血化瘀、息风止痛等药，并守方服用而瘥。

病案 4：方某，男，47 岁。2013 年 1 月 16 日初诊。

肩关节伴双膝酸痛 3 个月，部位较固定，纳可，夜寐欠安，舌略紫，苔薄黄，脉弦涩。

中医诊断：痹证。辨证属气滞血瘀。

治法：理气活血，佐以通络。

处方：当归 15g，熟地黄 15g，赤芍 10g，川芎 10g，鸡血藤 15g，广郁金 10g，宣木瓜 12g，葛根 20g，豨莶草 15g，伸筋草 15g，补骨脂 15g，五加皮 12g，炒延胡索 15g，石菖蒲 10g，合欢皮 12g，合欢花 10g，生薏苡仁 30g。7 剂，每日 1 剂，水煎服。

二诊：关节酸痛，夜寐欠安有所好转，唯口干，大便欠实，苔薄，质淡，脉弦略涩。

处方：当归 15g，熟地黄 15g，赤芍 10g，川芎 10g，鸡血藤 15g，宣木瓜 12g，豨莶草 15g，伸筋草 15g，葛根 20g，补骨脂 15g，五加皮 12g，炒延胡索 15g，石菖蒲 10g，合欢皮 12g，合欢花 10g，沙苑蒺藜 15g，芡实 15g，生薏苡仁 30g。7 剂，每日 1 剂，水煎服。

三诊：药后膝、肩周关节酸痛及夜寐欠安已瘥，大便转实，唯口干，纳多，消谷善饥，苔薄微黄，脉弦数。治法以理气活血，清热通络。

处方：当归15g，熟地黄15g，赤芍10g，川芎10g，鸡血藤15g，葛根20g，宣木瓜15g，补骨脂15g，豨莶草15g，伸筋草15g，石菖蒲10g，知母10g，蒲公英15g，金银花12g，广郁金12g，香橼皮15g，炒薏苡仁30g。7剂，每日1剂，水煎服。

【临证心悟】《类证治裁·痹证》云："诸痹……良由营卫先虚，腠理不密，风寒湿乘虚内袭。正气为邪所阻，不能宣行，因而留滞，气血凝涩，久而成痹。"本案属中医学痹证之血痹的范畴。症见肩关节及双膝酸痛日久，部位较固定，舌略紫，脉弦涩，治疗从活血化瘀入手，治法为理气活血通络，以四物汤加味。方论谓："夫人之所赖以生者，血与气耳。故一切补气诸方，皆从四君化出；一切补血诸方，又当从此四物而化也。"故四物汤养血和血，治血虚经脉肌肤失养之本。方论又谓："补气者当求之脾肺；补血者，当求之肝肾。地黄入肾，壮水补阴，白芍入肝，敛阴益血，二味为补血之正药。然血虚多滞，经脉隧道，不能滑利通畅，又恐地、芍纯阴之性，无温养流动之机，故必加以当归、川芎辛香温润，能养血而行血中之气者以流动之。"方中加鸡血藤补血活血；延胡索、宣木瓜、葛根活血化瘀止痛；豨莶草、伸筋草祛风通络，更加补骨脂、五加皮补肾气而有通血络之功；石菖蒲、合欢皮、合欢花能安神而解郁通络。全方重在养血化瘀通络，症状改善明显。三诊时诸症渐瘥，唯口干，消谷善饥，苔薄微黄，脉细数，为血虚而热稽留，故用养血活血为主药，酌加知母滋阴润燥，蒲公英、金银花等轻清之味，消中焦之热，共奏养血清热和营之功。

杂病

一、蛇串疮（带状疱疹）

病案：刘某，女，55岁。2010年8月12日初诊。

右侧腰部皮肤刺痛、烧灼样疼痛2个月余，已用西药抗病毒药、免疫抑制剂治疗月余，仍疼痛难忍，入夜尤甚，每因疼痛影响睡眠，精神尚可，二便调，余无明显不适，舌红苔薄少，脉弦细。中医多责之于病后气滞血瘀，气血两虚。

处方：芍药甘草汤合金铃子散加减。黄芪15g，党参12g，白术10g，生白芍30g，甘草20g，蜂房6g，当归12g，丹参15g，赤芍10g，全蝎3g，炒延胡索15g，炒川楝子10g。7剂，每日1剂，水煎服。

二诊：药后疼痛明显减轻，余症可，原方续服7剂。

【临证心悟】蛇串疮，又名缠腰火丹，西医学认为带状疱疹是由水痘－带状疱疹病毒引起的急性疱疹性皮肤病，常累及神经与皮肤。中医学认为其多由湿热内蕴或感受毒邪等壅滞肌肤所致，常涉及心、脾、肝三脏。不少患者经治疗后余毒未清，滞留经络而致神经痛，可迁延数月，甚至更长。带状疱疹出现皮肤刺痛、烧灼样疼痛者并不少见，尤其多见于老年患者，医学上称之为"带状疱疹后遗神经痛"。西医学认为是病毒侵犯脊髓神经根，导致神经炎、神经节炎，是神经纤维粘连所致。疼痛的特点一是周期长，二是"先痛后肿""肿而又痛"，三是疼痛剧烈，其病毒侵犯三叉神经引起广泛损害性疼痛，而且还会出现剧烈头痛。中医多责之于病后气滞血瘀、气血两虚。本案以芍药甘草汤合金铃子散加减。芍药甘草汤以白芍养血益阴，调和肝脾，缓急止痛，甘草补中益气，治津液受损，阴血不足，筋脉失濡所致者；加黄芪、党参增强补气血之力以资气血生化之源，又助缓急止痛。金铃子散，金铃子疏肝气，泻肝火，延胡索行气活血，二药相配，气行血畅，疼痛自止。故诸药合用，共奏其效。

二、瘾疹

病案: 阮某,女,36 岁。2013 年 7 月 3 日初诊。

全身风团样皮疹、瘙痒 1 年,时隐时作,每遇洗澡或受风则作,入夜明显,服西替利嗪等则痒止。检查过敏原:总 IgE 158IU/mL,尘螨(+)。因皮肤瘙痒,平素常食清淡为主,不敢食海鲜之品,精神压抑。来诊时皮疹瘙痒,因长期服用西药,神疲乏力,头晕,面色㿠白,纳少,二便调。舌质淡,苔白腻,脉濡。

中医诊断:瘾疹。辨证属脾虚湿阻,表邪闭遏。

治法:化湿健脾,祛风散邪。

处方:平胃散合玉屏风散加减。制苍术 15g,生薏苡仁 30g,厚朴 12g,牛膝 10g,黄芪 30g,炒白术 12g,防风 9g,荆芥 12g,地肤子 15g,乌梢蛇 10g,蝉蜕 6g,白蒺藜 15g,徐长卿 15g,白鲜皮 15g,苦参 10g,忍冬藤 30g。7 剂,每日 1 剂,水煎服。

嘱西药减量服用,忌海鲜、煎炸之品,忌饮酒。

二诊:皮疹减轻明显,精神好转,稍感头晕,胃纳一般,舌质淡,苔白腻,脉细濡。既效守前法。

处方:制苍术 15g,生薏苡仁 30g,厚朴 12g,牛膝 10g,黄芪 30g,炒白术 12g,防风 9g,荆芥 12g,地肤子 15g,乌梢蛇 10g,蝉蜕 6g,白蒺藜 15g,徐长卿 15g,白鲜皮 15g,仙鹤草 30g,大枣 15g,神曲 15g。7 剂,每日 1 剂,水煎服。

三诊:皮疹显好,工作时间久则易疲劳,头晕不明显,纳振,舌淡苔白,脉细。前方加党参 15g。7 剂,每日 1 剂,水煎服。

四诊:自述西药停服已 3 天,风团样皮疹尚有,偶有头晕,月经量较前少,舌脉如前。治法以益气养血,祛风止痒。

处方:玉屏风散合四物汤加减。黄芪 30g,炒白术 12g,防风 9g,荆芥 12g,当归 12g,白芍 12g,生地黄 20g,紫草 12g,益母草 30g,牛膝 10g,地肤子 15g,乌梢蛇 12g,蝉蜕 6g,白蒺藜 15g,徐长卿 15g,白鲜皮 15g。7 剂,每日 1 剂,水煎服。

五诊:皮肤疹痒已不明显,精神可,头晕好转,面色仍偏黄,余症无殊,舌脉如前。

处方：黄芪 30g，炒白术 12g，防风 9g，荆芥 12g，当归 12g，白芍 12g，生地黄 20g，紫草 12g，益母草 30g，牛膝 10g，地肤子 15g，乌梢蛇 12g，蝉蜕 6g，白蒺藜 15g，徐长卿 15g，白鲜皮 15g，鸡血藤 15g，夜交藤 10g。7 剂，每日 1 剂，水煎服。

六诊：皮疹消肤痒止，余症不显，因恐下月经量少，续服，用上方加减又服半月，月经量较前增多，皮疹瘙痒消除。

【临证心悟】 瘾疹，俗称"风疹块"，是一种皮肤出现红色或苍白风团，时隐时现的瘙痒性、过敏性皮肤病。西医之荨麻疹，初发者易治，久作者难愈。西医多认为超过 6 周者为慢性。临床所见，此类疾病易反复发作。瘾疹，邪入阳明气分，表闭里热。本案患者初起症见皮疹瘙痒，神疲乏力，头晕面白，纳少，二便调，舌淡苔白腻，脉濡。中医辨证属脾虚湿滞，表邪闭遏所致，故方用平胃散合玉屏风散加减。用制苍术、薏苡仁、厚朴健脾益气化湿，脾运健，则水湿化；防风、荆芥开发腠理，透解邪毒又止痒；地肤子清热利湿止痒，徐长卿祛风止痒、利水消肿、活血解毒，白蒺藜散风止痒，白鲜皮、苦参、忍冬藤清热祛湿止痒，加乌梢蛇、蝉蜕通经活络，搜风止痒。四诊之时，湿热既祛瘙痒渐止，而头晕，面微黄，月经量少，知其气血虚仍然，故用玉屏风散合四物汤加减，以益气养血之剂为主，使其达到"血行风自灭"之功。

三、肺风粉刺

病案：尹某，女，20 岁。2013 年 11 月 25 日初诊。

面部粉刺数年。患者因家庭变故，性格逐渐内向，面部粉刺较多，曾在某医院诊治，检查生化全套，脑电图等，均无殊，诊为"痤疮"，经服药治疗，当时稍好，停药后又增多。查体：额部皮疹处可挤出白色脓头。诊时粉刺以额部为主，皮疹处不痛不痒，心烦失眠，多梦易惊，寡言少语，二便调，纳可，余无不适。舌尖红，苔薄黄，脉细数。

中医诊断：肺风粉刺。辨证属肝气郁结，心肺郁热。

治法：清心泻火，佐以疏肝。

处方：导赤散加味。生地黄 20g，淡竹叶 9g，生甘草 6g，黄连 9g，肉桂 6g，灯心草 3g，合欢皮 15g，合欢花 10g，清炙枇杷叶 15g，桑白皮 15g，金银花 15g，连翘 15g，蒲公英 15g，郁金 10g。7 剂，每日 1 剂，水煎服。

嘱忌食辛辣、煎炸、海鲜、油腻之品，应保持心情舒畅。

二诊：心烦瘥，夜寐转佳。面部粉刺明显减少，仍有白色脓头，舌尖红苔薄，脉细数。既效宜守前方出入，前方加麦冬 12g。7 剂，每日 1 剂，水煎服。

三诊：心烦明显减轻，夜寐好转，但多梦，面部粉刺已瘥，二便调，舌淡红苔薄黄，脉细数。

处方：生地黄 20g，淡竹叶 9g，生甘草 6g，黄连 9g，肉桂 6g，灯心草 3g，合欢皮 15g，合欢花 10g，清炙枇杷叶 15g，桑白皮 15g，金银花 15g，连翘 15g，蒲公英 15g，郁金 10g，麦冬 12g，茯神 15g，僵蚕 12g。7 剂，每日 1 剂，水煎服。

四诊：诸症平，额部少量粉刺，舌淡苔薄，脉细。守前方再服 7 剂而愈，嘱注意心情的调节和饮食的宜忌。随访 3 个月未发。

【临证心悟】肺风粉刺，亦称痤疮，是皮肤科最常见的毛囊皮脂腺慢性炎症性疾病，皮损好发于面颊、额部和下颌，亦可累及躯干，如前胸部、背部及肩胛部，以粉刺、丘疹、脓疱、结节、囊肿及瘢痕为特征，好发于青春期男女，也常称之为"青春痘"。西医认为是皮脂腺不通畅而发生的慢性炎症性皮肤病变，主要与性腺内分泌功能失调、皮脂分泌过多及局部痤疮杆菌感染、毛囊皮脂导管角化栓塞有关，其中雄性激素的激发起着重要作用，亦有人认为与遗传、免疫等因素有一定的关系。痤疮最早出现在《黄帝内经》，里面有"劳汗当风，寒薄为皶，郁乃痤"之说。病机十九条谓："诸痛痒疮，皆属于心。"痤疮，虽为小恙，却久治难愈。本案从"诸痛痒疮，皆属于心"论治，患者病起受情志影响，心情忧郁，症见额部粉刺、心烦失眠、多梦易惊、寡言少语等，证属心、肺二经之表闭里热，壅滞肌表，上攻于头面，故方用导赤散清热泻火，以治心经与小肠有热之证。用黄连、灯心草加重清心泻火之力；枇杷叶偏寒，与桑白皮合用，取枇杷清肺饮之意，轻浮入肺，以化热痰见长；肺胃湿热不化，以金银花、连翘、蒲公英清宣肺胃之热以散结；郁金疏肝解郁、清心凉血；合欢皮、合欢花疏肝解郁以安神。后加入麦冬、茯神皆能养心安神，心神得安则疾病易愈，久病入络加僵蚕以消散郁结。

四、脱发

病案 1：朱某，女，33 岁。2013 年 5 月 6 日初诊。

脱发 1 年余，伴头晕。患者 1 年前因产后出现脱发，头晕。初起症状不显，加之哺乳，未予治疗。近 3 个月来病情加重，每天掉发较多。遂多处就诊，服补钙、补肾养血等药2个月未见明显效果。血常规、微量元素检查无殊。血压110/65mmHg。头晕，神疲乏力，腹胀，夜寐不安，恶心，口苦时作，腰酸时作，舌红，苔白腻，脉濡细。

中医诊断：脱发。辨证属虚实夹杂。

治法：先清后补之法。

处方：平胃散加减。制苍术15g，炒白术12g，茯苓30g，厚朴12g，陈皮12g，姜半夏10g，炒薏苡仁30g，郁金10g，蒲公英20g，生甘草6g，生侧柏叶30g，北秫米30g，合欢皮15g，合欢花10g。7剂，每日1剂，水煎服。

二诊：头晕减轻，精神转好，恶心口苦除，夜寐亦转佳，脱发，腰酸。舌红，苔白略腻，脉濡。

处方：制苍术15g，炒白术12g，茯苓30g，厚朴12g，陈皮12g，姜半夏10g，炒薏苡仁30g，郁金10g，蒲公英20g，生甘草6g，生侧柏叶30g，北秫米30g，合欢皮15g，合欢花10g，菟丝子20g，制何首乌12g。7剂，每日1剂，水煎服。

三诊：头晕症状减轻，精神可，夜寐仍多梦，腰酸明显。舌红苔白，脉细。治法以滋肝补肾，养血生发。

处方：神应养真丹加减。当归12g，天麻10g，川芎9g，羌活9g，白芍15g，熟地黄24g，木瓜12g，菟丝子20g，制何首乌12g，墨旱莲20g，女贞子20g，生黄芪30g，炙龟甲20g（先煎），合欢皮15g，合欢花10g，炒酸枣仁15g，台乌药6g。7剂，每日1剂，水煎服。

四诊：药后脱发减少、腰酸明显减轻，头晕已瘥，神可，夜寐已安。舌红苔白，脉细。

处方：当归12g，天麻10g，川芎9g，羌活9g，白芍15g，熟地黄24g，木瓜12g，菟丝子20g，制何首乌12g，墨旱莲20g，女贞子20g，生黄芪30g，炙龟甲20g（先煎），炒酸枣仁15g，桑椹15g，台乌药6g。7剂，每日1剂，水煎服。

【临证心悟】脱发，《内经》称之为毛拔、发落、发坠等。其病因繁杂，或风与湿邪外侵肌表；或精神紧张，情志不调；或饮食失宜，恣进膏粱厚味，烟酒辛辣，损伤脾胃，痰浊内生；或生活不节，劳心熬夜，久之肝肾亏虚；或久病体虚失养所致，其发病多认为与肝肾不足、气血亏虚密切相关。而脱发一症临床甚为多见，中医学认为原因不外虚实两端，虚证者则多责之为肾虚、血虚；实证脱发由湿邪、血热引起者为多。本案患者症见脱发、头晕、乏力、腹胀、腰酸时作等虚证，又兼见恶心、夜寐不安、口苦时作，结合舌脉乃为虚实夹杂之证。故治疗时应先清后补，先从健脾化湿入手，待湿化邪祛，再用补肾养血生发之剂可收佳效。故先用苍术、白术、茯苓、炒薏苡仁健脾化湿，尤以茯苓一味重用，既能健脾又能安神而生发；厚朴、陈皮、郁金行气化湿；姜半夏、北秫米配合合欢皮、合欢花和胃安神，胃安则夜寐则佳，寐佳则发亦生也；蒲公英与生侧柏叶相配，既能使湿热之邪退而兼有生发之功；生甘草调和诸药。二诊时邪气稍退，腰酸仍显，加菟丝子、制何首乌补肾生发。三诊后邪退，脾胃已安，改用《三因极一病证方论》卷三之神应养真丹加减。神应养真丹原方，主治足厥肝阴经受风寒暑湿所致的左瘫右痪、半身不遂、涎潮昏塞、手足顽麻、语言謇涩、牙关紧闭、气喘自汗、心神恍惚、肢体缓弱；荣气凝滞，遍身疼痛；妇人产后中风，角弓反张；或坠车落马，打仆伤损，瘀血在内者。意取以滋肝补肾，养血生发。方中用当归、川芎、白芍、熟地黄为四物汤，功能补血活血；配以菟丝子、制何首乌、女贞子、墨旱莲、龟甲补肾生发；羌活化湿，天麻平肝，木瓜和胃，三者配入方中，能使全方补而不腻，补中有清；配入生黄芪，意为气旺则血生，而发为血之余，故气生而发生矣；夜寐仍多梦，用合欢皮、合欢花、酸枣仁安神；乌药引诸药入肾，而共助补肾生发之功。

病案 2：刘某，女，35 岁。2013 年 5 月 15 日初诊。

脱发 3 个月。患者因近几个月来工作繁忙，每日加班，神疲乏力，面黄憔悴，日久脱发，大便干燥。舌淡苔白，脉细弱。

治法：益气养血生发。

处方：四物汤合二至丸加减。炙黄芪 30g，当归 15g，熟地黄 20g，炒白芍 15g，墨旱莲 15g，女贞子 15g，夜交藤 15g，桑椹 20g，陈皮 10g，生侧柏叶 30g，黑大豆 20g，肉苁蓉 15g，制大黄 9g。7 剂，每日 1 剂，水煎服。

二诊：脱发，腹胀时作，神疲乏力，纳谷不佳，便干稍好，口苦时作，手足觉凉，面色稍红润，舌淡苔白边有齿痕，脉沉细弱。治法益气养血，佐以温肾和胃。

处方：八珍汤加减。党参 15g，生白术 15g，茯苓 15g，熟地黄 15g，当归 15g，炒白芍 12g，厚朴 12g，郁金 10g，淡附子 10g（先煎），黄柏 9g，陈皮 10g，龙胆 3g，制大黄 6g，牛膝 10g，干姜 6g，紫河车 6g，炙甘草 6g。7 剂，每日 1 剂，水煎服。

三诊：脱发似乎减少，纳增，精神转佳，面红润，排便较前通畅，耳鸣时作，口苦时有，舌淡苔薄黄，脉弦细数。前方加柴胡 12g、黄芩 10g。7 剂，每日 1 剂，水煎服。

四诊：脱发可，纳佳，精神可，二便调，耳鸣明显好转，余无不适，舌脉如前。治法益气养血，佐以温肾和胃。

处方：党参 15g，茯苓 15g，生白术 20g，熟地黄 15g，当归 15g，炒白芍 12g，郁金 10g，淡附子 10g（先煎），干姜 6g，陈皮 10g，牛膝 10g，枸杞子 12g，紫河车 6g，乌药 6g，炙甘草 5g。7 剂，每日 1 剂，水煎服。

【临证心悟】《素问·五脏生成》云："肾之合骨也，其荣发也。"肾主骨，藏精，发为肾之外候；肝藏血，发为血之余，肝肾同源，精血互化，肝肾精血相互滋生，共为毛发生长的必需物质基础。《诸病源候论》云："若血盛则荣于须发，故须发美；若血气衰弱经脉虚竭不能荣润，故须发秃落。"又云："血气盛则肾气强，肾气强则骨髓充满，故发润而黑；血气虚则肾气弱，肾气弱则骨髓枯竭，故发变白也。"毛发的生长枯荣与肝肾、气血的关系密切。本案脱发，症见神疲乏力，面黄憔悴，脉细弱等。初投以益气养血之剂而不效，反致腹胀、纳少等症，改用健脾和胃法为主，再配以养血生发之味而收效。方中党参、茯苓、炙甘草、生白术益气健脾之味，配以厚朴、郁金、陈皮之味理气，则补中有通，补气而不滞气；熟地黄、当归、炒白芍养血生发；淡附子、干姜温阳，因有口苦，恐其生热，故又加黄柏以制其阳；牛膝、枸杞子、紫河车益肾生精，精血同源，精足则血自足，血足而发生；龙胆、大黄少量轻投，健脾和胃，又可防止滋腻之味生热化火。

五、乳衄

病案：张某，女，38 岁。2012 年 11 月 20 日初诊。

患者平时性情抑郁，时有胸闷、心烦，右乳头溢血 1 周，加重 1 天。1 周前发现右侧乳头溢液，为淡黄色液体少量，3 天后出现右乳头溢出鲜红色血性液体，量少。后不经挤压乳头自行溢血，因反复溢出，做血液涂片未查到癌细胞，钼靶检查无殊。B 超提示双侧乳腺小叶增生，右乳腺乳腺管轻度扩张。右乳有胀痛感，大便欠畅，两乳头无内陷，乳晕周围皮肤无异常，乳房未触及包块，右乳触痛（+），右乳头有血性分泌物。苔薄微黄，舌质红，脉弦细。

中医诊断：乳头溢血。辨证属肝气郁结，郁而生火，火热怫郁，干于厥阴而上逆，则血妄行而致乳衄。

治法：疏肝解郁，泻火清热，凉血止血。

处方：逍遥散加减。柴胡 12g，生白芍 15g，当归 15g，炒白术 15g，瓜蒌皮 15g，焦山栀 12g，牡丹皮 10g，白茅根 15g，小青皮 10g，生麦芽 40g，橘叶 10g，牛膝 10g，生甘草 10g。7 剂，每日 1 剂，水煎服。

二诊：胸闷心烦及乳房胀痛症状好转。乳头溢血已不明显，舌脉如前，此仍属肝郁血热之证。

处方：柴胡 12g，生白芍 15g，当归 15g，炒白术 15g，瓜蒌皮 15g，粉重楼 10g，漏芦 24g，白茅根 15g，焦山栀 12g，牡丹皮 10g，小青皮 10g，生麦芽 40g，橘叶 10g，牛膝 10g，生甘草 10g。7 剂，每日 1 剂，水煎服。

经疏肝解郁，清热消肿散结，前后服药 14 剂，乳头溢血消失，但仍有心烦、胸闷等症状。嘱其观察并服用加味逍遥丸以善后。

【临证心悟】 乳头溢血属中医学"乳衄"范畴。《疡医大全·乳衄门主论》云："乳血乃忧思过度，肝脾受伤，肝不藏血，脾不统血，肝火亢盛，血失统藏，所以成衄也。"多由肝气郁结，疏泄不畅，血不循经所致。故有"衄血者，火载血上，错经妄行"之说。本案因情志不畅，肝郁化热，阳热怫郁，干于厥阴，血自两胁逆于乳头导致乳衄。故用逍遥散加减。方中柴胡、白术、生麦芽疏肝理气，通络；当归、白芍养血调肝；焦山栀、牡丹皮、白茅根、生甘草凉血清热；牛膝引血下行。粉重楼、漏芦清热解毒，滑利通降，活血消肿，散瘀止痛，通经下乳。青皮、橘叶、瓜蒌皮增强理气消肿散结之功，生麦芽大剂量应用有疏肝回乳的作用，抑制乳腺的分泌增生。

六、背寒肢冷

病案： 冯某，男，40 岁。2015 年 4 月 17 日初诊。

身寒，以脊背尤甚，下肢冷 3 年，虽时在炎暑也畏风扇、空调，冬季则卧床厚棉不温，神疲腰酸，阳事不兴，胃纳差，寐可，大便溏，小便清长。舌质淡多齿痕，苔薄白，脉沉细。

中医诊断：虚劳。辨证属肾阳虚损，肾阳亏虚，失于温煦，背寒肢冷，督脉为病。

治法：温督壮阳。

处方：右归丸加味。熟地黄 15g，炮附片 9g，肉桂 6g，炒山药 15g，山茱萸 12g，生黄芪 18g，菟丝子 30g，鹿角片 10g（先煎），枸杞子 15g，当归 15g，炒杜仲 15g，狗脊 15g，续断 15g。7 剂，每日 1 剂，水煎服。

二诊：身寒及脊背改善，神疲腰酸瘙，阳事不兴，胃纳差，大便溏，小便清长。舌质淡多齿痕，苔薄白，脉沉细。

处方：熟地黄 15g，炮附片 9g，肉桂 6g，炒山药 15g，山茱萸 15g，生黄芪 18g，菟丝子 30g，鹿角片 10g（先煎），枸杞子 15g，当归 15g，炒杜仲 15g，狗脊 15g，续断 15g，补骨脂 15g，沙苑蒺藜 15g，生山楂 10g。7 剂，每日 1 剂，水煎服。

三诊：身寒及脊背改善较明显，下肢感温，神疲腰酸瘙，阳事能应，胃纳可，大便转实，小便正常。舌脉同前。

处方：炮附片 9g，肉桂 6g，熟地黄 15g，山茱萸 15g，生黄芪 18g，菟丝子 30g，鹿角片 10g（先煎），枸杞子 15g，淫羊藿 15g，巴戟天 15g，狗脊 15g，续断 15g，补骨脂 15g，蜂房 6g，沙苑蒺藜 15g。7 剂，每日 1 剂，水煎服。

后复诊 3 次，均以上方增损，诸症瘙。

【临证心悟】 背寒肢冷以老年患者为多，平素过食生冷、贪凉受寒或过度劳累容易发作。患者虽年四十，但症见身寒，以脊背尤甚，下肢冷，在炎暑也畏风，冬季卧床厚棉不温，神疲腰酸，阳事不兴，胃纳差，大便溏，小便清长。舌质淡多齿痕，苔薄白，脉沉细之证。由于督脉循行于脊背正中线，又主一身之阳，有"阳脉之海"之说，督脉为病。见阳气虚弱，身寒，以脊背尤甚，下肢怯冷，神疲腰酸。以虚则补之，用温补肾阳、填精止遗的右归丸，方中以附子、肉桂、鹿角片为君药，温补肾阳，填精补髓。臣以熟地黄、枸杞子、山茱萸、山药滋阴益肾，养肝补脾，寓养阴于温阳之中，即所谓"善补阳者，必于阴中求阳，则阳得阴助而生化无穷"，督脉隶属肝肾，熟地黄、枸杞子等益肝肾，又扶督脉；佐以菟丝子补阳益阴，固精缩尿；杜仲、狗脊、续断补益肝肾，强筋壮骨；当归养血和血，助鹿角胶以补养精血。诸药配合，共奏温督填精、佐以兴阳之功。

七、崩漏

病案： 金某，女，50 岁。2018 年 5 月 21 日初诊。

患者因反复月经量多 30 余年，加重半年余就诊。末次月经 2018 年 5 月 4 日，色红，量多，周期提前，半月余经净，查血红蛋白 80g/L。西医诊断为更年期功能失调性子宫出血。刻下：面色㿠白，乏力，潮热，寐差，舌质淡，苔薄白，脉细弱。

中医诊断：崩漏。辨证为气血两虚，冲任不固。

治法：益气养血，固摄冲任。

处方：归脾汤加减。党参 15g，炙黄芪 15g，炒白术 15g，当归 15g，茯苓 15g，制远志 10g，炒酸枣仁 10g，龙眼肉 10g，地骨皮 15g，白薇 12g，仙鹤草 30g，补骨脂 12g，生地榆 15g，槐花 6g。7 剂，每日 1 剂，水煎服。

二诊：月经来潮，量较前略有减少，色红，手心发热，余症同前。

处方：党参 15g，炙黄芪 30g，炒白术 15g，当归 10g，茯苓 15g，制远志 10g，炒酸枣仁 10g，龙眼肉 10g，地骨皮 15g，白薇 12g，仙鹤草 30g，补骨脂 12g，生地榆 15g，槐花 6g。7 剂，每日 1 剂，水煎服。

三诊：月经未净，精神好转。

处方：党参 15g，炙黄芪 30g，炒白术 15g，当归 10g，茯苓 15g，制远志 10g，炒酸枣仁 10g，地骨皮 15g，白薇 12g，仙鹤草 30g，补骨脂 12g，生地榆 15g，槐花 6g，海螵蛸 15g，茜草 10g，阿胶珠 9g（烊冲）。7 剂，每日 1 剂，水煎服。

继续服用 7 剂后经净。前方增损调治 2 个月，经量明显减少，睡眠改善。

【临证心悟】崩漏是月经的周期、经期、经量发生严重失常的病证，其发病急骤，暴下如注，大量出血者为"崩"；病势缓，出血量少，淋沥不绝者为"漏"。可发生在月经初潮后至绝经的任何年龄，属妇科常见病，也是疑难急重病证。《素问·阴阳别论》谓："阴虚阳搏谓之崩。"崩漏之因，起初多由阴虚阳亢、血热妄行所致，但崩漏日久，血虚以致气衰，发展成气不摄血，日趋严重，又兼有久病多瘀，以致血失故道。《济阴纲目》云："愚谓止涩之中，须寓清凉，而清凉之中，又须破瘀解结。"故用炭类止血，无济于事，改用贯众、地榆、白头翁、海螵蛸、茜草等清热凉血和涩以固脱以及祛瘀生新之品。本案患者气血两虚，气不摄血，冲任不固，故以归脾汤为主，峻补脾气复其统摄之权，脾能统血，气能摄血，不止血而血自止；兼以白薇、地骨皮清虚热兼凉血止血，仙鹤草、槐花收敛止血，补骨脂补肾兼有止血之能。二诊时患者恰逢经期，增减黄芪、当归的剂量，以加强益气之力。三诊时患者月经仍未尽，加入阿胶珠、海螵蛸、茜草以调摄冲任，药证合拍，调治 2 个月，多年崩漏尽愈。

八、脏躁

病案 1：孙某，男，43 岁。2011 年 9 月 7 日初诊。

咽部有异物感近 2 年，平素性格多虑，精神不振，平时工作繁忙常需熬夜，失眠，神疲乏力，口苦，咽部充血，纳可，二便如常。苔厚腻，质红，脉弦细数。

中医诊断：脏躁（癔症）。辨证属肝郁脾虚，痰浊内阻。

治法：疏肝理脾，化痰利咽。

处方：柴胡 15g，炒白芍 12g，八月札 10g，娑罗子 10g，昆布 15g，海藻 15g，广郁金 12g，青蒿 15g，地骨皮 15g，川厚朴 12g，茯苓 15g，姜半夏 10g，大豆卷 15g，草豆蔻 15g，金锁银开 15g，淮小麦 30g，生薏苡仁 24g。7 剂，每日 1 剂，水煎服。

嘱节饮食，忌食辛辣、油腻、海鲜、煎炸之品。调情志、生活规律。

二诊：咽部异物感减轻，仍神疲乏力，口苦已减，余症平，苔腻稍退。既效守前法，前方加太子参 12g。7 剂，每日 1 剂，水煎服。

三诊：咽部异物感有所减轻，精神转佳，因前日食少量辛辣之品后咽痛，口干，咽部充血，苔厚薄腻，质红，脉弦细。治法疏肝理脾，利咽化痰。

处方：柴胡 15g，炒白芍 12g，八月札 10g，娑罗子 10g，昆布 15g，海藻 15g，广郁金 12g，青蒿 12g，蝉蜕 6g，川厚朴 12g，茯苓 15g，姜半夏 10g，白僵蚕 12g，木蝴蝶 3g，金锁银开 15g，太子参 12g，淮小麦 30g，生薏苡仁 24g，生甘草 9g。7 剂，每日 1 剂，水煎服。

四诊：咽部异物感渐消，唯偶有口干。

处方：柴胡 15g，炒白芍 12g，八月札 12g，娑罗子 10g，昆布 15g，海藻 15g，广郁金 12g，蝉蜕 6g，川厚朴 12g，茯苓 15g，姜半夏 10g，白僵蚕 12g，木蝴蝶 3g，太子参 12g，北沙参 15g，淮小麦 30g，生甘草 9g。7 剂，每日 1 剂，水煎服。经治后诸症平息。

【临证心悟】脏躁之病的发生与患者体质因素有关，脏躁者，脏阴不足也。精血内亏，五脏失于濡养，五志之火内动，上扰心神，以致脏躁。更年期综合征则发生于更年期，女性多与卵巢功能的衰退有关。《景岳全书·郁证》云："凡五气之郁，则诸病皆有，此因病而郁也。至若情志之郁，则总由乎心，此因郁而病也。"梅核气，是指因情志不遂，肝气瘀滞，痰气互结，停聚于咽所致。古籍记载：梅核气者，喉中介介如梗状，窒碍于咽喉之间，咯之不出，咽之不下，核之状者是也。梅核气以时发时止为主要表现，但不影响进食为其特征的疾病。《医宗金鉴》亦云："咽中如有炙脔，谓咽中有痰涎，如同炙肉，咯之不出，咽之不下者，即今之梅核气病气。此病得于七情郁气，凝涎而生，以宣通郁气，俾气舒涎去，病自愈矣。"此证男子亦有，不独妇人也。相当于西医的咽异感症，又常称咽部神经官能症，或称咽癔症、癔球等，多发于青中年人。以女性居多，亦有其他年龄段或男性发病者。治疗以疏肝理脾、行气散结为法，方用柴胡、八月札、婆罗子、广郁金、川厚朴疏肝理气；昆布、海藻、姜半夏化痰散结；青蒿、地骨皮、炒白芍清热养阴柔肝；茯苓、大豆卷、草豆蔻、生薏苡仁、六一散、扁豆衣诸药健脾化湿；金锁银开清热利咽。气虚者，稍加太子参、北沙参益气养阴；久病入络，又善用蝉蜕、白僵蚕化痰散结，入络搜邪。肝郁得舒，痰阻得化，脾湿得除，其症自瘥。

病案2：李某，女，50岁。2011年12月18日初诊。

高血压病4年，血压一般持续在190/120mmHg左右。西医诊断为高血压病，围绝经期综合征。曾服用天麻钩藤饮之类中药效果不明显。以心烦、心悸、多虑、失眠多梦为主症，又正值绝经期。症见头胀头晕、耳鸣、心烦、面潮红、口干苦、头额汗多、心悸、健忘、失眠多梦、月经先期量多、大便干、小便黄，舌红，苔薄黄，脉弦数。

中医诊断：脏躁、心悸。辨证属水亏火旺，心肾不交。

治法：滋阴降火，交通心肾。

处方：黄连阿胶汤加味。阿胶12g（烊冲），生白芍12g，川黄连6g，黄芩10g，鸡子黄1枚（入冲），麦冬10g，合欢皮15g，合欢花10g，炒酸枣仁12g，夜交藤10g，百合15g，淮小麦30g。7剂，每日1剂，水煎服。

二诊：诸症减轻明显，血压有下降之势。

处方：阿胶12g（烊冲），生白芍12g，川黄连6g，鸡子黄1枚（入冲），麦冬10g，合欢皮15g，合欢花10g，炒酸枣仁12g，夜交藤15g，百合15g，淮小麦30g，丹参15g。7剂，每日1剂，水煎服。

三诊：血压趋于正常，诸恙均瘥八九，原方续进7剂，以资巩固。

【临证心悟】本案为肾阳不足，脾阳不运，清阳不升所致的头痛、眩晕之例。方以黄连阿胶汤加味，俞根初从仲景方加味，取滋阴清火之法，方证为邪传少阴，外邪夹火而动，阴虚而水液不能上济。方中以阿胶、生地黄滋肾水而凉心血，为主药；阿胶真陈，庶不碍胃；生地黄用鲜，庶不凝阴。但少阴只有热气，能温血而不致灼血，若夹肝胆之相火，激动心热，轻则咽干心烦，欲寐而不能寐，重则上攻咽喉而为咽痛，下奔小肠而便脓血。故辅以白芍配黄芩、川黄连，酸苦泄肝以泻火，而心热乃平；白芍合生地黄，酸甘化阴以滋血，而心阴可复。妙在佐鸡子黄色赤入心，正中有孔，能通心气以滋心阴。能润泽血枯，分解血热之功。又正值绝经期，配酸枣仁汤合甘麦大枣汤调治收效。兼有高血压病仅当作肝阳上亢其中之一，而肝阳上亢也不一定就是高血压病。阳亢与血压升高的表现虽同，但阴阳失调的本质有异。肝肾阴虚、肝阳上亢，在高血压病中固然多见，而肾水亏、心火旺在高血压病中亦常发生，尤其多见于中年女性患者。阳虚阴乘，在高血压病中并非少见，尤其是年老体衰者，由于肾阳不足，脾阳不运，清阳不升，阴寒痰湿上乘所致的头胀、眩晕，有本虚标实的"肝阳上亢"。滋阴清火之法，亦属平肝阳之列。

病案3：黄某，女，49岁。2012年3月27日初诊。

近1年来，患者常感眩晕，耳鸣，胸中烦闷，易怒，时而燔热阵作汗出，为围绝经期综合征。口苦咽干，呕恶痰涎，月经紊乱，经量偏少，尿少色黄，大便偏干。苔微黄腻、舌红，脉弦滑。

中医诊断：脏躁。辨证属肝肾阴虚，痰湿上扰。

治法：清肝胆，化痰湿。

处方：天麻钩藤饮合蒿芩清胆汤加减。天麻12g，嫩钩藤15g（后下），白芍15g，茯苓15g，赭石15g（先煎），青蒿12g，黄芩10g，姜半夏10g，陈皮12g，淡竹茹10g，碧玉散10g（包煎），炒枳壳10g，瓜蒌皮10g，郁金10g，甘草6g。7剂，每日1剂，水煎服。

二诊：眩晕耳鸣、燔热、胸中烦闷等症状明显改善。

处方：天麻12g，嫩钩藤15g（后下），白芍15g，茯苓15g，青蒿12g，黄芩10g，陈皮12g，淡竹茹10g，熟地黄15g，枸杞子15g，地骨皮12g，炒枳壳10g，瓜蒌皮10g，郁金10g，甘草6g。7剂，每日1剂，水煎服。

三诊：眩晕耳鸣已除，呕恶痰涎也消，上方再续服7剂，诸症已消，随访半年未复发。

【临证心悟】本案患者系更年期，肾气渐衰，肾阴不足以涵养肝木，肝失疏泄，气滞津凝成痰，日久化热而致痰热阻于肝胆经脉，上扰清窍。天麻钩藤饮为平肝降逆之剂，配蒿芩清胆汤。方中青蒿、黄芩清利肝胆之热，姜半夏、竹茹、陈皮、瓜蒌皮清热化痰、宽胸利气，炒枳壳、郁金解郁除烦，天麻、嫩钩藤、赭石清热平肝降逆，碧玉散、茯苓清利湿热、导邪下行。诸药同用，共奏清利肝胆、清化痰热之功，后续加熟地黄、枸杞子、地骨皮滋肾养血，涵养肝木，治病求其本。

病案 4：何某，女，48 岁。2013 年 8 月 12 日初诊。

夜眠不安，常难以入睡，甚则彻夜不眠，时有入睡易醒，或睡时梦多，醒后心中惊悸已达 5 个月余，每天午后时寒时热，兼有身体倦乏，胸闷泛恶，心中懊恼，口苦口干，胃纳欠佳，小便黄，大便干。月经行经不定半年余。曾经做多项检查，血、尿常规，肝肾功能、血脂、血糖等血生化全套，肿瘤标志物，肝胆脾胰双肾 B 超，心电图，脑电图，颅脑多普勒超声等均未见异常。西医诊断为焦虑状态，更年期综合征。曾服用谷维素、乌灵胶囊、安神补脑液、艾司唑仑片等，症状无改善。刻诊：精神疲惫，多虑，喜怒不定，舌质红、苔白腻根黄，脉弦滑。

中医诊断：脏躁、惊悸。辨证属湿热郁遏，胆胃不和，气机失利，心神不宁。

治法：清热利湿，温胆宁心。

处方：蒿芩清胆汤加减。青蒿 15g，黄芩 10g，炒枳壳 10g，淡竹茹 10g，制半夏 9g，制胆南星 6g，陈皮 10g，茯苓 30g，青龙齿 15g（先煎），淮小麦 30g，炙甘草 6g。7 剂，每日 1 剂，水煎服。

二诊：精神稍振，口苦明显减轻，多虑，晚能熟睡 4 小时左右，午后寒热减轻，前方显效。

处方：青蒿 15g，黄芩 10g，淡竹茹 10g，制半夏 9g，制胆南星 6g，陈皮 10g，茯苓 30g，合欢皮 12g，淮小麦 30g，青龙齿 15g（先煎），炙甘草 6g。7 剂，每日 1 剂，水煎服。

三诊：精神转佳，夜眠较安，能睡 6~7 小时，梦减少，余症均瘥。后以疏肝理脾之剂巩固治疗 2 个月，精神好，夜寐安。

【临证心悟】在生理上，脾胃合健，中焦斡旋，阴阳相交，则可安寐。而痰湿中阻，脾胃升降失职，痰湿上扰，心神不安，则不寐。因此，《素问·逆调论》云："腹满胀，后不利。不欲食，食则呕，不得卧。"又云："胃不和则卧不安。"本案以蒿芩清胆汤加减，这何为意？应该说蒿芩清胆汤与小柴胡汤同治邪在少阳之证，但针对本案少阳热重，湿热痰浊中阻所致，蒿芩清胆汤是在组成上仅保留了小柴胡汤中的黄芩、半夏、甘草，以青蒿伍黄芩共清解少阳胆热为主，复用温胆汤（以枳壳易枳实，赤苓易茯苓）清热化痰，和胃降逆。碧玉散清利湿热，导邪下行。说明蒿芩清胆汤实为小柴胡汤、温胆汤、碧玉散相合化裁而成。那么本方主药又为何选青蒿而不用柴胡？从两药的性能来说，柴胡、青蒿虽均苦、辛而寒，为少阳肝、胆经之要药，但同中有异，其中柴胡性微寒，善于疏散少阳半表半里之邪热，并无化湿作用；而青蒿寒凉之性胜于柴胡，清透之力较柴胡尤甚，且又芳香化湿，对于少阳湿热痰浊证更为合拍。故本案纳差、腹胀，为内有痰湿中阻之象。治疗首先以祛湿化痰和胃。舌红，苔黄偏干，内有热象，为热重于湿，须于前法加强清热。故方以蒿芩清胆汤为主方清热化痰；茯苓、淮小麦、青龙齿宁心安神；制胆南星一味增强清热化痰，兼息风定惊之效，则心情畅、夜寐安。

中篇　医话

一、小伤寒证治与治未病

《内经》曰：治病必求于本。言求其受病之本因也。有本因，斯有本证。如伤风恶风，伤寒恶寒，病轻者无传变，重者多传变，谓之变证。小伤寒谓绍派伤寒中一本证。

小伤寒为俞根初《通俗伤寒论》伤寒本证内容之一，"一名冒寒，通称四时感冒。如冒风感寒之类，皆属此病"。病因多由于四时偶感寒气，或因贪凉冒风。出现肌肤紧缩、皮毛粟起、头痛怕风、鼻塞声重、频打喷嚏、清涕时流、身不发热、舌如平人，苔或白薄而润之证，又无传变。脉右浮，左弦而缓。浮则为风，弦而缓，则为受风中之凉。俞根初认为，此即偶尔冒寒之小疾，但袭皮毛，不入经络之病。俗称小伤寒是也。四时皆有，吾绍颇多。

在治疗上《内经》曰：善治者，治皮毛。又曰：因其轻而扬之。俞根初宜以辛散轻扬法，疏达皮毛，葱白香豉汤主之。即鲜葱白5枚（切碎），淡豆豉9g，鲜生姜3g（去皮）。煎汤，去渣热服，覆被而卧，至微微汗出而解，忌酸冷油腻数日。

吾师绍籍已故浙江中医学院教授徐荣斋先生认为"小伤寒"，其实就是普通感冒症。既然身不发热，似乎可能称作伤寒。不过，摆在眼前的虽是"小病"，但也不能发展到"大病"。所以先贤何廉臣先生在《全国名医验案类编》一书中曾提出："冒风，即鼻伤风也。病人每视为微疾，多不服药，不避风寒，不慎饮食；必至咳逆痰多，胸闷胃钝，或身发热，而成肺病。"防患未然，提高警惕，是引起人们重视"普通感冒"的一个提示，因而把它称作"小伤寒"。可见徐师的观点也是本文的目的之所在。

在临床中对"小伤寒"的四时感冒，提前略试小剂，做到未病先防，既病防变。又把发生的疾病，早期诊断，早期治疗，以防止疾病的发展与传变。四时感冒这样，其他疾病也应如此。

《实用中医内科杂志》，2008，22（6）：10.

二、三焦四层五段六经

伤寒与温病历来纷争，然两者皆为外感热病，故后世倡寒温统一论。外感热病的辨证法，总略有三焦、四层、五段、六经之说。吴鞠通著《温病条辨》

倡三焦辨证，按上中下三焦论治。叶天士著《温热论》创"卫气营血"的四层辨证。乡贤祝味菊著《伤寒质难》以五段代六经，他说："一切外感，无论其为何种有机之邪，苟其有激，正气未有不来抵抗者，其抵抗之趋势，不外五种阶段，所谓六经证候，亦不出五段范围，太阳为开始抵抗，少阳为抵抗不济，阳明为抵抗太过，太阴少阴同为抵抗不足，厥阴为最后抵抗。"六经辨证为仲景之创举，后世多有发挥，俞根初著《通俗伤寒论》倡说："以六经钤百病，为确定之总诀。"何廉臣亦谓："仲景之六经，百病不出其范围。"故三焦、四层、五段、六经四说，以六经为辨证之首，它不但统率外感热病的辨证，亦可应用于百病辨证。

《浙江中医杂志》，2009，44（8）：592.

三、腹诊

俞根初诊断伤寒热病，在继承前人的基础上，临床实践中摸索出于四诊合参外，尤其重视望目与腹诊的诊病特色。如何诊察这些复杂病理变化，俞根初首先指出："凡诊伤寒时病，须先观病人两目，次看口舌，以后用两手按其胸脘至小腹，有无痛处，再问其口渴与不渴，大小便通与不通，服过何药，或久或新，察其病之端的，然后切脉辨证，以症证脉，必要问得其由，切得其象，以问证切，以切证问，查明其病源，审定其现象，预料其变证，心中了了，毫无疑似，始可断其吉凶生死，庶得用药无差，问心无愧。毋相对斯须，便处方药，此种诊法，最关紧要，此余数十年临症之心法也。"此实际上是对《伤寒六书》诊伤寒法的发展，陶氏述之简略，而俞根初多有发挥。其所发挥之处，体现了其"三化"学说在伤寒诊断上的应用。由此可见，俞根初诊四时外感，有其独特的方法，形成了一个固定的程式。其舌脉诊、观目法，尤其按胸腹法集前贤之大成又有所创见，颇具绍派伤寒之特色。

俞根初重视腹诊，并推之为诊法上第四要诀。认为"胸腹为五脏六腑之宫城，阴阳气血之发源，若欲知脏腑何如，则莫如按胸腹"。胸腹切诊，按部而论，大致分为三停。"上停名胸，在膈上，心肺包络居之，即上焦也。膈下为胃，横曲如袋，胃下为小肠，为大肠，两旁一为肝胆，一为脾，是为中停，即中焦也。脐以下为下停，有膀胱，有冲任，有直肠，男有外肾，女有子宫，即下焦也"。由于俞根初熟知当时胸腹解剖知识，因而其诊法也可验可法。胸腹部切诊方法分轻、中、重按法，如轻手循抚胸上而脐下，知皮肤之润燥，以辨寒热；中手寻扪，有无压痛，以察邪气之有无；重手推按，察其痞硬、疼痛，以辨脏腑之虚实沉积，此为腹诊基本方法。以后即按部而论，先按胸膈胁肋，以胸痞测湿阻或肝气上逆，以胸痛测水结气分或肺气上壅，以气塞测胆火横窜包络或伏邪盘踞募原。按胁肋胀痛者，非痰热与气互结，即蓄饮与气相搏；胸前高起，按之气喘者，则为肺胀。按两胁，两胁下痛引小腹者肝郁，男子积在左胁下者属疝气，女子块在右胁下者属瘀血。两胁胀痛，手不可按者为肝痛。夏病霍乱痧胀辨水、食、血与邪互结于胸胁，须用按诊鉴别：水结胸者，按之疼痛，推之沥沥；食结胸者，按之满痛，摩之嗳腐；血结胸者，痛不可按，时或昏厥，三者俱有结痛拒按，不可不辨。按满腹，凡满腹痛，喜按者属虚，拒按者实，喜暖手按抚者属寒，喜冷物按放者属热。按腹而其热灼手，愈按愈甚者伏热。按腹而其热烙手，痛不可忍者内痈。痛在心下脐上，硬痛拒按，按之则痛益甚者食积。痛在脐旁小腹，按之则有块应手者血瘀。其他如按腹辨"胃家实""虫病""燥屎"等诊法，皆能指导临床。

俞根初的按胸腹诊，不仅能诊察到疾病的水火传化情况、脏腑之虚实，而且可以诊察到内生之病邪，为治疗提供最直接的证据。无怪徐荣斋先生称："俞氏腹诊法，能补中医诊断法之不逮，可法可传。"中医腹诊能如俞根初之系统者，确前无古人。可以说，俞根初是中医腹诊之集大成而又有所创建者。

《浙江中医杂志》，2011，46（10）：731.

四、三化寒温融合辨证

清代名医俞根初，精读古今医书，汲取各家之长，对仲景伤寒学说研究尤深，《通俗伤寒论》为其代表作。俞根初根据外感病的临床特点，运用四诊所得，提出了"火化、水化、水火合化"的"三化"理论及寒温融合辨证的内容。

1. 火化

病人素体阳气过亢，感受风燥暑热之气，或感受寒湿之邪郁结化热，致成两阳相得，乃从火化为热证。邪传少阳，少阳主半表半里，邪在少阳经者偏于半表，治宜柴胡枳桔汤和解兼表，邪在少阳腑者偏于半里，治宜蒿芩清胆汤和解兼清；邪传阳明，若表证已罢，传入阳明为里热，散漫无形之邪热充斥阳明之经，未曾实结者宜辛凉泄热，佐甘寒护津，新加白虎汤主之；胃汁枯涸，肺津将亡者，用人参白虎汤加鲜生地、鲜石斛、梨汁、茅根等以甘寒救液，滋生肺津；邪传厥阴，厥阴为风木之脏，易化火生风，邪传厥阴，热郁厥阴之气不能疏达者，用清肝达郁汤或四逆散加香附、黄连、桑叶、郁金等疏达之；热邪引动厥阴肝火者，宜龙胆泻肝汤大泻肝火；甚则热极生风，肝风上旋，邪陷包络而痉厥神昏者，急予羚角钩藤汤加紫雪丹息风开窍。

2. 水化

病人素体阳气不足，中有寒水之气，夏感寒湿阴邪，多从水化为寒证。阳明水结；胃中虚寒，水谷不别，里有水结。兼太阳表证未罢者以桂枝橘皮汤先解其表；表已解者以香砂理中汤温里升发胃气而化水结。邪传太阴，太阴脾气素虚，复感寒湿之邪，宜藿香正气汤芳香化湿；邪陷少阴，肾阳素虚，太阳表邪未解，可与麻黄附子甘草汤两解之。

3. 水火合化

病邪有寒热之异，体质有阴阳之别，故在发病过程中可出现阴阳寒热错杂症状。俞根初将湿热邪气合感致病及受邪后阴损及阳，阳损及阴等阴阳寒热错杂变化者，列为水火合化。湿热证，脾主运化，胃主受纳，脾胃不和，水湿不化，郁而化热，或外感湿热之邪累及脾胃，均可致成湿热证。若中气素虚，湿热为患，太阴证多，阳明证少，成热重于湿者，宜增减黄连泻心汤清解之；湿遏热郁，阻闭三焦，湿热并重，治宜三焦分消。少阴厥阴寒热错杂证，为手少阴心含君火，足少阴肾藏肾水，手厥阴心包络含胆火，足厥阴肝下含肾水。包络夹胆火发动于上则为热风，肝气夹肾水相应而起则为寒风。火性热，水性寒，故证多寒热错杂。若水为火灼，外邪夹火而动，阴虚而水液不能上济，宜黄连阿胶汤壮水制火；若火为水遏，阳气内郁，不得外达，宜加味四逆散达郁通阳；外寒内热者，厥深热深，宜新加白虎汤；内寒外热者，下焦肾阳虚极，浮阳外越，宜通脉四逆汤温通回阳之法。

《浙江中医杂志》，2010，45（8）：557.

五、湿邪夹证

江南地处卑湿，外感湿邪为患，多有夹杂证。"绍派伤寒"以六经融三焦，寒温一统；辨证重湿，施治主化论治。应该说湿的停滞，皆因气的不运，运气的方法，临床以辛苦淡并用，上中下同治。即为"宣、运、导"三法，而上焦宜宣，开肺气、疏腠理，甚则开窍，均属宣之范畴；中焦宜运，燥湿、化湿，开膈，快脾，归纳于运字之中；下焦宜导，渗湿、导湿，旨在分利小便，有

"治湿不利小便，非其治也之义"。临证须辨湿邪夹证，方能中的。

湿喜归脾，脾属太阴，与胃同居中央，为运化之枢纽。脾胃有病，每见胸膈痞闷，纳少肢倦。湿去则脾运，脾运则胃苏，水谷的道路畅通。得谷者昌，为培后天本。湿犯中焦，实则阳明，虚则太阴，此为医所共知；但中宫为运化之枢机，枢机不利则全身的气化皆不行，上下焦的湿亦因之而凝滞不化，故治湿有宣上、运中、导下并用，尤其以运中为先，立化湿透热之法，取透湿达邪之效。

湿热为患，本已缠绵难愈，再有夹证，则治之更难。绍派伤寒临床实践家胡宝书先生认为："湿热夹食者，务消其食；夹痰者，务化其痰，否则邪有所恃，热不易退，湿不易去，病多反复。"湿热所致可由饮食不节而起；湿热内滞，脾胃运化受阻，又每易致食积之证，故湿热夹食者最为常见。如：湿热夹食证，设有消食化滞方，常用山楂炭、建曲、莱菔子、藿梗、川厚朴、陈皮、焦山栀、滑石等。方由保和丸的变法，所不同的是，加川厚朴、焦山栀、滑石促使中焦之湿食得化而下泄，既利小便以泄湿浊，又通大便以导食积，方中不用峻药攻下，无伤正之虞，且能祛除因湿去不尽而遗留复发之祸根。常以建曲、鸡内金、广郁金、山楂炭、莱菔子、川厚朴、陈皮、姜半夏、广木香消食开胃导滞；湿温夹表证，如药后无汗或汗而不畅，则解表利湿，希冀汗出而解。常用薄荷、荆芥疏表透邪，再以川厚朴、半夏、滑石、大豆卷、焦山栀、连翘壳、荷叶等清热利湿的药物；下利兼有阴亏者，清利则阴易伤，养阴则邪愈闭，较为棘手。绍派医家方宗仲景猪肤汤化裁。方中猪肤甘而微寒，润燥入肾，白蜜清虚热、润燥以止咽痛，知母、生地黄、黄连并用，清化利湿而不燥，养阴扶正而不腻。全方祛湿热而不耗阴，利止而病自安；湿热过甚不能纳食的噤口痢者，以冬瓜仁、石菖蒲、紫丹参、川黄连、砂壳、荷叶化湿开膈醒脾，以祛内蕴之湿，祛邪扶正相互协调。今录胡宝书先生临证寒湿夹证治验二则，也从侧面反映出绍派伤寒医家，治湿重气化，用药之简洁，药性之轻灵。

例1：王某，女。湿温夹表，头涨目眩，畏寒发热，苔白脉浮，胸闷兼呕。先宜解表利湿，希冀汗出顿解。如果不散，将来化温湿之正局也。药用：薄荷（后下）、荆芥、川厚朴各4.5g，大豆卷15g，焦山栀12g，连翘壳9g，姜半夏4.5g，荷叶一角。

按： 此例由于内伏湿邪，胸闷兼呕；外感风寒畏寒发热；寒湿相搏，头胀目眩，苔白脉浮，故用解表之法，希从汗解。沈金鳌曰："湿之有病，内外因俱有之，其由内因者，则本脾土所化之湿，火盛化为湿热，水盛化为寒湿。"本例系内因之湿为寒湿，故以解表为先，配以利湿。

例2：倪某，男。湿积中央，脾阳呆钝，气机不宣，郁痰不伸，苔黄舌燥，渴不欲饮，脘闷，二足重坠，脉沉迟，颇有气虚伤及中州之阳，宜健脾运湿主之。药用：炒白术、佩兰叶、通草、藿香各4.5g，薏苡仁12g，滑石12g，赤茯苓12g，知母9g。

按：古人谓"湿病本不自生，因火热怫郁，水液不能宣通，停滞而生水湿"。本例开门见山地指出湿邪为患，然而"湿喜归脾"，故有湿积中央之说，湿浊化痰阻塞气道，以致郁痰不伸，症见"脘闷，渴不欲饮"；湿恋经络，则二足重坠、二脉沉迟、苔黄舌燥。症脉合参，为湿困中焦，湿郁热伏，清阳不得伸展，欲将化燥之兆。由于胃津尚未受损，当机立断，宜利湿健脾为主，宗治湿之法，唯当通利小便，兼能清化湿热最为妥帖。

《浙江中医杂志》，2011，46（5）：315.

六、邪去正自安

邪气大都趁正气之虚而伤人，所以在临证时要随时照顾正气。但邪气过盛也足以伤人正气，因而也不能忽视邪气的入侵。诊察患者邪正盛衰的程度是非常必要的，祛邪以扶正，养正邪自除，在临证中有着十分重要的意义。综观绍派先贤俞根初临诊注重祛邪以发表、攻里为主，使邪去而留有出路。他认为：医必求其所伤何邪，而先祛其病，病去则虚者亦生，病留则实者亦死。虽在气血素虚者，既受邪气，如酷暑严寒，即为虚中夹实，但清其暑、散其寒以祛邪，邪去则正自安。由此可见，凸显了以祛邪为主治疗外感病的学术思想。

伤寒之为病，虽千变万化，但究其原因不过是一气之通塞耳，塞则病，通则安。《通俗伤寒论》在《六经治法》中提出"凡伤寒病，均以开郁"为先的观点，并指出"如表郁而汗，里郁而下，寒湿而温，火燥而清，皆所以通其气之郁也"。

外感重透达，"病（邪）去则虚者亦生，病（邪）留则实则亦死，虽在气血素虚者，即受邪气，如酷暑严寒，即为虚中夹实，但清者暑散其寒以祛邪，邪去则正自安"。何秀山认为："凡邪从外来，必从外去，发表固为外解，攻里亦为外解。总之，使邪有出路而已，使邪早有出路而已。"对于先内伤兼外感者则"即有人虚邪实者，不过佐以托邪之法，护正之方，究当以祛邪为主，邪早退一日，正即早安一日，此为治一切感症之总诀"。而透邪外出之法又有宣散、宣气、化浊等不同，但总以开门而逐为要，处处开设通路，使其盗去而室安，正气自复耳。凡邪从外来，必从外去，发表固为外解，攻里亦为外解，总之使邪有出路而已。邪早退一日，正即早安一日。邪留出路，不仅仅是治伤寒的一种方法，其他疾病也适用。

七、以通为补

在祛邪留出路的方法之后，"以通为补"是绍派伤寒之特色。俞根初有"以通为补，此皆庞安常之法也"。尤其治疗妊娠伤寒是以"疏邪解表，以治其标；扶元托散，以培其本。营虚者，养血为先；卫虚者，补气为亟；营卫两虚，温补并施"。如孕妇见里热壅闭，大便不通，脉洪数者，以黄芩、黄连、黄柏、栀子、大黄组成的三黄解毒汤。如妊娠而见热郁阳明，热极而发紫暗，脉洪数者，若不急治，胎殒在即，以青黛、鲜地黄、生地黄、生石膏、升麻、黄芩、焦栀子、葱头组成的青黛石膏汤治之。俞根初认为，"如用血分滋腻之药不效，又当审察应下则下，唯中病则止，不可固执成法"。俞根初在《妊娠伤寒》中治产后伤寒身热，恶露为热搏不下，烦闷胀喘狂言者，抵当汤及桃仁承气汤主之。伤寒小产，恶露不行，腹胀烦闷欲死，大黄桃仁汤（朴硝、大黄、桃仁）治之，当今借鉴。

八、扶阳重阴中求阳

张景岳创立阴阳并重的"阳非有余，真阴不足"之论。强调扶阳要阴中求阳，指出："善补阳者，必于阴中求阳，则阳得阴助而生化无穷。"扶阳是扶助补益人体阳气，治疗因体内阳气虚弱所致病症的大法。而扶阳法肇基于《素问·至真要大论》"损者益之""劳者温之""寒者热之""热之而寒者取之阳""虚则补之"等论说。张景岳十分重视扶助阳气在临床治疗中的作用，认识到人体中真阳为主，真阴为基，"阴阳之气，本同一体"的辩证关系，并采用以阴阳药物组方配伍，形成扶阳补气、扶阳不忘补阴这一特色，现简述如下。

张景岳以"扶阳不忘补阴"治疗阳气虚弱、虚寒病证，是阴阳理论与实践的结合。他在方证用药上明显体现扶阳，注重培育真阴。认为气虚、阳虚、火衰都属扶阳方法的范畴，阴的概念包括真阴（即肾阴、肾水），精、血、脏腑阴液等形质，故补精血、益真阴、养阴补营等均属补阴的范畴。扶阳法运用很广，凡外感伤寒，内伤杂病无一例外。

1. 大补阴水，益火之源

唐·王冰有"壮水之主，以制阳光，益火之源，以消阴翳"之说。然而张景岳从另一侧面论证了阴阳之间的相互依赖关系。对阳虚之证，在益火同时兼补肾水阴精，以"阴中求阳"，本着阳以阴为基的原理，探火之源而加以补益。补充了王冰的理论。张景岳"扶阳不忘补阴"重在命门，治在肾气。命门之阳气则是"气化于精，藏于命门"。因此，命门之火必须依赖于命门中真水的养育，才能温煦各脏腑阳气，使其发挥生理功能，就是说"花萼之荣在根柢，灶釜之用在柴薪"之意。应该说命门之火，多是它的功能，而命门之水则是主要表现为物质基础。所以在温肾益火治命门火衰时，张景岳大补肾水以益火之源，对促使命门火衰、肾阳亏虚的恢复大有裨益。故创右归丸治疗命门火衰，益火重在补益肾水，其临床应用，屡显其效。

2. 填养精血，充养元气

张景岳认为"人自有生以后，唯赖后天精气以立命之本"，而"精强神亦强，神强必多寿，精虚气亦虚，气虚必多夭"，又说"后天因形以化气，阴生阳也"。中医学中阳生阴长，阳杀阴藏为阴阳作用之规律。张景岳又从另一个侧面提出了形可气化，阴能生阳的观点。即"阴"精血，物质之物也。精血充足以化元气，元气充足则人体脏腑、经络生理功能旺盛，水液气化代谢也正常。故张景岳创大补元煎以培补元气；创贞元饮填养精血。治"元海无根，肾元亏的肾虚喘逆"，重在补益肾精以使元气有根。阳气虚弱所致的肿满，张景岳责之于精血不能化气行水所致，用"精中生气"法，填养精血以化气行水消痞，创参附理阴煎；虚寒痰嗽之治以在精中生气，养阴济阳以化痰饮，创金水六君煎；非风脱证之治，除急用温阳以外，配用熟地黄、当归、枸杞子之类填补真阴，使精血化而为阳气，充养肢体。填补真阴精血以化阳气，是扶阳不忘补阴的体现。

"阴阳之理，原自互根，彼此相须，缺一不可，无阳则阴无以生，无阴则阳无以化"。因此，注重补阴以培育阳气之根源，即使是阳虚兼有外感寒邪之证，也不忘在用温中解表的同时兼补营血助其发汗。这是张景岳扶阳法特色之所在。

《浙江中医杂志》，2012，47（8）：551.

九、论半夏泻心汤

半夏泻心汤，异名泻心汤（《备急千金要方》卷十）。由小柴胡汤去柴胡、生姜，加黄连、干姜，更名为半夏泻心汤。具有寒热平调，消痞散结之功效。主治胃气不和之痞证。心下痞，但满而不痛，或呕吐，肠鸣下利，舌苔腻而微黄，脉弦数者。

半夏泻心汤方证:《伤寒论》半夏泻心汤，原为"伤寒五、六日，呕而发热，柴胡汤证具，而以他药下之，心下但满而不痛者，此为痞"而设。《金匮要略》亦曰:"呕而肠鸣，心下痞者。"由于伤寒五、六日，呕而发热，是病邪由太阳传入少阳，若误下后，损伤脾胃，寒自内生，邪热内陷，导致寒热错杂，虚实相兼，邪结于中焦，以致脾胃不和，升降失职，出现心下痞、呕吐、下利、肠鸣，苔腻而微黄，属胃气不和之征。半夏泻心汤适应证病机较为复杂，既寒热错杂，又虚实相兼，以致中焦不和，升降失常。成无己《伤寒明理论》曰:"痞者，留邪在心下，故治痞曰泻心汤。黄连味苦寒，黄芩味苦寒，《内经》曰:苦先入心，以苦泄之。泻心者，必以苦为主，是以黄连为君，黄芩为臣，以降阳而升阴也。半夏味辛温，干姜味辛热，《内经》曰:辛走气，辛以散之。散痞者，必以辛为助。故以半夏、干姜为佐，以分阴而行阳也。甘草味甘平，大枣味甘温，人参味甘温，阴阳不交曰痞，上下不通为满，欲通上下，交阴阳，必和其中。所谓中者，脾胃是也。脾不足者，以甘补之，故用人参、甘草、大枣为使，以补脾而和中。中气得和，上下得通，阴阳得位，水升火降，则痞消热已而大汗解矣。"

半夏泻心汤释义:半夏泻心汤原治小柴胡汤证误用下剂，损伤中阳，外邪趁机而入，寒热互结，而成心下痞。所谓心下，便是胃脘。痞，即气不升降，满而不痛，按之濡，《伤寒论》所谓"按之自濡，但气痞耳"。寒热互结，气不升降，所以上为干呕或呕吐，下为腹痛肠鸣而下利。如此者，当除其寒热，复其升降，补其脾胃为法。故本方用黄连、黄芩之苦寒降泄除其热，干姜、半夏之辛温开结散其寒，人参、甘草、大枣之甘温益气补其虚。七味相配，寒热并用，苦降辛开，补气和中，自然邪去正复，气得升降，诸症悉平。

半夏泻心汤配伍特点:半夏泻心汤，方中之半夏、干姜辛温散寒，降逆和胃;黄芩、黄连苦寒泄热消痞，四药组成辛开苦降之法。以黄连为君，苦降寒清，以泻内陷之热邪，病因既除，胃气自和。黄芩性能近似黄连，增强其寒清苦降之功。《本草图经》卷六曰："张仲景治伤寒心下痞满，泻心汤四方皆用黄芩，以其主清热，利小肠故也。"半夏、干姜均为辛开之物，合用能散结消痞，其中半夏一味，又降逆止呕，与黄连相伍，和胃之效尤佳。更用人参、甘草、大枣补中益气，助其健运，合而形成辛开苦降、甘温益气之法。该方寒温并投，消补兼施，共奏和中降逆消痞之功。具有寒热并用，苦除辛开，补泻兼施的配伍特点。

半夏泻心汤方论：半夏泻心汤从湿热论治，戴元礼谓："诸泻心汤，取治湿热最当。"叶天士论半夏泻心汤苦以清热，苦以燥湿，使热祛湿除，辛以通阳，辛以散结，使阳运湿散。他认为半夏泻心汤"药取苦味之降，辛气宣通""苦可去湿，辛以通痞""苦降能驱热除湿，辛通能开气宣浊""苦辛泻降痰热"，以黄芩、黄连、干姜、半夏为基本药味，创辛通苦降法，通治湿热（痰热），成为治法。吴昆曰："伤寒下之早……以既伤之中气而邪乘之，则不能升清降浊，痞塞于中，如天地不交而成否，故曰痞。泻心者，泻心下之邪也。姜、夏之辛，所以散痞气；芩、连之苦，所以泻痞热；已下之后，脾气必虚，人参、甘草、大枣所以补脾之虚。"连建伟说："痞者，寒热中阻，痞塞不通，上下不能交泰之谓，属于脾胃病变。方中重用半夏辛温，消痞散结，降逆止呕，以除痞满呕逆之证，故为君药；臣以干姜辛温散寒，黄芩、黄连苦寒泄热，夏、姜、芩、连苦辛并用，能通能降，足以开结散痞；佐以人参、大枣甘温益气，以补其虚；使以甘草补胃气而调诸药。本方寒热互用以和其阴阳，苦辛并进以调其升降，补泻兼施以调其虚实。务使中焦得和，升降复常，则心下痞满呕吐下利诸症自愈。本方以半夏为君药，有解除心下痞满之效，故方名半夏泻心汤。"

半夏泻心汤运用：半夏泻心汤，因湿热阻滞中焦，胃肠气紊乱，上逆则呕，下注则利，蕴结于中则痞，此为湿热蕴结属实的一面；因湿热久恋，中虚不运，则属正虚的一面，是邪实正虚的证候。因此，只要抓住湿热中虚这一基本病机，凡属脾胃气虚而湿热内结者，均可守方加减而获效。其要领在于权衡中虚和湿热的轻重缓急，适当调整药味和药量。热多寒少以黄芩、黄连为主。寒多热少重用干姜，浊饮上泛重用半夏，寒热相等宜辛苦并行；痞证呕甚而中气不虚，或舌苔厚腻者，去人参、大枣，加枳实、生姜以理气止呕。《金匮要略·呕吐哕下利病篇》亦用治"呕而肠鸣，心下痞者，半夏泻心汤主之"，重在调和肠胃。后世师其法，以半夏泻心汤干姜（之热）与黄芩、黄连（之寒）同用，用于脾胃虚弱，客邪乘虚而入，寒热杂错，升降失调，清浊混淆而致肠胃不和，脘腹胀痛，呕吐泄泻者。由此，胃脘痛伴泛酸、呕恶者，也常以半夏泻心汤，加吴茱萸、肉桂；胃脘痛伴头痛、失眠者，加夏枯草；顽固性失眠者，加珍珠母；湿浊中阻，纳呆口腻者，加藿香、佩兰、砂仁；脾肾虚寒之泄泻不止，或五更泄泻者，加四神丸，以温补固涩。现代常用治疗急慢性胃炎、胃十二指肠溃疡、慢性肠炎、痢疾、神经性呕吐、消化不良、慢性肝炎、早期肝硬化、急性泌尿系感染、慢性肾盂肾炎、冠心病、口腔黏膜溃疡等属寒热错杂肠胃不和者。临床辨证为湿（痰）热互结、寒热错杂者均可应用。

半夏泻心汤宜忌：半夏泻心汤应用指征，除呕、痢、痞等主症外，验舌较为重要，其舌质红，舌苔白而不燥，或黄白相间，或淡黄，或黄腻。痞为气滞或食积等所致者、苔黄燥而干或黄而焦黑者不宜。

十、咳嗽论治

咳嗽是肺系疾病的主要证候之一。分别而言，有声无痰为咳，有痰无声为嗽。一般多为痰声并见，难以截然分开，故以咳嗽并称。《景岳全书·咳嗽》篇云："咳嗽之要，止唯二证，何为二证？一曰外感，一曰内伤而尽之矣。"咳嗽既与外邪有关，又与各脏腑功能紧密相关。《素问·宣明五气》曰："五气所病……肺为咳。"《内经》曰："五脏六腑皆令人咳，非独肺也。"可以说咳嗽发生病位主要在肺脏，与其他脏腑亦息息相关。

咳嗽的病因不外乎外感、内伤两类。外感咳嗽，以外感六淫侵袭肺系。多因肺的卫外功能减退或失调，以致在天气冷热失常、气候突变的情况下，六淫外邪或从口鼻而入，或从皮毛而受。因四时主气的不同，人体所感受的致病外邪亦有区别。风为六淫之首，其他外邪多随风邪侵袭人体，所以外感咳嗽常以风为先导，夹有寒、热、燥等邪，故张景岳倡"六气皆令人咳，风寒为主"之说，认为以风邪夹寒者居多。内伤咳嗽，则总由脏腑功能失调，内邪干肺所致。可分为脏腑病变涉及肺和肺脏自病，则多由外伤咳嗽失治、误治转化而来，更有肝（木）火刑肺（金）而肺气上逆者，伤食或脾胃失运而肺脾同病者，肾不纳气而肺气上逆者，痰饮、痰热停滞而肺气不利者等。

笔者认为，临床所见慢性咳嗽患者，往往反复发作，迁延难愈，大多求医未愈，或曾滥用抗生素，或认为"炎症"所致，或曾服用苦寒清热解毒之品，久病必虚，久咳伤肺，耗气伤阳，致肺阳虚衰，肺津不布，津凝成痰，宿留于肺，致肺之宣发肃降失常，故咳嗽反复，缠绵难愈。

　　咳嗽无论外感还是内伤均属肺系受病，因肺气上逆所致。《景岳全书·咳嗽》篇云："咳证虽多，无非肺病。"《医学三字经·咳嗽》篇亦云："肺为脏腑之华盖，呼之则虚，吸之则满，只受得本然之正气，受不得外来之客气，客气干之则呛而咳矣，只受得脏腑之清气，受不得脏腑之病气，病气干之亦呛而咳矣。"《医学心悟》也谓："肺体属金，譬若钟然，钟非叩不鸣，风寒暑湿燥火六淫之邪，自外击之则鸣，劳欲情志，饮食炙煿之火自内攻之则亦鸣。"其认为，咳嗽是内、外病邪犯肺，是肺脏为了祛邪外达所产生的一种病理反应。外感咳嗽属于邪实，为外邪犯肺，肺气壅遏不畅所致，如不能及时使邪外达，可发生转化演变，表现出风寒化热、风热化燥，或肺热蒸液成痰（痰热）等。

　　咳嗽的传变，外感咳嗽与内伤咳嗽还可相互影响为病，久延则邪实转为正虚。外感咳嗽如迁延失治，邪伤肺气，更易反复感邪，而致咳嗽屡作，肺气益伤，逐渐转为内伤咳嗽；肺脏有病，卫外不强，易受外邪引发或加重，因此，特别在气候寒冷突变时尤为明显。久则从实转虚，肺脏虚弱，阴伤气耗。由此可知，咳嗽虽有外感、内伤之分，但有时两者又可互为因果，故临证中应明晰思辨。

　　咳嗽，应该说既具有独立性的证候，又是肺系多种疾病的一个症状。辨证区别是外感，还是内伤，治疗分清邪正虚实。一般外感咳嗽多是新病，起病急，病程短，常伴肺卫表证，属于邪实，治法以祛邪利肺之法。内伤咳嗽多为久病，常反复发作，病程长，可伴见他脏形证，多属邪实正虚，治法当祛邪止咳，扶正补虚，标本兼顾。

　　咳嗽用药，外感咳嗽，《景岳全书·咳嗽》云："外感之邪多有余，若实中有虚，则宜兼补以散之。"常用清代程国彭的止嗽散加减，本方功能止咳化痰，疏表宣肺。止嗽散，《医学心悟》谓："本方温润和平，不寒不热，既无攻击过当之虞，大有启门驱贼之势。"方中荆芥性味辛平，疏风解表，风寒风热均宜应用，桔梗宣肺祛痰，甘草和中，二药配合又利咽喉；紫菀、百部、白前三药合用能起到较好的化痰止咳协同作用。配合化橘红、陈皮可调畅气机。风寒者，配伍荆芥、防风、麻黄、苦杏仁等散寒解表，辛开肺气，止咳化痰。表证较明显者，加紫苏叶、防风解表；风热者，配伍冬桑叶、前胡、金银花、蝉蜕之类清热泻肺，化痰止咳；痰黏或黄而难以咳出者加浙贝母、黄芩等。

　　内伤咳嗽，《景岳全书·咳嗽》云："内伤之病多不足，若虚中夹实，亦当兼清以润之。"临床可分为痰湿咳嗽、肝火咳嗽、肺虚咳嗽三型。痰湿咳嗽，由二陈汤加减，以健脾燥湿，化痰止咳。肝火咳嗽，予以泻白散合黛蛤散加减以降火清肺，化痰止咳。肺虚咳嗽，偏气虚重者，用六君子汤加减；偏阴虚重者，用参脉散或沙参麦冬汤加减。

咳嗽临证用药，多以鱼腥草、粉重楼利咽化痰；北沙参、山海螺润肺止咳；牛蒡子、前胡宣肺化痰；炙紫苏子、炒莱菔子降气止咳；蝉蜕、白僵蚕搜风外出、利咽止咳；之于理气化痰之药，有云："善治痰者，不治痰而治气。"故常用柴胡、旋覆花、姜半夏、青皮等疏肝、平肝、降逆之品治疗肝郁气结的咳嗽，使横逆之肝木得平、肺金得养而顽咳自愈。

临床用虫类药物以取入络搜邪，如广地龙、蝉蜕、白僵蚕等。笔者认为，其搜风解痉、平喘止咳之功优于一般药物。咳嗽后期，反复不愈者，用五味子、白果等以敛肺止咳。

十一、糖尿病从脾论治

糖尿病是由于胰岛素不足或胰岛素细胞代谢作用缺陷引起的葡萄糖、氨基酸及脂质代谢紊乱的一种综合征。临床以多饮、多食、小便多，久则身体消瘦，或尿有甜味等为主要症状的一类病证，以中医学辨证论治与辨病相结合，从脾论治，更能奏效。

糖尿病是复合病因的综合病症。中医学认为本病发病内因为素体阴亏，禀赋不足。外因主要为五志过极，劳心竭虑，营谋强思，用心太过；房劳过度、生育损伤；恣啖肥甘酒酪；热病火燥；药物因素等。其疾病的病理变化是脾气虚弱。以脾在味为甘，化生气血，主肌肉，可见脾之虚弱是本病的基本病理，而健脾益气法为本病治疗之大法。

糖尿病病人除出现"三多一少"外，尚有头晕目眩，倦怠嗜卧，自汗，不欲饮食，四肢疼痛，大便溏泄或秘泻交作，舌淡胖有齿痕、苔白或白腻、脉沉缓或沉弱等症状。但有一部分患者，尤其是老年人"三多"表现症状并不明显，而普遍存在不同程度的形消肌瘦，无力、小便甘甜等，更应注重证的治疗。

脾虚导致消渴，《灵枢·本脏》载曰："脾脆则善病消瘅。"晋·王叔和谓："脾脉实兼浮，消中脾胃虚。"《医林绳墨·消渴》认为："中消初起，调胃承气汤，久则参苓白术散。"消者，当以白术散养脾生津为主，或用五味子、人参、麦冬、地黄、天花粉之类。《仁斋直指方论·消渴》认为："消渴之证候……治法总要服真料参苓白术散，可以养脾自生津液。"明·李梴曰："论渴初宜言肺降心，久则滋养脾，然心肾皆通乎脾，脾则津液自生，参苓白术散是也。"又如清·李用粹《证治汇补·消渴》言："五脏之精悉运于脾，脾旺则心肾相交，脾健则津液自化，故参苓白术散为收功之神药也。"又及"若脾胃气衰，不能交媾水火，变化津液而渴者，参苓白术散"。由此可见，古人在治疗消渴症上，十分推崇参苓白术散治之。近代医家也认为脾虚关系到糖尿病的发生、发展与转归，是糖尿病重要的病理基础。从中西医结合的角度分析：西医学认为，本病之位在胰，而中医学认为胰为脾之副脏，多为散膏（《难经》），所以胰病当从脾治。而胰岛素不足主要表现的精微物质代谢障碍，也正如与脾失运化的观点的一致性。而参苓白术散方出《太平惠民和剂局方》，益气健脾，渗湿止泻为功用。《医方考》谓："脾胃虚弱，不思饮食者，此方主之。脾胃者，土也。土为万物之母，诸脏腑百骸受气于脾胃而后能强。若脾胃一亏，则众体皆无以受气，日见羸弱矣。故治杂证者，宜以脾胃为主。然脾胃喜甘而恶苦，喜香而恶秽，喜燥而恶湿，喜利而恶滞。是方也，人参、扁豆、甘草，味之甘者也；白术、茯苓、山药、莲肉、薏苡仁，甘而微燥者也；砂仁辛香而燥，可以开胃醒脾；桔梗甘而微苦，甘则性缓，故为诸药之舟楫；苦则喜降，则能通天气于地道矣。"与治疗糖尿病之证颇为相宜。《本草纲目》载：人参"久服轻身延年……止消渴"，白术主"轻身延年，不饥……益津液"。方中亦可配葛根益气健脾，升清生津，黄精补中益气，润燥相济，相反相成。据现代药理研究表明，黄精具有较强的降血糖作用。笔者认为，糖尿病以中医辨证，结合辨病治疗，从脾着手，随症加减，症药合参，疗效明显。

十二、老年人脾胃病论说

老年人脾胃病，根据其生理特点，病因一是气血不足，二是阴液易亏。胃气易虚，胃阴亦常不足，脾胃功能受损，易患胃病。临床表现为本虚标实的证候，老年人之胃病又常兼他脏病变，出现脏腑兼病，唯其各有主次之别。

临床归纳为以下几方面：一是肺胃同病。肺主气，老年人患肺疾如慢性咳嗽、气短者较多，肺气失于宣肃，气道不利，痰阻气道。兼有胃病者，每于咳喘发作，或加重之际引起胃病的复发。胃气郁滞而上逆，亦易引动肺疾，两者常相互影响。二是胆胃同病。胃邻及胆，胆失疏泄，胆汁分泌失常影响胃的消化。胃气虚弱，又兼气滞，或因胃阴不足而致郁热内结，湿与热合，蕴结于胆。则见右胁疼痛，口苦，脉弦等症。三是肝胃同病。木能疏土，肝失疏泄，往往影响胃的受纳，脾的运化，出现腹胀，或便溏泄泻等。胃的运化功能失调，又能影响肝的疏泄。二者最易相互影响。四是心胃同病。胃居心下，胃中气滞，胃气上逆，可以影响心主血脉的正常功能。心气不足，心血瘀阻，则出现心悸怔忡，甚则胸痹，心痛，气血运行不畅，食少不易消运，经络相联，疼痛及于心下。胃痛又因湿阻气滞，胃气不和，上犯于心，湿浊痹阻，胸阳不展，故胃病发作时，多出现胸闷心痛等。五是肾胃同病。因"肾为胃之关"，老年人肾气有不同程度的虚衰。胃病久发，纳谷不振，气血不足，肾气亏损。或摄纳无权而致短气、夜尿频作；或因开阖不利引起尿少、浮肿；或肾失温煦，畏寒怯冷，灶中无火，谷不易熟，故出现脘腹痞胀、便泄，致使脾胃病证的加重。

脾胃病的证治：《素问·平人气象论》曰："平人之常气禀于胃，胃者平人之常气也，人无胃气曰逆，逆者死。"《中国医学大辞典·胃》谓：胃气，"无论治何疾病，皆宜首先保护，而虚证尤甚，故益阴宜远苦寒，益阳宜防泄气，驱风勿过燥散，消暑勿轻通下，泻利勿加消导，其他内外诸病应投药物之中，凡与胃气相违者，概宜慎用"。临床上常把"保胃气"作为治疗大法。《灵枢·五味》亦指出："五脏六腑皆禀气于胃。"人以胃气为本，意为具有消化功能与一般的抗病能力，说明了胃气在人体的特殊性、重要性。重在保护"胃气"，所谓"有胃气则生，无胃气则死"，应强调对脾胃功能衰弱的人要避免用苦寒泻下、有损于胃气的药物。

治法与方药：脾为后天之本，临证方药需用药轻柔，顾护脾胃。脾胃者，气血生化之源，后天之本矣。《医宗必读》云："一有此身，必资谷气，谷入于胃，洒陈于六腑而气至，和调于五脏而血生，而人资之以为生也，故曰后天之本在脾。"脾胃属土也，生万物而法天地，治中央，为人身之枢纽，灌溉四旁。老年患者有多个脏腑功能衰退，又易与其他脏腑相兼而为病，易形成正虚邪实的病理特点。因此，调理好脾胃，疏通一身之枢纽，是治疗老年性疾病的关键。

"脾胃一败，则诸药难施"，故临证时应做到：一是要注重顾护脾胃的功能，慎用苦寒之品，必用时宜少量用之，中病即止。补虚泻实不忘顾及脾胃，方中加健脾养胃的生麦芽、生谷芽、六神曲、焦鸡内金之品，以促脾胃之运化。二是要气阴兼顾，运补兼施。根据老年人生理特点的影响，胃气虚者易伴胃阴虚，阴虚者其气亦虚，唯其各有侧重，做到"补气勿过温，滋阴佐以益气而勿过于滋腻滞气"，即补中寓消，消中寓补，动静结合。三是升降并调。老年人肝胃气滞证者，治法宜疏肝和胃。唯在疏和之中，调其升降。理气之药同时有升降之功，用桔梗、枳壳，一升一降；或以苦杏仁、广郁金宣肺开郁，或用姜竹茹降胃气，除烦热；或用八月札、娑罗子宣通肺胃。对气阴不足、气虚及阳、湿浊易生者，湿郁、气郁可化热；阴虚易生热。用化湿苦温、芳香的苍术、厚朴花、藿香、佩兰等，但不宜重用、久用。胸脘痞闷有湿者，以苦杏仁、白蔻仁、橘皮、桔梗、姜半夏开宣之。肝胃郁热者，以左金丸，但黄连用量不宜过大。兼有胃热者，用清热理气药配以蒲公英，理气而不致化热伤阴。四是护胃宁络，对症处理。老年人脾胃病出现的兼证，应做到护胃宁络。临证常见的大便隐血，或小量出血，可据证用白及粉、生大黄粉、参三七粉之类，单味加温开水调成糊状服，效果甚佳。有黑便而干硬，兼有瘀血，可用小剂量大黄以导滞化瘀。脾胃气虚而兼肝阳上扰化风者，治宜以"培土宁风"，平肝息风，但不宜投药过凉。

十三、痹证从脾胃论治

痹证是由于风、寒、湿、热等外邪侵袭人体，闭阻经络，气血运行不畅所导致的，以肌肉、筋骨、关节发生酸痛、麻木、重着、屈伸不利，甚或关节肿大灼热等为主要临床表现的病证。治疗痹证应从脾胃入手，方能获取良好的效果。现参阅相关资料结合自己临证心得，对痹证的病因病机和治法用药，从以下几方面论说：

1. 痹证的病因

《素问·痹论》曰："所谓痹者，各以其时，重感于风寒湿之气也。"临床论证候分类说："其风气胜者为行痹；寒气胜者为痛痹；湿气胜者为着痹也。"《诸病源候论·风痹候》云："痹者，风寒湿三气杂至，合而成痹，其状肌肉顽厚，或疼痛，由人体虚，腠理开，故受风邪也。"《风湿痹候》云：风湿痹"由血气虚，则受风湿，而成此病"。在治疗上，《金匮要略·中风历节病》认为，是痹证一类的疾病，并提出了桂枝芍药知母汤和乌头汤的治疗方剂。《备急千金要方·诸风》收载了至今仍常用的独活寄生汤。

张志聪《素问集注》云："痹者，闭也，邪闭而为痛也。"后人宗张志聪之意，逐渐将痹证的范围集中于肌肉、骨节的疼痛、重着的疾患。现代教材将痹证定义为由于风、寒、湿、热等邪气闭阻经络，影响气血运行，导致肢体筋骨、关节、肌肉等处发生疼痛、重着、酸楚、麻木，或关节屈伸不利、僵硬、肿大、变形等症状的一种疾病。

2. 痹证的病机

本病多由于正气不足，感受风、寒、湿、热之邪所致。内因是痹证发生的基础。素体虚弱，正气不足，腠理不密，卫外不固，是引起痹证的内在因素。因其易受外邪侵袭，且在感受风、寒、湿、热之邪后，易使肌肉、关节、经络痹阻而形成痹证。正如《灵枢·五变》篇云"粗理而肉不坚者，善病痹"，首先提出患痹证的体质因素。《素问·痹论》中指出："饮食自倍，肠胃乃伤。"讲的就是这个道理，饮食过量，就要损伤肠胃。饮食不调，脾胃功能不足，也是导致痹证的因素之一。《济生方·痹》亦云："皆因体虚，腠理空疏，受风寒湿气而成痹也。"按"腠理"亦属"卫"，"脾者主为卫"。脾主运化，为气血生化之源，故凡脾气健旺者，抗病能力相应提高。反之，脾胃虚弱，不仅导致本脏及有关脏腑的病变，亦易感受外邪，发生痹证。一般而言，"正气"就已包含脾胃之正常功能，故正虚、营卫气血不足均与脾胃失于健运相联系。

《灵枢·周痹》云："沫得寒则聚。""沫"指津液，病理状态下即是湿，此沫在"分肉之间"，与内湿的形成有相似之处。痹证病因中的湿邪是在内、外因素作用下的病理性产物，可以引起肢体肌肉骨节肿胀、酸、痛、麻、重着等症状。所以，消除湿的病理因素也就成为防治痹证的重要措施。欲祛其湿，当健其脾，脾湿得化，脾旺而邪自去。热的成因是寒、湿郁久而化热，也可能由于直接感受风热、暑热之邪，热毒流注关节，或内有蕴热，复感风寒湿邪，与热相搏而致的痹证。《金匮翼·热痹》云："热痹者，闭热于内也，腑脏经络，先有蓄热，而复通风寒湿气客之，热为寒郁，气不得通，久之寒亦化热，则瘰痛痹熻然而闷也。"另有阴虚引起的热，亦是重要的因素之一。阴虚之人，脾胃之阴亦不足。胃腑体阳而用阴，胃阴即是借以腐熟消化水谷之胃津。胃阴虚者，易致热痹。

3. 痹证的治法

痹证，正气不足为本病发病的内在因素，而感受风、寒、湿、热为引起本病的外因，其中尤以风寒湿三者杂至而致病者为多。主要病机为经络阻滞，气血运行不畅。临床大致分为风寒湿痹及热痹两大类。风寒湿痹中，风偏胜者为行痹；寒偏胜者为痛痹；湿偏胜者为着痹。治疗的基本原则是祛风、散寒、除湿、清热，以及舒经通络，根据病邪的偏胜而酌情更用。行痹以祛风为主，兼用散寒除湿，佐以养血；痛痹以温经散寒为主，兼以祛风除湿；着痹以除湿为主，兼用祛风散寒，佐以健脾；热痹以清热为主，兼用祛风除湿。阴虚引起的热痹在治疗时也应重视顾护或滋养胃阴。痹证日久则应根据正气亏损的不同，采用益气养血、补养肝肾，扶正祛邪，标本兼顾等法。

4. 痹证的用药

痹证治疗用药应从整体着眼，主要以祛邪与扶正。祛邪之法多为祛风通络、散寒除湿、化痰行瘀、舒筋止痛等。扶正之法，一般多对痹证病久时发者，尤需重视扶正，或以扶正为主，或根据情况而与祛邪结合。扶正包括补气、养血、滋阴和培益肝肾等法，各有适应，有时往往兼用。至于调理治疗痹证之法，归纳从以下几方面入手。

（1）补脾益气法：《医宗必读·痹》云"祛风解寒亦不可缺，大抵参以补脾补气之剂，盖土强可以胜湿，而气足自无顽麻也"。痹证的治疗参以补气补脾之剂，方用人参汤、人参散等。三痹汤则以人参、黄芪、白术、甘草、茯苓同用，前人亦以补益脾胃之气列为治疗顽痹、久痹的重要治法。有些痹证而兼有胃病中虚气滞证者，用补脾益气、健脾和胃之法，茯苓、山药与党参、黄芪、白术，甘草与木香、佛手、郁金等相配。健脾益气方药对消除内湿，增强机体抗病能力而防止再感外湿，均有明显作用。《神农本草经》谓白术"主风寒湿痹"。李东垣认为，白术"去诸经中湿而理脾胃"。《本草求真》谓："筋骨皮毛均非驻湿之所，唯肌肉间为可驻湿，故风痹、死肌、痉、痹系于风、寒、湿者，皆术主之矣。"可见白术对痹证适应较广，然其主要取用白术之健脾燥湿之功，只要配伍得当，疗效明显。

（2）健脾渗湿法：《医宗必读·痹》云"治着痹者，利湿为主"。健脾利湿类药如薏苡仁，甘淡而凉，健脾利湿，善治湿痹。《本草述》赞此药"诚为益中气要药"。《类证治裁》立薏苡仁汤，以此药为方名，亦足见其要。风寒湿痹证或风湿热痹证均适用，痹证而兼脾胃不和者，亦适宜。寒证及脾虚者应用炒薏苡仁，助脾化湿；热证用生薏苡仁。临证常以生薏苡仁、炒薏苡仁同用，用量一般为15~30g。除汤剂以外，生薏苡仁还可与赤小豆一同煮食，不仅有治痹功效，且能维护胃黏膜，防止祛风散寒及辛温药对脾胃的副作用，对脾胃湿浊较重的人群疗效甚佳。

（3）和胃通络法：风湿热痹证常伴有身热、汗出、口干、舌红等症。一则热久易伤阴津，二则往往配用祛风、化湿之品，难免有辛燥耗阴之可能，特别是痹痛伴有干燥综合征的患者，调治必须重视顾护胃津。《金匮要略》治热痹方桂枝芍药知母汤，方中有不少辛温药，对慢性热痹，阴液亏乏之证的证候当从甘凉养胃滋阴之法，配用和胃通络之味，权衡轻重缓解治之。如生地黄、沙参、麦冬、玉竹、白芍、知母、白及、木瓜、生甘草等，甘酸相合，可以化生阴液，和营柔养肌骨经脉。

（4）温经通痹法：风寒湿痹的疼痛剧烈者，常用附子、川乌等祛风除湿、温经止痛的药物。《医宗必读·痹》云："治痛痹者，散寒为主，疏风燥湿仍不可缺，大抵参以补火之剂，非大辛大温，不能释其凝寒之害也。"但这些药物的应用，剂量应由小量开始，逐渐增加，包括注意服药的间隔时间，久煎或与甘草同煎可以缓和其毒性。服药后患者若有唇舌发麻、手足麻木、恶心、心慌、脉迟等中毒症状时，应酌情减轻剂量，或立即停药，并及时采取解救措施。对痹证病程较久的抽掣疼痛，肢体拘挛者，应配伍具有通络止痛、祛风除湿作用的虫类药物，但这些药物大多性偏辛温，作用较猛，具有一定的毒性，故用量不可过大，不宜久服，中病即止。

（5）疏经和络法：痹证常用枝与藤类的药物，因其性能通经引达肢体关节。藤枝类药物甚多，其性能亦各有不同。如桂枝之温，通经活络；嫩桑枝、忍冬藤清热通络；海风藤、威灵仙通络之外又能祛风；鸡血藤补血养血，通经活络。对脾胃素虚或脾胃阴虚患者，必用之时，应参合益气养阴之品，随证配伍，以防脾胃之气阴受损。

（6）痹证的调护：应加强体质锻炼，避免潮湿环境，注意冷暖，防止外邪的侵袭，对预防痹证的发生有一定的作用。

十四、引经药应用琐谈

中医治病，"方从法出"，"方以药成"。由理、法、方、药合参的处方，是经辨证审因决定治法，取合适的药物，酌定用量，按照组方原则，中药的性味、归经、主治、功效及药物的配伍规律进行补偏救弊，达到治疗的目的。故就处方"引经药"在临床治疗中的作用做以下浅述。

中医处方，常在方药之尾或服法之中，写上一至数味的"引经药"。其药味虽少，用量也轻，但往往能提高治疗的效果。何谓"引经药"？就"引经药"而言，首先应知道方剂的组成，方剂是在辨证立法的基础上，根据病情的需要，利用药物的"七情"，按必要的药量组成方剂。而方剂组成的原则，分为"君、臣、佐、使"四个部分。《素问·至真要大论》说："立病之谓君，佐君之谓臣，应臣之谓使。""君"药者，即主药或主治药，是针对主症或病因而起主要治疗作用的药物；"臣"药，即辅药或辅助药，就是协助主药更好地发挥作用的药物；"佐"药，又叫兼制药，是指协助主药治疗兼症，或监制主药以消除某些药物的毒性和烈性，或起反佐作用的药物。"使"药，又叫引和药，是指对机体某一部位及引导各药直达病所的引经药，或对各药起调和作用的特殊药物。

一般两味药以上组成的方剂，大都含有"君臣佐使"的原则。主要在于经过严格配伍，使方药组合"多而不杂，少而不漏"；既能增强药物的原有功效，又能调和偏胜，制其毒性，消除或缓和对人体的不利影响。所以有"药有个性之特长，方有合群之妙用"的说法。目前一些中医在临床中不够重视应用"引经药"在治疗中的作用，"有药无方"，应引起中医药人员足够的重视，更不能弃之。

中医学认为，人体是由五脏六腑、四肢百骸、筋骨皮毛、气血津液等组成的有机整体。经络是人体总的通路，而引经药犹如导游，将诸药引向一定的经络脏腑做针对性治疗。引经药是构筑在药物归经的理论基础之上的，临床上通常根据经络循行的发病部位、经脉、脏腑不同，选用不同的引经药，对发挥原方药效有很大的帮助。如羌活能引药归膀胱经；石膏引药入胃经等。如头痛，痛在头后部，下连于颈，为太阳经头痛，宜羌活、川芎、蔓荆子；痛在前额及眉棱处，属阳明经头痛，选用葛根、白芷；痛在头之两侧，并连及耳部，多为少阳经头痛，宜用黄芩、柴胡；痛在颠顶或连于目系，属厥阴经头痛，宜用吴茱萸、藁本。偏头暴发者，连及眼、齿，痛止如常人，为肝经头痛，宜天麻、菊花、全蝎。治咳嗽多痰以桔梗、苦杏仁为引。治肝病则多以柴胡为引。如骨伤科上肢损伤加嫩桑枝，下肢损伤用牛膝之类。运用药引，引导诸药直抵病所，从而充分发挥药效，达到治疗的目的。药引不仅能提高药效，同时还能解除其他药物的毒性。如攻下利水用大戟、芫花、甘遂时，加入大枣缓和三味药的毒性。药引种类繁多，作用多异，如在治疗外感风寒之病时，通常在辛温解表药中加入生姜、葱白，增强其发汗解表作用。在盛夏消暑解热方中加入鲜芦根、鲜荷叶，增加消暑的疗效等等。

由此可见，中医临床处方应符合"君臣佐使"的原则下，充分发挥"引经药"的作用，做到"有药有方"，治病疗疾。

下篇　名方考释

一、张仲景方

（一）桂附地黄丸衍变与考释

桂附地黄丸为温补肾阳的首选方药，主治肾气不足引起的腰膝酸痛、小腹拘急、下肢冷感、小便不利，或小便反多，尺脉沉细，舌质淡而胖，苔薄白不燥等症。多因疗效显著，而被历代医家称为补肾第一方。

1. 桂附地黄丸组成

临床常用的桂附地黄丸即金匮肾气丸，出于东汉张仲景《金匮要略》。据该书记载，其处方由干地黄400g，山茱萸、薯蓣（即山药）各200g，泽泻、茯苓、牡丹皮各150g，桂枝、附子（炮）各50g组成。以上8味药，研为细末，炼蜜和丸如梧桐子大，每次15粒用黄酒送服，每日2次。或根据原方用量比例酌情增减，水煎服。目前品种、规格众多，有浓缩丸、软胶囊之类。

2. 桂附地黄丸的释方

肾阳虚，命门之火不足，致腰膝酸痛，小腹拘急，下肢冷感，为肾阳不足，不能温养下焦；小便反多，是由肾中阴阳俱虚而成下消之证。方中干地黄滋补肾阴，山茱萸、山药滋补肝脾，辅助滋补肾中之阴；并以少量桂枝、附子温补肾中之阳，意在微微生长少火以生肾气。《医宗金鉴》曰：此肾气丸纳桂附于滋阴剂中十倍之一，意不在补火，而在微微生火，即生肾气也。其目的在于益火之源，以消阴翳。方中泽泻、茯苓利水渗湿，牡丹皮清泻肝火，与温补肾阳药相配，意在补中寓泻，以使补而不腻，达到阴中求阳，正如张景岳所说：善补阳者，必于阴中求阳，则阳得阴助而生化无穷。

3. 桂附地黄丸药理与应用

据西医学对桂附地黄丸成分分析、药理、临床应用等方面研究，认为附子具有振奋新陈代谢，赋予全身细胞活力，以及镇痛、强心等作用；桂枝具有活跃血液循环、镇静等作用；茯苓、泽泻可以调节水液代谢，用于排尿异常；干地黄、山药、山茱萸具有滋补、强壮、强精等作用，并认为地黄可用于老年人皮肤色素异常所引起的老年斑的治疗。

4. 桂附地黄丸的衍生方

后世医家在桂附地黄丸的基础上又衍变了许多方剂，扩大了治疗范围。如增加牛膝、车前子为济生肾气丸，温肾以利水消肿。常用于治疗肾阳虚的水肿；增加鹿茸、五味子为十补丸，温肾壮阳，纳气归元，常用于治疗肾阳虚损、精气不足等证。如减去桂枝、附子为六味地黄丸，具有滋补肝肾之功能，常用于肝肾阴虚引起的腰膝酸软、头目眩晕、耳鸣耳聋、盗汗遗精等症。

六味地黄丸出于《小儿药证直诀》，立法以肾、肝、脾三阴并补而重在补肾阴为主。方中熟地黄滋肾阴、益精髓，山茱萸酸温滋肾益肝，山药滋肾补脾，共成三阴并补以收补肾治本之功。方中补中有泻，即泽泻配熟地黄而泻肾降浊；牡丹皮配山茱萸以泻肝火；茯苓配山药而渗脾湿。其又补泻交用，泻意在防止滋补之品产生滞腻之弊，并以补为主。临床常用于兼有肝肾阴虚证候的慢性肾炎、高血压、糖尿病、神经衰弱等病。

六味地黄丸增加知母、黄柏为知柏地黄丸，增强了滋肾阴、清相火的作用，用于阴虚火旺而致的骨蒸劳热、虚烦盗汗、腰脊酸痛、遗精等症；增加五味子为都气丸，滋肾纳气，用于肾阴虚火气喘、呃逆之症；增加麦冬、五味子为麦味地黄丸，具有肺肾双补、敛肺止咳之功能，用于肺肾阴虚引起的久咳气喘、头晕目眩、午后低热、遗精等症；增加枸杞子、菊花为杞菊地黄丸，具有养阴平肝、滋水明目之功能，用于肝肾阴虚所致的头晕目眩、两眼昏花、视物不明，或眼睛干涩，逆风流泪等症；增加当归、白芍为归芍地黄丸，具有补血敛阴之功能，用于阴虚血少所致的头晕眼花、两胁疼痛、虚热、盗汗、口干、咽干等症；增加石菖蒲、磁石、五味子为耳聋左慈丸，具有滋阴通窍之功能，常用于肾虚耳鸣、耳聋目眩者；增加枸杞子、菊花、石决明、当归、白芍、白蒺藜为明目地黄丸，具有平肝明目、滋肾养血的功能，用于肝血不足，视力减退、视物模糊、夜盲、目涩多泪等。

综上所述，桂附地黄丸及其衍变方，均有补肾的作用，但在治疗上又各有所侧重。临床应用，只要辨证得法，施治用药准确，方能达到治病之目的。

《实用中医内科杂志》，2008，22（5）：7.

（二）三承汤方的化裁与考释

三承汤均出于张仲景《伤寒论》，应用广泛，尤其在中医急症及外科领域多有发挥，如复方大承气汤。现将承气汤的衍变及运用做一简释。

承气汤专为阳明腑实证而设。以治燥热结实于肠间，气机壅滞不通而引起的潮热、谵语、腹胀满痛、不大便、脉沉细实等症。因气为人身之主宰，气机畅行则生机不息；燥热内伤胃腑，腑气不通，里热不下，则结成燥屎。故方名命以承气汤，实有攻下腑实，承顺胃气下行，使塞者通、闭者畅之意。

1. 大承气汤

大承气汤由大黄、厚朴、枳实、芒硝四药组成。用于"痞"（自觉脘腹痞塞、硬坚）、"满"（腹胁急痛、胀）、"燥"（内有粪块燥结、舌苔干燥）、"实"（腹痛拒按、腑气不通）四症。临床用于腑实、燥结和气滞均较严重、结热俱盛之症；如潮热、谵语、腹痛胀满硬痛拒按、大便秘结或热结旁流、舌苔焦黄或焦黑燥裂、脉沉实或迟而有力；甚则谵妄、昏不识人、循衣摸床、惕而不安、两目直视等。方中大黄苦寒泻下，荡涤实热；芒硝咸寒软坚、润燥通便；枳实、厚朴苦温行气宽畅、破结除满。四味相配，共奏峻下热结之功。

2. 小承气汤

小承气汤由大黄、厚朴、枳实三药组成。用以"痞""满""实"三症为主。适用于阳明燥热不甚，而气滞较甚，结实热未盛，虽实而未实的证候，症见潮热、谵语、胸腹痞满疼痛、大便不通、舌苔老黄、脉滑而疾。方中大黄攻积泄热，厚朴行气宽畅，枳实破结除满。诸药合用，共奏泄热通便、破滞除满之功效。

3. 调胃承气汤

调胃承气汤由大黄、甘草、芒硝三药组成。用以"燥""实"二症，用于邪热初传阳明胃腑，阳明燥热较重，气滞较轻，热盛结未实的证候，症见蒸蒸发热、谵语、腹胀满、不大便、口渴、舌苔正黄、脉滑数。方中大黄泄热通便，荡涤肠胃；芒硝软坚润燥，泻下通便；甘草和中调胃，配伍硝芒，共奏泻下燥实、调和胃气之功效。

综上所述，三承气汤均用大黄以荡涤肠胃之积热。大承气汤芒硝、大黄后下，加枳实、厚朴以行气，故攻下力轻峻，主治痞、满、燥、实俱备的阳明热结之重证；小承气汤不用芒硝，且三味同煎，枳实用量亦减，故泄热攻下之力较轻，主治痞、满、实而不燥之阳明热结之轻证；调胃承气汤不用枳实、厚朴，虽后纳芒硝，而与大黄、甘草相伍，故泄热攻下之力较前两方缓和，主治阳明热结，燥实在下，而无痞满之证。正由于承气汤经过长期的临床运用和摸索，在20世纪70年代衍生了复方大承气汤（《中西医结合治疗急症》）。由厚朴、炒莱菔子、枳实、桃仁、赤芍、大黄、芒硝所组成。方中由大承气汤加味而成，重用厚朴、炒莱菔子，下气除胀；更配炒枳壳、大黄、芒硝，荡涤积滞而除梗阻；桃仁、赤芍，活血化瘀，兼能润肠，既助诸药泻结，又可防止梗阻导致局部血瘀可能引起的组织坏死，具有通里攻下、行气活血之功。所以可用于急性肠梗阻等，属于阳明腑实，而气胀明显者。

《医宗金鉴》方论，吴谦曰："诸积热结于里而成痞满燥实者，均以大承气汤下之也。满者，胸胁满急胀，故用厚朴以消气壅；痞者，心下痞塞硬坚，故用枳实以破气结；燥者，肠中燥屎干结，故用芒硝润燥软坚；实者，腹痛大便不通，故用大黄攻积泻热。然必审四证之轻重，四药之多少，适其宜，始可与之。若邪重剂轻，则邪气不服，邪轻剂重，则正气转伤，不可不慎也。"对于承气汤的使用，这已说得很透彻，临床应用必须掌握好适应证，既可放胆运用，又要做到中病即止，避免太过。

《实用中医内科杂志》，2008，22（9）：8.

二、张景岳方

（一）济川煎考释

1. 济川煎的组成

淡苁蓉四钱（12g）、怀牛膝（生）二钱（6g）、升麻（蜜炙）六分（1.8g）、油当归三钱（9g）、福泽泻钱半（4.5g）、炒枳壳（蜜炙）六分（1.8g）。具有温肾益精，润肠通便之功效。主治肾阳虚衰，精津不足的便秘。症见老年肾虚，大便秘结，小便清长，腰膝足软，背冷畏寒，舌淡苔白，脉沉迟。

2. 济川煎解读

"济川煎"用于因肾虚气弱，津化无力而引起的便秘。所以张景岳通过温肾化津，调补（济）水液（川），予以润肠通便。"济川"，本义是指渡河。语出《书·说命上》："爰立作相，王置诸其左右。命之曰：朝夕纳海，以辅台德。若金，用如作砺，若济巨川，用汝作舟楫。"此段高宗命傅说为相之词，后因以"济川"比喻辅佐帝王，并将"济川舟楫"比作济世的宰相。清·顾炎武《赠黄职方师正》诗曰："黄君济川才，大器晚成就。"这里"济川"即指有辅佐帝王之才。

本方名为"济川"者，则是指调补水液而言。济，含有调剂、弥补、补益的意思。《易·系辞下》："断木为杵，掘地为臼，臼杵之利，万民以济，盖取诸小过。"曹植在《求自试表》中说："功勤济国，辅主惠民。"李善注引《尔雅》："济，益也。"川，即河流。《周礼·地官·遂人》："凡治野，夫问有遂，遂上有径；十夫有沟，沟上有畛；百夫有洫，洫上有涂；千夫有浍，浍上有道；万夫有川，川上有路，以达于畿。"郑玄注："万夫，四县之田，遂、沟、洫、浍，皆所以通水于川也。"上凡言川者，均指河流。由上所述，说明济含有调补的意思；川就是指流水。用于方药中，"济川"即是调补水液。由于本方是通过温补肾阳而使津化复常、水液得以补益，从而达到润肠通便的目的，故方以"济川"名之。

根据《素问·三部九候论》"虚者补之"的治疗原则，治宜温肾益精，润肠通便。本为肾阳虚衰，精津不足，大便秘结，小便清长，腰膝酸软者而设。肾阳虚衰，精津不足，开阖失司所致精津亏虚之便秘证。方名，济，有接济滋养之意；川，指津液分布之形。《内经》有"肠胃为海，六经为川"之说。《景岳全书》第三十四卷"秘结"中将大便秘结分为两种，即有火的"阳结"和无火的"阴结"，张景岳认为秘结除阳明热结外，均与肾有关。肾主二阴而司开阖，如果肾之开阖失司则势必引起二便失调。济川煎证以大便秘结、小便清长、腰膝酸软、舌淡苔白、脉沉迟或沉涩为临床特征，主要以肾阳虚弱，摄纳无权，气不化津，肠失濡润之方证病机。中医认为，肾主五液，司二便开阖。肾阳虚衰，开阖失司，致气不化津，肠失濡润，故大便秘结；肾虚失摄则小便清长，并进而导致肠中津液亏损，加重大便秘结。如《诸病源候论》所谓："肾脏受邪，虚而不能制小便，则小便利，津液枯燥，肠胃干涩，故大便难。"张景岳认为："三阴三阳，同流气血，故为人之川"。又说"济川"者，乃资助河川以行舟车之意，本温润之中而寓有通便之功，服之可使肾复精充，五液并行，开阖有序，肠得濡润而大便自调，故方名"济川"。中医认为，腰为肾之府，肾主五液司二便。今肾阳虚衰，阳气不运，津液不通，不能布津于大肠，精津不足，肠道失其濡润，均可导致大便秘结不下；肾阳虚衰，温化失职，膀胱气化不利，故小便清长；同时，小便清长又可导致肠津不足，大便秘结。《诸病源候论》说："肾脏受邪，虚而不能制小便，则小便不利，津液枯燥，肠胃干涩，故大便难。"腰为肾府，肾主骨髓，肾阳虚衰，精津不足，骨髓不充，故见腰膝酸软；舌淡苔白，脉沉迟均为阳虚之征象。

3. 济川煎的释方

张景岳在《景岳全书·新方八阵》中谓："济川煎：凡病涉虚损而大便闭结不通，则硝黄攻击等剂必不可用，若势有不得不通者，宜此主之，此用通于补剂也。最妙！最妙！"《素问·逆调论》曰："肾者水脏，主津液。"今因肾阳虚衰，下元不温，则津化无力，津亏液乏，而形成大便秘结。故宜温肾以润通大便。故济川煎，注重肝肾。肾主五液而司二便，肾虚数亏，开阖失司，故大便秘结，小便清长；腰为肾之府，肾虚则腰膝酸软。治宜温肾益精，润肠通便。

方中君以苁蓉温肾益精，暖腰润肠，《本草从新》谓其"补命门相火，滋润五脏，峻补精血，滑大便"。牛膝补肾壮腰，善于下行以通便；肝主疏泄，以当归养血润肠均为臣药；炒枳壳，一则辛润肝阴，一则苦泄肝气，妙在升麻升清气以输脾，泽泻降浊气以输膀胱；佐苁蓉、牛膝以成润利之功。张景岳谓："凡病虚损而大便不通，则芒硝、大黄攻击等剂必不可用；若势有不得不通者，宜此主之。此用通于补之剂也。"可见俞根初引用之妙。何秀山认为：大便秘一证，有热结，有气滞，有液枯。热结则诸承气为正治，固已气滞必求其所以滞之者，而为之去其滞，若液枯而兼气滞，轻则五仁橘皮，重则张氏济川。本方具补中有泻，降中有升，具有"寓通于补之中、寄降于升之内"。

4. 济川煎的功效与主治

济川煎具有温肾益精、润肠通便之功效。主治老年肾虚。肾阳虚弱，精津不足证。阴亏甚而邪实，口干舌燥，心烦不寐，便秘日久，频转矢气，液枯肠燥，欲下不能，舌前半绛嫩，后根黑腻，脉细而涩者；或大便秘结，小便清长，腰膝酸软，头目眩晕，舌淡苔白，脉沉迟者。具寓通于补，欲降先升之温润通便的特色之剂，治疗肾虚便秘的常用方。临床应用以大便秘结，小便清长，腰膝酸软，舌淡苔白，脉沉迟为辨证要点。常用于习惯性便秘、老年便秘，以及妇人产后便秘等属于肾虚精亏肠燥者。故何秀山谓：夫济川煎，注重肝肾，以肾主二便，故君以苁蓉、牛膝滋肾阴以通便也。肝主疏泄，故臣以当归、炒枳壳，一则辛润肝阴，一则苦泄肝气。

5. 济川煎应用与加减

阴亏甚而邪实，口干舌燥，心烦不寐，便闭日久，频转矢气，液枯肠燥，欲下不下，舌前半绛嫩，后根黑腻，脉细而涩者；便秘有不得不通者，凡伤寒杂证等病，但属阳明实热可攻之类，皆宜以热结治法通而去之，若察其元气已虚，既不可泻而下焦胀闭，又通不宜缓者，但用济川煎主之，则无有不达（《景岳全书》卷五十一）。济川煎用于治疗老年便秘、习惯性便秘，以及妇人产后肾气虚弱，大便秘结等属肾虚津亏肠燥者。气虚者，加人参、黄芪，如有火加黄芩；虚甚者，炒枳壳不宜，以免伤气；腰膝酸痛，筋骨软弱者，加杜仲、桑寄生、续断以强筋壮骨；肾虚加熟地黄、何首乌等以补肾滋阴、润肠通便；小便清长而频数者，加益智仁、桑螵蛸涩精止遗；肠燥便秘日久，去泽泻，加锁阳、火麻仁。热邪伤津、阳明实热及阴虚肠燥所致便秘者、阴虚者忌用本方。

（二）右归丸衍变考释与应用

张景岳创制传世名方左归丸、右归丸，本文就右归丸的方药组成、功效、主治、衍变、化裁与应用进行考释，阐述其临床应用。

1. 右归丸的衍变

右归丸为明代著名医家张景岳创制，用于元阳不足，命门火衰之证。本方为宋代医家严用和在《金匮要略》肾气丸的基础上加车前子、牛膝而成，因其首载于严氏所著《济生方》中，故又被后世称为"济生肾气丸"。仲景肾气丸原为治疗肾气虚弱气化失常而设，属于"少火生气"之剂，温阳之力不足。严用和将方中温阳药与滋阴药的比例加以调整，再加入车前子、牛膝渗利导下，既保留原方"阴中求阳"之制，又增温阳利水之效，成为治疗肾阳虚水肿的专方。后世医家对此方温肾利水之功甚为赞赏，张景岳更是誉之曰："补而不滞，利而不伐，治水诸方，更无有出其右者。"（录自《古今名医方论》卷四）后世不少医家将本方改为汤剂，名为"金匮肾气汤"（《证因方论集要》卷二）、"肾气汤"（《医林纂要大全》卷十）、"加减金匮肾气汤"（《医门八法》卷三）等。

2. 右归丸的组成

（1）右归丸的组成：大怀熟（地）八两（240g）、山药微炒四两（120g）、山茱萸微炒三两（90g）、枸杞子微炒四两（120g）、鹿角胶炒四两（120g）、菟丝子制四两（120g）、杜仲姜汁炒四两（120g）、当归三两（90g）、肉桂二两[渐可加至四两（60~120g）]、制附子自二两渐可加至五六两（60~180g）。

（2）右归丸的衍变：右归丸由《金匮要略》肾气丸义理及衍变，即肾气丸的基础上减去"三泻"茯苓、泽泻、牡丹皮，加枸杞子、杜仲、菟丝子、当归、鹿角胶而成。加强补益肾中阴阳的作用，减少用"泻"妨补之力，以使药效更能专功于补。

3. 右归丸的配伍特点

右归丸的配伍特点，一是补阳药与补阴药配伍，借"阴中求阳"助补阳之功甚捷；二是纯补无泻，集滋补群药则益肾之效尤彰。立法在于"益火之源，以培右肾之元阳"，方中诸药均能归于右肾而培其元阳，故名曰"右归丸"。提示本方为纯补无泻之方，对肾虚而有湿浊者不宜。

4. 右归丸的功效与方解

（1）右归丸的功效：肾阳不足，命门火衰。久病气衰神疲，畏寒肢冷；或阳痿遗精，或阳衰无子；或大便不实，甚则完谷不化；或小便自遗；或腰膝软弱，下肢浮肿等。右归丸具有温补肾阳，填充精血之功效。

（2）右归丸的方解：本方右归丸原为主治"元阳不足，先天禀衰，以致命门火衰，不能生土，而为脾胃虚寒"或"寒在下焦，而水邪浮肿"或"阳衰无子"等证。本方主治诸症，虽有病起中焦或下焦不同，临床症状表现不一，但其总的病因病机，仍如《景岳全书》中所说"元阳不足"。故本方立法"宜益火之源，以培右肾之元阳"。培补肾中元阳，必须"阴中求阳"，即在培补肾阳中配伍滋阴填精之品，方可具有培补元阳之效。方中附子、肉桂辛热入肾，功擅温壮元阳，补命门之火；加血肉有情的鹿角胶，甘咸微温，补肾温阳，益精养血，三药相辅相成，以培补肾中元阳，用为君药。熟地黄、山茱萸、枸杞子、怀山药为甘润滋补之品，滋阴益肾，养肝补脾，填精补髓，与肉桂、附子、鹿角胶相伍有"阴中求阳"之功，共为臣药。菟丝子、杜仲补肝肾，强腰膝；当归养血和血助鹿角胶以补养精血，并使补而不腻。诸药配伍，收补肾之中兼顾养肝益脾，使肾精得他脏之化育而虚损易复；温阳之中参以滋阴填精，则阳气得阴精的滋养而生化无穷。填精补血以收培补肾中元阳之效。共奏温补肾阳，填精补血的功效。

5. 右归丸的主治与应用

（1）右归丸的主治：肾阳不足，或先天禀衰，或劳伤过度，以致命门火衰，兼有畏寒肢冷、阴寒内盛，脉沉迟之症。如气衰神疲、腰膝酸冷、食少便溏、小便自遗、阳痿滑精、脐腹冷痛，或水邪泛滥皮肤浮肿等症。本方为纯补无泻，故对肾虚而有湿浊，不宜应用。

（2）右归丸加减：原书谓"如阳衰气虚，必加人参以为之主，或二三两，或五六两，随人虚实以为增减。盖人参之功，随阳药则入阳分，随阴药则入阴分，欲补命门之阳，非人参不能捷效。如阳虚精滑，或带浊便溏，加补骨脂酒炒三两。如飧泄、肾泄不止，加北五味子三两、肉豆蔻三两，麸炒去油用。如饮食减少或不易消化，或呕恶吞酸，皆脾胃虚寒之证，加干姜三四两炒黄用。如腹痛不止，加吴茱萸二两，泡半日炒用。如腰膝酸痛，加胡桃肉连皮四两。如阴虚阳痿，加巴戟肉四两、苁蓉肉三两、黄狗肾一二付，以酒煮烂捣入之"。

（3）右归丸的现代应用：常用于治疗肾病综合征、性功能减退，精子缺乏症，老年性赤白带过多症，慢性支气管炎，坐骨神经痛，假肥大型进行性肌营养不良，以及白细胞减少症等辨证属肾阳不足者。

临床亦以右归丸为基础，稍减补肾之味，再加茯苓、丁香、沉香以和胃降逆。主治肾阳虚衰，中土失温，胃寒气逆，以致呃逆不止，脉沉细之证。

《绍兴中医药》，2012，2（3）：22.

（三）济生肾气丸衍变与考释

济生肾气丸出于《济生方》，本文就方药的组成、功效、主治、衍变、化裁进行考释。

1. 济生肾气丸组成与衍变

（1）济生肾气丸的组成：附子炮二个（15g），白茯苓、泽泻、山茱萸取肉、山药炒、车前子酒蒸、牡丹皮去木各一两（各 30g），肉桂不见火、川牛膝去芦、酒浸熟地黄各半两（各 15g）。

（2）济生肾气丸的衍变：本方为宋代医家严用和在《金匮要略》肾气丸的基础上加车前子、牛膝而成，因其首载于严用和所著《济生方》中，故又被后世称为"济生肾气丸"。仲景肾气丸原为治疗肾气虚弱气化失常而设，属于"少火生气"之剂，温阳之力不足。严用和将方中温阳药与滋阴药的比例加以调整，再加入车前子、牛膝渗利导下，既保留原方"阴中求阳"之制，又增温阳利水之效，成为治疗肾阳虚水肿的专方。后世医家对此方温肾利水之功甚为赞赏，被张景岳誉为"补而不滞，利而不伐，治水诸方，更无有出其右者"。后世不少医家将本方改为汤剂，如《证因方论集要》卷二名为"金匮肾气汤"、《医林纂要大全》卷十名为"肾气汤"、《医门八法》卷三名为"加减金匮肾气汤"等。

2. 济生肾气丸方解与化裁

（1）济生肾气丸的方解：本方为肾阳不足，水湿内停之证而设，故以温肾助阳，利水消肿为法。方中重用大辛大热之附子，温肾助阳而消阴翳，用为君药。肉桂辛热纯阳，温肾补火，《本草汇言》卷五谓：善"治沉寒痼冷"，并助膀胱之气化，与附子同用则温阳补肾之功相得益彰；泽泻、车前子功擅利水渗湿，为治水肿、小便不利之良药，合肉桂、附子可温阳利水，标本兼治，共为臣药。茯苓、山药益气健脾，崇土制水；熟地黄为滋肾填精要药，既可协肉桂、附子而奏"阴中求阳"之功，又能借其柔润而制肉桂、附子温燥之偏；山茱萸酸温质润，功擅补精助阳，为益肾之上品，合熟地黄可增其滋润之功，伍肉桂、附子可助其温肾之力；牛膝益肝肾而滑利下行，配合泽泻、车前子、茯苓则利水消肿之效益佳；牡丹皮寒凉清泻，亦制肉桂、附子之过于温燥，俱为佐药。诸药配伍，补而不滞，利而不峻，使肾阳复而水湿化，肿胀消则诸症瘕。

（2）配伍特点：以温补肾阳与利水渗湿之品相伍，标本并治，补泻兼施，补不碍邪，泻不伤正；补阳药中配伍补阴之品，"阴中求阳"则补肾之效佳。张景岳谓："水肿乃脾、肺、肾三脏之病。盖水为至阴，故其本在肾；水化于气，故其标在肺；水唯畏土，故其制在脾。肺虚则气不化精而化水，脾虚则土不制水而水泛，肾虚则水无所主而妄行，以致肌肉浮肿，气息喘急。病标上及脾、肺，病本皆归于肾。盖肾为胃之关，关不利，故聚水而不能出也。膀胱之津，由气化而出。气者，阳也，阳旺则气化而水即为精，阳衰则气不化而精即为水。水不能化，因气之虚，岂非阴中无阳乎？故治肿者，必先治水；治水者，必先治气。若气不能化，水道所以不通，先天元气亏于下，则后天胃气失其本，由脾及肺，治节不行，此下为胕肿腹大，上为喘呼不得卧，而标本俱病也。唯下焦之真气得行，始能传化，真水得位，始能分清，必峻补命门，使气复其元，则五脏皆安矣。故用地黄、山药、牡丹皮以养阴中之真水；山茱、桂、附以化阴中之阳；茯苓、泽泻、车前、牛膝以利阴中之滞。能使气化于精，即所以治肺也；补火生土，即所以治脾也；壮水利窍，即所以治肾也。补而不滞，利而不伐，治水诸方，更无有出其右者。"

3. 济生肾气丸化裁

济生肾气丸由《金匮要略》肾气丸加车前子、牛膝而成，故名加味肾气丸。本方与肾气丸均可用于治疗肾中阳气不足之水肿证。但本方较之肾气丸增加了牛膝和车前子两味药，并且在药量方面亦有较大的变动。如肾气丸重用熟地黄等滋阴之品，配伍少量温阳药物，二者之比约为八比一；而本方则将原方中滋阴药物的用量大大减少，特别是熟地黄由八两减至半两，而温阳之品的剂量显著增加，如附子用为二枚，肉桂改为官桂，其量亦倍于熟地黄，与山茱萸、山药等同，均明显超出常用量，全方温阳药与滋阴药之比重大致相同。所以，肾气丸乃寓肉桂、附子于大队滋阴药中，意在"少火生气"，宜于多种肾气虚弱之证；而本方则重用附子为君，助阳破阴，又加车前子利水，牛膝导下，故专于温阳利水，适宜于水湿泛溢，阴盛阳微之证。正如汪绂在《医林纂要探源》卷六中所概括的："此臣佐分两轻重，皆与前有不同，以主于治湿故也。"

4. 济生肾气丸功效与主治

（1）济生肾气丸的功效：温补下元，壮肾益阳，化气利水，消肿止咳，引火归元，纳气固本。

（2）济生肾气丸的主治：肾阳不足，水湿内停证。《素问·逆调论》谓："肾者水脏，主津液。"其主管水液代谢功能的正常发挥全赖肾中阳气的作用。若肾阳不足，温化推动无力，每致水液潴留；若外溢肌肤，则周身浮肿，腰以下尤甚；肾与膀胱相表里，肾阳虚弱，则膀胱气化无权，水湿停蓄，以致小便不利，甚者发为癃闭。故症见腰重脚肿，浮肿，小便不利，畏寒肢冷，舌苔白滑，脉沉弱为证治要点。本方重在温肾利水，脾阳虚之水肿或肾阳虚衰而无水湿者不宜使用。方中牛膝滑利下行，故肾虚遗精者亦不宜使用。

5. 济生肾气丸的应用

（1）济生肾气丸的应用：本方现代常用于治疗慢性肾炎、慢性前列腺炎、尿潴留、鞘膜积液、高血压病、肝硬化、醛固酮增多症等辨证属肾阳不足，水湿泛溢，水肿尿少者。

（2）济生肾气丸加减应用：阳气虚弱，畏寒肢冷较甚者，宜去牡丹皮之寒，或再加胡芦巴、巴戟天以助温阳之力；水肿腹水，腹胀喘满者，加大腹皮、厚朴以行气除满，俾气行则湿有去路；肾不纳气，动则气喘，加五味子、沉香以助纳气归肾；精神萎靡，纳差便溏者，加党参、白术以脾肾双补。

《绍兴中医药》，2013，2（1）：25.

（四）扶阳方药之内涵

张景岳创立阴阳的"阳非有余，真阴不足"之论，临床意义颇深，受益匪浅，现考辨如下：

扶阳是扶助补益人体之阳气，治疗因体内阳气虚弱所致病症的大法。而扶阳法肇基于《素问·至真要大论》"损者益之……劳者温之……寒者热之……热之而寒者取之阳"以及"虚则补之"等论说。张景岳十分重视扶助阳气在伤寒杂病治疗中的作用，认为人体中真阳为主，真阴为基，"阴阳之气，本同一体"的辩证关系。气虚、阳虚、火衰都属扶阳方法之范畴，阴的概念包括真阴（即肾阴、肾水），精、血、脏腑阴液等物质，故补精血、益真阴、养阴补营等均属补阴的范畴。以金匮肾气丸为代表的阴阳药物配伍，运用广泛，凡外感伤寒、内伤杂病均可使用。

1. 阳气虚脱

四肢厥冷，汗出肤冷，神情淡漠或烦躁，脉沉细的亡阳证候。根据精气分阴阳不可离，以及阴阳二气互为其根的精神，张景岳创六味回阳饮，以大补真阴的熟地黄、当归配合人参、附子、干姜、甘草。全方以人参为君，兼取干姜、附子之辛热，有四逆汤回阳救逆之意，又配贞元饮（熟地黄、当归、炙甘草）以救助真阴，起到回阳不忘补救真阴。

2. 命门火衰

身寒、怕冷、眩晕、腰酸、夜尿频多，或有腹胀、反胃噎膈、五更泄泻、浮肿、阳痿、滑精等症，为下元虚寒。张景岳以右归丸，"益火之源"，培补肾中之元阳。方用附子、肉桂，收温补命门，扶植阳气之功，并以熟地黄为君，能大补血衰，滋培肾水，山茱萸固阴补精，山药"君茱地……补肾水"以阳以阴基，有阴中求阳之意，达到补益命火，以求填补真阴之肾水。

3. 格阳危证

格阳证是体内阴寒之邪过盛，阳气格拒于上出现下真寒、上假热的证候。烦热、躁动、大吐大衄、六脉细脱、手足厥冷等迹象，则有肾阴先虚，寒盛于下，格阳于上。张景岳以镇阴煎（熟地黄、泽泻、怀牛膝、制附子、肉桂、甘草），方中附子、肉桂温补命门之阳，熟地黄大补肾水，牛膝既补髓填精益阴，又配伍泽泻引其降下之功，从而使肾水精血有所复，格拒之阳能归元。

总之，张景岳善于扶阳，而又善于补阴，其立法用方，不泥古而创新，可学习和借鉴。

《实用中医内科杂志》，2008，22（12）：15.

三、俞根初方

（一）加减葳蕤汤衍变与考释

俞根初《通俗伤寒论》加减葳蕤汤方，由《备急千金要方》卷九之葳蕤汤加减化裁而来。《千金》葳蕤汤是在麻黄石甘汤的基础上，加独活、川芎、青木香、葳蕤（即玉竹）、白薇组成，是发表清里、气血并治之剂。方中辛温之药颇多，用于温热病证，但《千金方衍义》曰："多有热伤津液，无大热而渴者，不妨裁去麻、杏，易入葱、豉以通阳郁；栝蒌以滋津液；喘息气上，芎独亦勿轻试。虚不胜寒，石膏难以概施，或以竹叶清心，茯苓守中，则补救备至，于以补《千金》之未逮。"俞根初受张仲景之论的启发保留《千金》之葳蕤、白薇、甘草，另配入葱白、豆豉、薄荷、桔梗、大枣，以发表清里是解表滋阴之剂，既补《千金》葳蕤汤之未备，又创阴虚外感风热证之法，是对《千金》葳蕤汤制方运用的发展，也丰富了绍派伤寒的内涵。

　　俞根初《通俗伤寒论》加减葳蕤汤方由生玉竹、生葱白、桔梗、白薇、淡豆豉、苏薄荷、炙甘草组成。加减葳蕤汤方证为无汗或有汗不多，方中玉竹味甘性寒，入肺胃经，为滋阴益液而资汗源、润肺燥，为主药。配以葱白、桔梗、淡豆豉、苏薄荷解表宣肺、止咳利咽，为辅药。白薇凉血清热而除烦渴为佐药；甘草、大枣甘润滋脾，亦为佐药。诸药合用，具有滋阴清热、发汗解表之功效。何秀山在《重订通俗伤寒论》说："方以生玉竹滋阴润燥为君，臣以葱、豉、薄、桔疏风散热，佐以白薇苦咸降泄，使以甘草、红枣甘润增液，以助玉竹之滋阴润燥，为阴虚之体感冒风温，以及冬温咳嗽，咽干、痰结之良剂。"朱良春等认为："本方是俞根初根据《千金》葳蕤汤加减而制订的一张滋阴发汗的经验方，对于阴虚体质，阴液亏乏，伏热内遏，风寒外束的阴虚感冒，最是对症良药。"方中葳蕤（即玉竹），质润柔滑，功能养阴生津，为补虚清热之品；葱白、淡豆豉、桔梗、苏薄荷，功能开发肌腠，宣散外邪。同时佐用白薇清泄伏热，甘草、大枣甘润，增强玉竹养阴之力。这样便面面俱到，达到所谓养阴而不留邪，发汗而不伤阴了。本加减葳蕤汤适用于阴虚而有风热表证，以及冬温初起，咳嗽咽干，痰不易出者。现代常用于老年人及产后感冒、急性扁桃体炎、咽炎等属阴虚外感者。

　　因此，加减葳蕤汤，以治"阴虚之体感冒风温"；解表药与养阴药配伍，"滋阴生津以充汗源，疏散风热以解表邪"；达到"养阴而不留邪，发汗并不伤阴"之特色，为治阴虚外感风热之名方也。

《实用中医内科杂志》，2008，22（12）：18.

（二）蒿芩清胆汤衍变与考释

　　蒿芩清胆汤来源于《通俗伤寒论》，作者为清代浙江名医俞根初。俞根初以擅治伤寒而蜚声医坛，是著名的伤寒学家。但其学术思想又受温病学派的影响，寒温一统，故在清代伤寒学派中，独树一帜，特别是在应用伤寒论方药上，融古汇今，知常达变，博采众长，参以己意，创新立意，蒿芩清胆汤就是其中之一。

1. 蒿芩清胆汤的衍变

　　（1）蒿芩清胆汤原方组成：青蒿脑钱半至二钱（4.5~6g）、淡竹茹三钱（9g）、仙半夏钱半（4.5g）、赤茯苓三钱（9g）、青子芩钱半至三钱（4.5~9g）、生炒枳壳钱半（4.5g）、陈广皮钱半（4.5g）、碧玉散（包）三钱（9g）。

（2）蒿芩清胆汤的衍变：蒿芩清胆汤与《伤寒论》小柴胡汤同治邪在少阳之证。但针对本方系少阳热重，湿热痰浊中阻所致，故在组方上仅保留了小柴胡汤中的黄芩、半夏、甘草，以青蒿伍黄芩共清解少阳胆热为主，复用温胆汤（以炒枳壳易枳实，赤苓易茯苓）清热化痰、和胃降逆。碧玉散清利湿热，导邪下行。说明蒿芩清胆汤实为小柴胡汤、温胆汤、碧玉散相合化裁而成。本方具有清胆利湿、和胃化痰之功效，主治少阳湿热痰浊证。寒热如疟，寒轻热重，口苦胸闷，吐酸苦水或呕黄涎而黏，甚则干呕呃逆，胸胁胀痛，舌红苔白腻，脉数而右滑左弦。

2. 蒿芩清胆汤的方证

蒿芩清胆汤以和解胆经为法，俞根初创制，为湿热邪郁少阳胆经之方证。正邪分争，少阳气机不畅，胆中相火乃炽，则寒热如疟，寒轻热重，胸胁胀痛。胆热犯胃，灼津为痰，湿热痰浊中阻，胃失和降，故症见呕呃逆。病在少阳，湿热痰浊为患，故舌红苔白腻，或间见杂色，脉数而右滑左弦。那么本君药为何选青蒿而不用柴胡？这要从二药的性能谈起，柴胡、青蒿虽均苦、辛而寒，为少阳肝、胆经之要药。但同中有异，其中柴胡性微寒，善于疏散少阳半表半里之邪热，并无化湿作用；而青蒿寒凉之性胜于柴胡，清透之力较柴胡尤甚，且又芳香化湿，对于少阳湿热痰浊证更为合拍。

3. 蒿芩清胆汤方解

蒿芩清胆汤为治三焦湿热，胆热痰阻之剂。《灵枢·四时气》曰："邪在胆，逆在胃，胆液泄则口苦，胃气逆则呕苦。"今寒热如疟，寒轻热重，口苦膈闷，胸胁胀疼，是少阳热盛之证。胆热犯胃，胃气上逆，故吐酸苦水，或呕黄涎而黏，干呕呃逆，苔白间现杂色，脉滑，是胆胃俱病、气化不行、痰湿中阻所致。故治当清胆热为主，兼以降逆和胃化痰利湿。方中首用苦寒芬芳之青蒿脑（即青蒿新发之嫩芽），既清透少阳邪热，又辟秽化浊，如《重庆堂随笔》卷下说："青蒿，专解湿热，而气芳香，故为湿温疫病要药。又清肝、胆血分伏热。"黄芩苦寒，清泄胆腑邪热，并为主药，既透邪外出，又清内湿热。竹茹清胆胃之热，化痰止呕；半夏燥湿化痰，陈皮、炒枳壳宽胸畅膈，和胃降逆，为辅药。赤茯苓、碧玉散（滑石、青黛、甘草）清热利湿，导湿热下泄从小便而出，为佐药。诸药合用，使湿去热清气机通利，少阳枢机得运，脾胃气机得和，然寒热自解，呕吐平，诸症悉除。

何秀山说："足少阳胆与手少阳三焦合为一经，其气化一寄于胆中以化水谷，一发于三焦以行腠理。若受湿遏热郁，则三焦之气机不畅，胆中之相火乃炽，故以蒿、芩、竹茹为君，以清泄胆火；胆火炽，必犯胃而液郁为痰，故臣以炒枳壳、二陈，和胃化痰；然必下焦之气机通畅，斯胆中之相火清和，故又佐以碧玉，引相火下泄，使以赤芩，俾湿热下出，均从膀胱而去。此为和解胆经之良方。凡胸痞作呕，寒热如疟者，投无不效。"何廉臣说："青蒿脑清芬透络，从少阳胆经领邪外出。虽较疏达腠理之柴胡力缓，而辟秽宣络之功比柴胡为尤胜，故近世喜用青蒿而畏柴胡也。"朱良春等认为蒿芩清胆汤方"方中青蒿性味苦寒，专去肝、胆伏热，领邪外出，配合黄芩、竹茹，尤善清泄胆热，解除热重寒轻之症；半夏、陈皮、炒枳壳不但能化痰浊、消痞闷，配合黄芩、竹茹，更能止呕逆、除心烦；赤芩、碧玉利小便、清湿热，协同青蒿、黄芩可治黄疸。本配伍周到，是和解胆经，清利湿热，从而解除寒热如疟和湿热发黄的一张良方"，可见朱良春等已将蒿芩清胆汤扩大应用于湿热发黄之证。

4. 蒿芩清胆汤的应用

蒿芩清胆汤主治胆热犯胃，湿热痰浊中阻，热重于湿的证候，以寒热如疟，寒轻热重，胸胁胀闷，吐酸苦水，舌红苔腻，脉弦滑为证治要点。如呕恶多，加黄连、紫苏叶以清热止呕；湿重，加藿香、薏苡仁、白蔻仁、厚朴以化湿浊；小便不利，加车前子、泽泻、通草以清利湿热。现代常用于治疗肠伤寒、急性胆囊炎、急性黄疸型肝炎、肝脓肿、胆汁反流性胃炎、慢性胰腺炎、急性胃炎、阑尾炎、耳源性眩晕、肾盂肾炎、疟疾、盆腔炎、钩端螺旋体病，以及非典型性肺炎等辨证属于少阳湿热痰浊、胆热痰阻证者。本方药性寒凉，对于素体阳虚者慎用。

《浙江中医杂志》，2012，47（9）：696.

（三）柴胡达原饮衍变与考释

1. 柴胡达原饮的源流

柴胡达原饮出于《重订通俗伤寒论》和解剂。达原饮原名达原散，为明代中医吴又可（吴有性）所创，载于《温疫论》。本方由槟榔、厚朴、草果、知母、芍药、黄芩、甘草七味药组成。用于瘟疫或疟疾邪伏膜原，憎寒壮热，每日一至三发者。吴又可指出，槟榔除岭南瘴气，厚朴破戾气，草果除伏邪，"三味协力直达其巢穴，使邪气溃败，速离膜原……以后四味，不过调和之品"。达原饮主药应为草果与知母，这里取"草果治太阴独胜之寒，知母治阳明独胜之热"。临床以之治湿热中阻，枢纽失职，以致寒热起伏，连日不退，胸脘痞满，呕恶，甚则便溏之夏秋季胃肠型感冒颇验。

达原饮本意透达膜原，膜原，又名募原。在温病辨证中，指邪在半表半里的位置。膜原之说，首见于《内经》。《素问·疟论》云："邪气内搏于五脏，横连膜原。"在《素问·举痛论》中又云："寒气客于胃肠之间，膜原之下。"明代医家吴又可将膜原学说用于温疫病，并提出了"邪在膜原"的理论。并在其《温疫论·原病》中说："邪从口鼻而入，则其所客，内不在脏腑，外不在经络，舍于夹脊之内，乃表里之分界，是为半表半里，即针经所谓横连膜原是也。"对于膜原位居半表半里，历代医家的认识是基本一致的。清代洪天锡说："至谓邪在膜原，亦本内经《灵枢·百病始生》有说：留而不去，传舍于肠胃之外，膜原之间。《素问·疟论》：其间日发者，邪气横连膜原也。可见，吴又可自非臆说。"洪天锡在谈到膜原病机时亦认为，正气拒邪，则邪伏膜原，是故疫邪不能直中所致。由于温病初起，既不同于一般外感表证，又无里证之候，而是出现憎寒壮热，"其脉浮不沉而数"等症状，此为邪入膜原所致。薛生白在《温热条辨》中曰："外通肌肉，内通胃腑，即三焦之门户，实一身之半表半里也，邪由上受，直趋中道，故病多归膜原。"由于本方可直达膜原、捣其巢穴，并有辟秽化浊，使邪气速离膜原之功效，故名为"达原饮"。

2. 柴胡达原饮组成

柴胡钱半（4.5g），生枳壳钱半（4.5g），厚朴钱半（4.5g），青皮钱半（4.5g），炙甘草六分（1.8g），黄芩钱半（4.5g），苦桔梗一钱（3g），草果六分（1.8g），槟榔二钱（6g），荷叶梗六分（1.8g）。

3. 柴胡达原饮功效与主治

柴胡达原饮具有透达膜原、祛痰化湿、和解三焦之功效。主治温疫痰湿阻于膜原证。间日发疟，头眩，胸膈痞满，心烦懊侬，咳痰不爽，口腻厌食，便秘腹胀，苔厚腻如积粉，脉弦之证。

4. 柴胡达原饮方证

膜原外通肌腠，内通胃腑，为三焦之门户，居一身半表半里之位。温疫之邪，从口鼻而入。邪在半表半里，出入营卫之间，正邪相争之时，则疟疾发作，发有定时；邪阻膜原，则三焦气机失畅，积湿酿痰，故见胸膈痞满；气机被郁化热，湿郁热伏于里，内扰心神则见心烦懊侬，内阻清阳则头眩；痰湿内郁于肺则咳痰不爽，苔白粗如积粉，扪之糙涩，脉弦而滑者，均为痰湿阻于膜原之证。

关于膜原的概念，据袁宝庭浅谈膜原学说及其临床意义，认为有关膜原的最早论述见于《内经》。《素问·举痛论》说："寒气客于小肠膜原之间，络血之中，血泣不得注于大经，血气稽留不得行，故宿昔而成积矣。"杨上善在《内经太素》卷二十七说："肠胃皆有募有原……大肠募在天枢齐左右各二寸，原在手大指之间。小肠募在齐下三寸关元，原在手外侧腕骨之前完骨。"吴又可根据膜原的部位和形质，提出了膜原的病理变化，在《温疫论》卷上指出："病疫之由……邪自口鼻入，则其所客，内不在藏府，外不在经络，舍于伏脊之内，去表不远，附近于胃，乃表里之分界，是为半表半里，即《针经》所谓横连膜原是也。"综观以上论述，对于膜原的解释说法不一。后世医家多遵吴又可之说，认为膜原学说是吴又可引申《内经》有关的论述，创造性地应用于温疫病诊治之产物，膜原的部位在半表半里，是温疫病相对稳定的病变部位。

5. 柴胡达原饮方义

柴胡达原饮出自《通俗伤寒论》，由吴又可《瘟疫论》卷上的达原饮化裁而来。吴又可观察到当时流行温疫病的初起证候，既不同于一般外感表证，又无里证，而表现为憎寒壮热、脉不浮不沉而数等，为说明此类证候的病变部位，在《瘟疫论》卷上提出了"内不在脏腑，外不在经络，舍于伏脊之内，去表不远，附近于胃，乃表里之分界，是为半表半里，即《内经·疟论》所谓'横连募原'者也"。当其初起，邪气深伏，盘踞膜原，表里形证未见，汗下皆非所宜，唯与宣疏一法，化其伏邪方宜。

柴胡达原饮以开达膜原，祛湿化痰。方以苦、辛，微寒，入心包络、肝、三焦、胆经的柴胡；苦寒，入肺、胆、胃、大肠的黄芩为主药，透表解热以疏达膜原气机，"为外邪之在半表半里者引出之，使达于表而外邪自散"；而且黄芩清热泻火以降泄膜原郁热，"得柴胡退寒热"。又配以苦、辛，微寒，入脾、胃、大肠经的炒枳壳；苦、辛温，入脾、胃肺、大肠经的厚朴；辛温，入脾、胃经的草果，取行气燥湿、消痞除满之功，草果尚能截疟祛痰，以宽畅中焦，共为辅药。佐以苦、辛温，入肝、胆、胃经的青皮；辛苦、温，入胃、大肠经的槟榔，下气散结，消痰化积以疏利上焦；苦辛、平，入肺经的桔梗，宣肺化痰，为"开肺气之结，宣心气之郁，上焦药也"；取味苦而有清芬之气的荷梗，升清透邪，二药合用，以开宣上焦，亦为佐药。甘草调和补中，是为使药。诸药合用，透表清里，宣上畅中疏下，表里和解，三焦通利，使湿化热清，积痰得祛，膜原之邪得除。

何秀山也说：《内经》言：邪气内搏五脏，横连膜原。膜者，横膈之膜；原者，空隙之处，外通肌腠，内近胃腑，即三焦之关键，为内外交界之地，实一身之半表半里也。凡外邪每由膜原入内，内邪每由膜原达外，此吴又可治疫邪初犯膜原，所以有达原饮之作也。今俞根初以柴芩为君者，以柴胡疏达膜原之气机，黄芩苦泄膜原之郁火也。臣以枳、桔开上，朴、果疏中，青、槟达下，以开达三焦之气机，使膜原伏邪从三焦而外达肌腠也。佐以荷梗透之；使以甘草和之。可见和解之中兼有开上、畅中、导下之能，共收宣畅三焦、透达募原之功。虽云达原，实为和解三焦之良方。较之吴氏原方，奏功尤捷。然必湿重于热，阻滞膜原，始为适宜。并指出：若湿已开，热已透，相火炽盛，再投此剂，反助相火愈炽，适劫胆汁而烁肝阴，酿成火旺生风，痉厥兼臻之变矣。用此方者其审慎之。《方剂学》载：达原饮以槟榔、厚朴、草果疏利宣泄，破结逐邪，直达其巢穴，使邪气溃败，速离膜原。更配黄芩清泄里热，甘草和中解毒；加知母滋阴，芍药和血，既助清热之力，又防辛燥伤津。诸药合用，共成达原溃邪之功。然达原饮以槟、朴、果为主，药多温燥而透邪不足，又有知、芍之滋腻，对于湿遏热伏以湿为主者，恐非所宜。后俞根初在此方基础上增柴、荷之透泄，去知、芍之阴柔，更添青、桔、枳之理气。"以柴、芩为君，以柴胡疏达膜原之气机，黄芩苦泄膜原之郁火也。臣以枳、桔开上，朴、果疏中，青、槟达下，以开达三焦之气机，使膜原之邪，从三焦而外达肌腠也。佐以荷梗透之，使以甘草和之。虽云达原，实为和解三焦之良方。较之吴又可原方，奏功尤捷。"由此可以看出，俞根初借用了吴又可疟伏膜原的概念，以达原饮为基础而又有所发展。

6. 柴胡达原饮衍变

柴胡达原饮由小柴胡汤去人参、半夏、生姜、大枣，加炒枳壳、桔梗、荷梗、厚朴、草果、青皮、槟榔衍化而成。主治间日疟者，系温疫痰湿所致，但湿重于热。此时邪不在表，忌用发汗，胃腑不实，不宜攻下。正如叶桂所说："温疫病初入膜原，未归胃腑，急急透解。"(《外感温热篇》)柴胡达原饮变化有以下几个方面：①君药的改变。达原饮以槟榔、厚朴、草果为君，重在理气化浊破结；柴胡达原饮以柴胡、黄芩为君，透邪外达、清解疟邪更佳。②配伍上的改变。吴又可方以清热滋阴的黄芩、白芍，防辛燥伤津可矣；俞根初在配伍上更强调开达三焦气机，在原有的槟榔、厚朴、草果基础上，去知母、白芍之滋腻，加炒枳壳、桔梗、青皮之开达，更加荷梗一味，则清透益胜。

7. 柴胡达原饮应用

湿热痰疟，郁阻募原之疟疾。募原为本焦之门户，湿热疟邪郁伏募原，致使三焦气化失司，痰浊内阻；少阳枢机不利，出现的往来寒热，休作有时，间日发疟，头眩，胸膈痞满，心烦懊恼，咳痰不爽，口腻厌食，便秘腹胀，苔厚腻如积粉，脉弦之证；疟因风寒转变者，初起恶寒无寒，头疼身痛，继即邪传少阳，疟发寒热并重者；疟疾、流感及不明原因的发热而症见寒热往来，胸膈痞满，苔白粗如积粉，脉弦滑。

柴胡达原饮治疟疾而见舌苔白满者，为痰湿阻于膜原，方中去炒枳壳、桔梗、荷叶梗、甘草，加半夏、茯苓、生姜以加强祛化湿痰之功。因后世思俞根初柴胡达原饮，疏达膜原之法，有用柴胡、法半夏、淡黄芩、炒枳壳、小青皮、白桔梗、川厚朴、花槟榔、草果仁、肥知母、干荷叶，用于治疗不规则发热。柴胡达原饮，湿郁热伏、热重于湿者不宜使用。若湿已开，热已透，相火炽盛，再投此剂，反助相火愈炽，适劫胆汁而烁肝阴，致肝火旺生风，痉厥之变者慎用。

（四）柴胡羚角汤考释

1. 柴胡羚角汤组成

柴胡（鳖血拌）钱半（4.5g）、当归钱半（4.5g）、杜红花一钱（3g）、碧玉散（包煎）三钱（9g）、羚角片三钱（9g）（先煎）、桃仁六分（1.8g）、青皮钱半（4.5g）、炮穿山甲钱半（4.5g）、吉林人参一钱（3g）、醋炒大黄三钱（9g），临服调入牛黄膏一钱（3g）。

2. 柴胡羚角汤方证

柴胡羚角汤方证系妇人温病发热，经水适断，昼日明了，夜则谵语，甚则昏厥，舌干口臭，便闭溺短，为热结血室，少阳内陷阳明、厥阴之危候。何秀山说：外无向表之机，内无下行之势，是证之重而又重者。何廉臣认为，热入血室，当分经适来因受病而止、经适来受病而自行、经适断而受病三种，则实与虚自见。如经水适来，因热邪陷入而搏结不行者，必有瘀血，察其腰胁及少腹，有牵引作痛拒按者，必以清热消瘀为治；如因邪热传营，逼血妄行，致经水未当期而至者，必有身热、烦躁、不卧等症，治宜凉血以安营；如经水适断而受邪者，经行已净，则血室空虚，邪必乘虚而陷，治宜养营以清热；如伏邪病发，而经水自行者，不必治经水，但治其伏邪，而病自愈。临证必须询其经期，以杜热入血室。

3. 柴胡羚角汤释方

柴胡羚角汤，方中以鳖血、柴胡，入经达气，入络利血，提出少阳之陷邪，羚角解热清肝，起阴提神，为主药；以当归尾、桃仁，破其血结，青皮下其冲气为辅药；佐以穿山甲、碧玉散、炒大黄，直达瘀结之处，以攻其坚，引血室之结热，一从前阴而出，一从后阴而出；妙在人参大补元气，以协诸药而神其用，配伍牛黄膏清醒神识，并为佐使药。诸药相配，既和解阴阳，又可大破血结，以专治谵语如狂之证。何秀山说此方为和解阴阳，大破血结，背城一战之要方。

4. 柴胡羚角汤应用

柴胡羚角汤治疗妇人温病发热，经水适断，热结血室，昼日明了，夜则谵语，甚则昏厥，舌干口臭，便闭溺短者；热结血室，少阳内陷阳明、厥阴之危候。

5. 柴胡羚角汤诠释

徐荣斋先生为妇科大家，历时 11 年重订《通俗伤寒论》，对柴胡羚角汤之按透彻详尽。程钟龄说："伤寒在表者可汗，在里者可下，其在半表半里者，唯有和之一法焉！仲景用小柴胡汤加减是已。然有当和不和误人者，有不当和而和以误人者，有当和而和，而不知寒热之多寡，禀质之虚实，脏腑之燥湿，邪气之兼并以误人者，是不可不辨也。夫病当耳聋胁痛，寒热往来之际，应用柴胡汤和解之，而或以麻黄桂枝发表误矣！或以大黄芒硝攻里，则尤误矣！又或因其胸满胁痛而吐之，则亦误矣！盖病在少阳，有三禁焉！汗吐下是也。且非唯汗吐下有所当禁，即舍此三法，而妄用他药，均为无益而反有害。古人有言：'少阳胆为清净之府，无出入之路，只有和解一法；柴胡一方，最为切当。'何其所见明确，而立法精微，其至此乎！此所谓当和而和者也。然亦有不当和而和者，如病邪在表，未入少阳，误用柴胡，谓之引贼入门，轻则为疟，重则传入心包，渐变神昏不语之候。亦有邪已入里，燥渴谵语，诸症丛集，而医者仅以柴胡汤治之，则病不解。至于内伤劳倦，内伤饮食，气虚血虚，痈肿瘀血诸症，皆令寒热往来，似疟非疟，均非柴胡汤所能去者。若不辨明证候，切实用药，而借此平稳之法，巧为藏拙，误人匪浅！所谓不当和而和者此也。然亦有当和而和，而不知寒热之多寡者，何也？夫伤寒之邪，在表为寒，在里为热，在半表半里，则为寒热交界之所。然有偏于表者则寒多，偏于里者则热多，而用药须与之相称，庶阴阳和平，而邪气顿解。否则寒多而益其寒，热多而助其热，药既不平，病益增剧，此非不和也，知和而不得寒热多寡之宜者也。然又有当和而和，而不知禀质之虚实者何也？夫客邪在表，譬如贼甫入门，岂敢遂登吾堂而入吾室，必窥其堂奥空虚，乃乘隙而进，是以小柴胡用人参者，所以补正气，使正气旺则邪无所容，自然得汗而解。亦有表邪失汗，膝理致密，贼无出路，由此而传入少阳，热气渐盛，此不关本气之虚，故有不用人参而和解自愈者，是知病有虚实，法在变通，不可误也。然又有当和而和，而不知脏腑之燥湿者何也？如病在少阳而口不渴，大便如常，是津液未伤，清润之药，不宜太过，而半夏、生姜皆可用也；若口大渴，大便渐结，是邪气将入于阴，津液渐少，则辛燥之药可除，而花粉、瓜蒌，有必用矣。所谓脏腑有燥湿之不同者此也。然又有当和而和，而不知邪之兼并者何也？假如邪在少阳，而太阳阳明症未罢，是少阳兼表邪也，小柴胡中须兼表药，仲景有柴胡加桂枝之例矣。又如邪在少阳兼里热，则便闭谵语燥渴之症生，小柴胡中须兼里药，仲景有柴胡加芒硝之例矣。又三阳合病，合目则汗，面垢谵语遗尿者，用白虎汤和解之。盖三阳同病，必连胃腑，故以辛凉之药，内清本腑，外彻肌肤，令三经之邪，一同解散，是又专以清剂为和矣。所谓邪有兼并者此也。由是推之，有清而和者，有温而和者，有消而和者，有补而和者，有燥而和者，有润而和者，有兼表而和者，有兼攻而和者，和之义则一，而和之法变化无穷焉。"柴胡羚角汤如此诠释之全，是不多见的，足见徐师功底之深也。

（五）阿胶鸡子黄汤考释

1. 阿胶鸡子黄汤源流

阿胶鸡子黄汤同方名有二。据 1912 年《湿温时疫治疗法》第四章载，沈樾亭《验方传信》亦有一方名阿胶鸡子黄汤，其组成为：真阿胶钱半，左牡蛎五钱，大生地黄四钱，生白芍三钱，女贞子三钱，黄甘菊二钱，鸡子黄一枚，童便一盏。有滋阴液以镇肝阳之功能，主治急性时疫。本方的主治病证载于《重订通俗伤寒论》第二章中，何秀山谓："血虚生风者，非真有风也……温热病末路多见此症。"由此来看，当为热伤阴血，虚风内动之证，主要见于温病后期。认为肝为风木之脏，全赖肾水以涵之，血液以濡之。邪热久羁，消烁阴血，阴血不足，无以涵木，则虚风内起。阴血亏虚，不能荣筋，故筋脉拘挛，手足瘛疭；阴伤血少，清窍失养，故头目眩晕；舌绛少苔，脉象细数，乃阴虚内热之征。

2. 阿胶鸡子黄汤组成

陈阿胶二钱（6g）（烊冲）、生白芍三钱（9g）、石决明五钱（15g）（杵）、双嫩钩藤二钱（6g）、生地黄四钱（12g）、清炙草六分（1.8g）、生牡蛎四钱（12g）杵、络石藤三钱（9g）、茯神（抱木神）四钱（12g）、鸡子黄二枚（2个）（先煎代水）。

3. 阿胶鸡子黄汤方证

阿胶鸡子黄汤为俞根初创制，方证为邪热久羁，热伤阴血，虚风内动之证而设。温热病后每见此证，血不养筋则筋脉拘挛，伸缩不能自如，故手足瘛疭，头目眩晕，水不涵木，肝虚风动之象。治以滋阴养血息风，佐以潜阳通络。《本草纲目》卷五十中，李时珍云"阿胶和血滋阴，除风润燥"，疗"男女一切风病"。《温病条辨》卷三吴瑭云，鸡子黄"得巽木之精而能息肝风"。《重订通俗伤寒论》何廉臣谓：阿胶、鸡子黄"二味血肉有情，质重味厚，大能育阴息风，增液润筋"。白芍、生地黄、甘草酸甘化阴，养血柔肝，缓急舒筋，用为臣药。嫩钩藤甘凉，功擅平肝息风，乃治风要药。《要药分剂》卷二说：阴血虚者，阴不涵阳，肝阳偏亢，石决明、牡蛎均为介类，长于平肝潜阳；茯神木"入肝经，为平木之品……木平则风定"。风阳内扰，心神为之不宁，茯神木兼可安神宁心。四药共投，以增平肝潜阳，息风止痉之力，同为佐药。筋脉拘挛，则经络不舒，络石藤气味平和，功善走经脉、通肢节，故用以活络舒筋，为使药。《要药分剂》卷一曾云："络石之功，专于舒筋活络。凡病人筋脉拘挛，不易伸屈者，服之无不获效，屡试屡验，不可忽之也。"诸药相合，共奏滋阴养血，平肝潜阳，舒筋息风之效。全方标本兼顾，但重在治本，故原书将其归于"滋阴息风法"。

4. 阿胶鸡子黄汤方义

阿胶鸡子黄汤方中以阿胶、鸡子黄为君，取其血肉有情，液多质重，以滋阴血而息肝风；臣以白芍、甘草、茯神木，一则酸甘化阴以柔肝，一则以木制木而息风；然心血虚者，肝阳必亢，故佐以石决明、牡蛎，介类潜阳；筋挛者络亦不舒，故使以嫩钩藤、络石藤，通络舒筋也。诸药合用，具有滋阴养血、柔肝息风之功效。此为养血滋阴，柔肝息风之良方。

清末名医何廉臣对阿胶鸡子黄汤运用心得颇深，他说：阿胶、鸡子黄二味，昔吾老友赵君晴初，多所发明，试述其说：族孙诗卿妇患肝风症，周身筋脉拘挛，神志不昏，此肝风不直上颠脑而横窜筋脉者，余用阿胶、鸡子黄、生地黄、制首乌、女贞子、白芍、甘草、麦冬、茯神、牡蛎、木瓜、嫩钩藤、络石藤、天仙藤、丝瓜络等，出入为治，八剂愈。病人自述病发时，身体如入罗网，内外筋脉牵绊拘紧，痛苦异常，服药后辄觉渐松，迨后不时举发。觉面上肌肉蠕动，即手足筋脉抽紧，疼痛难伸，只用鸡子黄两枚，煎汤代水，溶入阿胶三钱，服下当即痛缓，筋脉放宽，不服他药，旋发旋轻，两月后竟不复发。盖二味血肉有情，质重味厚，大能育阴息风，增液润筋，故效验若斯。吴鞠通说鸡子黄为定风珠，立有大定风珠、小定风珠二方，允推卓识。观此一则，足见俞与赵所见略同，宜乎后先辉映也。

5. 阿胶鸡子黄汤应用

阿胶鸡子黄汤具有养血滋阴，柔肝息风之功效。主治筋脉拘急，邪热久羁，灼烁阴血。手足瘛疭，类似风动，或头目眩晕，舌绛苔少，脉细数者；水亏火亢，液涸动风，心烦不寐，肌肤枯燥，神气衰弱，咽干尿短，舌红尖绛之内虚暗风者。现代用于乙脑后遗症辨证属热伤营阴，虚风内动者。

6. 阿胶鸡子黄汤宜忌

阿胶鸡子黄汤以滋阴养血息风立法，临证不拘外感、内伤，只要见有阴血不足，无以养筋之证候，便可投之。但热极动风或阴血虽亏而邪热尚盛之证不宜，以免敛邪为患。

（六）复脉汤衍变与考释

1. 复脉汤的源流与衍变

复脉汤在《伤寒论》中载用于治疗"脉结代，心动悸"之证。"结脉，往来缓，时一止复来""代脉，动而中止，不能自还，因而复动"（《濒湖脉学》）。何秀山对俞根初复脉汤的经验从仲景方加减，方解更为详述，他说，《内经》谓：诸血皆属于心，心主脉，脉者血府也。《难经》谓"十二经中皆有动脉，独取寸口以决脏腑死生之法"者，以脉之大会，手太阴之动脉也，人一呼脉行三寸，一吸脉行三寸，呼吸定息，脉行六寸，周于身。营卫行阳二十五度，行阴二十五度，为一周，复会于手太阴，五脏六腑之所终始，故法取于寸口（两手寸关尺六部言）。由是观之，脉之动虽属心，而迫之使动者则在肺。肺主气，气主呼吸，一呼一吸，谓之一患，以促心血之跃动而发脉。病而至于心动悸，心主脉而本能动，动而至于悸，乃心筑筑然跳，按其心部动跃震手也，是为血虚；脉结代者，缓时一止为结，止有定数为代，脉行十余至一止，或七八至及五六至一止，皆有定数，是为血中之气虚。

2. 复脉汤的组成

大生地黄一两（30g）、真人参钱半（4.5g）（另煎，冲）、炒酸枣仁二钱（6g）、桂枝尖六分（1.8g）、陈阿胶二钱（6g）（烊冲）、大麦冬五钱（15g）、清炙草三钱（9g）、陈绍酒一瓢（20毫升）（分冲）、生姜汁两滴，大枣三枚，对劈。具有益气复脉，滋阴补血之功效。主治气弱血虚所致的心动悸、脉结代之证。症见心悸短气，心动悸，体羸气短，舌光色淡，少津，脉结代或虚数之气虚血弱之证。

3. 复脉汤的方证

本复脉汤方证是由阳虚不能宣通脉气，阴虚不能荣养心血所致。心烦不眠，舌光少津，亦由阴血不足形成。由于阴液不足，肺失润养，内燥伤及肺络，或阴虚生热，内蒸迫汗外泄致虚劳干咳，痰中带血，自汗盗汗，咽干舌燥等证。故复脉汤重用阿胶、地黄、甘草、大枣，大剂补血为君，尤必臣以人参、麦冬之益气增液，以润经隧而复脉，和其气机以祛其结代；然犹恐其脉未必复，结代未必去，又必佐以桂枝、酒之辛润行血，助人参、麦冬，益无形之气以扩充有形之血，使其捷行于脉道，庶几血液充而脉道利，以复其跃动之常，使以生姜、大枣调卫和营，俾营行脉中，以生血之源，卫行脉外，以导血之流。此为滋阴补血，益气复脉之第一良方。

4. 复脉汤的释义

俞根初之复脉汤，方中用炙甘草、人参、大枣益气以补心脾；生地黄、麦冬、阿胶、酸枣仁甘润滋阴，养心补血，润肺生津。仲景方用麻仁，俞根初代之以酸枣仁，养血定悸之功甚著；生姜、桂枝、绍酒性味辛温，具有通阳复脉之功，与益气滋阴药配伍，既温而不燥，又可使气血流通，脉道通利。共奏益气复脉，滋阴补血之功效。

5. 复脉汤的应用

复脉汤应用于气弱血虚所致的心动悸、脉结代之证。症见心悸短气，心动悸，体羸气短，舌光色淡少津，脉结代或虚数之气虚血弱之证；干咳无痰，或咳痰不多，痰中带血丝，形瘦气短，虚烦眠差，自汗或盗汗，咽干舌燥，大便难，或虚热时发，脉虚数之虚劳肺痿。

6. 复脉汤加减

本复脉汤加减：①偏于心气不足者，重用炙甘草、人参；心阳偏虚者，易桂枝为肉桂，加附子以增强温心阳之力。②虚劳肺痿阴伤肺燥较甚者，应酌减或不用生姜、桂枝、绍酒，以防温药耗阴伤液。③对温热病后期，邪热久羁，阴液亏虚，症见身热面赤、口干舌燥、手足心热甚于手足背，脉虚大者，去益气温阳的人参、大枣、桂枝、生姜，加养血敛阴的白芍，变阴阳气血并补之剂为滋阴养液之方，即为加减复脉汤（《温病条辨》），具有滋阴养血、生津润燥之功效。④心悸失眠明显者，加柏子仁、五味子以增强养心安神定悸之力，症状重则可加龙齿、珍珠母以重镇安神。⑤脉结代者，可酌加丹参、苦参以活血通络。

7. 复脉汤的新用

复脉汤为用于治气弱血虚之心动悸、脉结代之常用方，亦用于气阴两伤之虚劳干咳等证，其益气滋阴借以补肺。但对阴伤肺燥较显著病证，方中生姜、桂枝、绍酒应考虑减少用量或不用，因为温药有耗灼阴液之弊，故应慎重使用。脾虚便溏者不宜使用。

（七）羚角钩藤汤衍变与考释

《通俗伤寒论》为清代名医俞根初所著，融合古今有关论著，结合作者临床经验阐述伤寒证治。既发皇仲景本意，又融汇历代医家之论。每能给读者以启发。现行的通行本，前后历经数位医家校勘，如何秀山的按语，多系经验之谈；其孙何廉臣等复为增订，综合了张仲景以后直至近代各家的伤寒、温热学说。近人曹炳章又补其缺漏，徐荣斋复予重订，名为《重订通俗伤寒论》。羚角钩藤汤出自《通俗伤寒论》第二章六经方药第五节清凉剂。

1. 羚角钩藤汤源流

热盛动风的论述，最早见于《素问·至真要大论》"诸热瞀瘈，皆属于火""诸暴强直，皆属于风"。唐代《古今录验》的嫩钩藤汤（嫩钩藤、蚱蝉、蛇蜕皮、大黄、石膏、黄芩、竹沥、柴胡、升麻、甘草）和《必效方》的嫩钩藤汤（嫩钩藤、牛黄、龙齿、蚱蝉、蛇蜕皮、麦冬、人参、茯神、苦杏仁）已将平肝息风止痉药与清热、化痰、养阴、安神等品配伍用于小儿壮热惊风。然而，从总体上看，有关外感热病热盛动风证治，明、清以前尚未形成完整的体系。究其原因，一是古代尤其是唐、宋以前的医家对动风病证多从外风立论；二是温病学作为一门独立的学科，崛起于明末清初之际，而对主要见于温病过程中的热盛动风证的研究，又是随着温病学的形成发展而逐步深化。清代叶桂在《外感温热篇》提出温病痰火生风与湿热化风的病机症状，"舌绛欲伸出口，而抵齿难骤伸者，痰阻舌根，有内风也"；《温热经纬》卷三有"咬牙啮齿者，湿热化风"的记载。薛雪在《湿热病篇》中指出湿温化燥伤津，风火内动的病理机转及治疗用药。《温热经纬》卷四有"湿热证，数日后，汗出热不除，或痉，忽头痛不止者，营液大亏，厥阴风火上升，宜羚羊角、蔓荆子、嫩钩藤、玄参、生地黄、女贞子等味"。但叶、薛二人均未出方。而俞根初羚角钩藤汤的问世，为热极动风证的治疗提供了有效专方。

羚角钩藤汤的主治原书未见记载，只有治法说"凉肝息风法"。就原书而言，俞根初虽名曰论伤寒，实则融通伤寒和温病学说，较为全面地论述了外感热病，不难推断，该方主治当为热盛动风之证。

2. 羚角钩藤汤组成

羚角片钱半（4.5g）（先煎），霜桑叶二钱（6g），京川贝四钱（12g）（去心），生地黄五钱（15g），双嫩钩藤三钱（9g）（后下），滁菊花三钱（9g），茯神木三钱（9g），生白芍三钱（9g），生甘草八分（2.4g），淡竹茹五钱（15g）（鲜刮），与羚角先煎代水。用法以水煎服。具有凉肝息风，增液舒筋之功效。主治热盛动风证。高热不退，烦闷躁扰，手足抽搐，发为痉厥，甚则神昏，舌绛而干，或舌焦起刺，脉弦而数。

3. 羚角钩藤汤方证

热盛动风证，多出现于温病极期，按病变阶段分有气、营、血分之别，然推其病所，总不离厥阴肝木。动风本为筋脉之病变，筋束骨，联络关节、肌肉，主司运动，具刚劲柔韧相兼之性，而筋又为肝所主，并赖肝血濡养。《素问·痿论》所谓"肝主身之筋膜"；《素问·五脏生成论》说："肝合之，筋也。"如温邪入侵，肝脏自病，或他脏病变累及于肝，致阳盛而热，津亏而燥，筋脉失润，柔和之质尽失而刚强之性太过，则内风由起。邪热蒸腾，故高热不退；热灼心营，神明被扰，轻则烦闷躁扰，重则神志昏迷；邪热燔灼，津伤失濡，筋急而挛，故手足抽搐，发为痉厥。正如《温热经纬》卷四所说"热毒流于肝经……筋脉受其冲激，则抽惕若惊"，"肝属木，木动风摇，风自火出"。《医碥》卷三说："痉，强直也，谓筋之收引而不舒纵也。其所以致此者有二：一曰寒……一曰热，热甚则灼其血液干枯，干枯则短缩，观物之干者必缩可见也。"可见邪热炽盛，阴液耗伤，舌绛而干或舌焦起刺，脉弦而数，为肝经热盛之征。

4. 羚角钩藤汤释义

羚角钩藤汤所治为肝经热盛生风之证，病势急暴，病情危重。风动于内，急宜平息，而欲息风，又需拔其本，去其因，调其脏腑。故本方立法以凉肝息风、增液舒筋为主，兼以化痰、安神之品以防热盛灼津生痰、扰乱闭窍之变。方中羚羊角咸寒，入肝、心二经，善于平肝息风，又能清热镇惊。"羚羊角：咸寒，入肝经，兼入肺、心两经。息风清热，镇肝之力胜于他药。《本草纲目》上说：'肝主木，开窍于目，其发病也，目暗障翳，而羚羊角能平之；肝主风，在体合为筋，其发病也，小儿惊痫，妇人子痫，大人中风抽搐及筋脉挛急，历节掣痛，而羚角能舒之；魂者肝之神也，发病则惊骇不宁，狂越僻谬，而羚角能安之；血者肝之藏也，发病则瘀滞下注，疝痛毒痢，疮肿瘰疬，产后血气，而羚角能散之；相火寄于肝胆，在气为怒，病则烦懑气逆，噎塞不通，寒热及伤寒伏热，而羚角能降之.'综合种种功效，多以清镇为主。"嫩钩藤，甘微寒，入心、肝两经。清火定风。治肝热眩晕、惊搐。《本草纲目》卷十八记载："嫩钩藤，手、足厥阴药也。足厥阴主风，手厥阴主火。惊痫、眩晕，皆肝风相火之病，嫩钩藤通心包于肝木，风静火息，则诸症自除。"《本草新编》亦记载："嫩钩藤……入肝经治寒热惊痫，手足瘛疭，胎风客忤，口眼抽搐。此物去风甚速，有风症者，必宜用之。"二药相合，则凉肝息风之力更强，共为君药。桑叶苦甘性寒，入肺、胃、大肠三经，疏风清热，本为外感表证药，亦能清肝胆郁热，明目，除头脑胀痛。菊花，甘苦而凉，善解肝经之热。《重庆堂随笔》谓其尚能"息内风"。《本草正义》卷五说："菊花……秉秋令肃降之气，故凡花皆主宣扬疏泄，独菊则摄纳下降，能平肝火，息内风，抑木气之横逆。"桑叶、菊花同用，共助君药清热息风，皆为臣药。火旺生风，风助火势，风火相煽，耗阴劫液，故以鲜生地黄、生白芍、生甘草酸甘化阴，滋阴养液，柔肝舒筋。地黄取鲜品，白芍、甘草俱生用，则寒凉之性较胜，切合热甚津伤之机。风火灼津，易于成痰，痰浊既成，又会助热生风，加重病情，故配竹茹、贝母清热化痰。用茯神木者，以风火内旋，心神不宁，而此药功专平肝宁心也。《要药分剂》卷二说："茯神本治心，而中抱之木又属肝，以木制木，木平则风定，风定则心宁，而厥自止也。"以上六味同为佐药。其中生甘草兼可调和诸药，又为使药。诸药配伍侧重于凉肝息风，兼顾增液、化痰、宁神，法度严谨，主次分明，而针对风动痰生、神魂不宁的病机配伍祛痰、安神药以增强平肝息风之效，则尤为同类方剂所未备。

5. 医家方论

清代何秀山谓："肝藏血而主筋，凡肝风上翔，症必头晕胀痛，耳鸣心悸，手足躁扰，甚则瘛疭，狂乱痉厥，与夫孕妇子痫，产后惊风，病皆危险，故以羚、藤、桑、菊息风定痉为君，臣以川贝善治风痉，茯神木专平肝风。但火旺生风，风助火势，最易劫伤血液，尤必佐以芍、甘、鲜地酸甘化阴，滋血液以缓肝急。使以竹茹，不过以竹之脉络通人之脉络耳。此为凉肝息风、增液舒筋之良方。然唯便通者，但用甘咸静镇、酸泄清通始能奏效，若便闭者，必须犀连承气急泻肝火以息风，庶可救危于俄顷。"秦伯未说："本方原为邪热传入厥阴，神昏搐搦而设。因热极伤阴，风动痰生，心神不安，筋脉拘急，故用羚羊、嫩钩藤、桑叶、菊花凉肝息风为主，佐以生地黄、白芍、甘草酸甘化阴，滋液缓急，川贝、竹茹、茯神化痰通络，清心安神。由于肝病中肝热风阳上逆，与此病机一致，故亦常用于肝阳重症，并可酌加石决明等潜镇。"其后温病学家雷少逸著《时病论》，创"却热息风法"和"清离定巽法"，前者药用"羚羊角、嫩钩藤、麦冬、细生地黄、甘菊花"，"治温热不解，劫液动风，手足瘛疭"；后者药用"连翘、竹叶、细生地黄、玄参、甘菊花、冬桑叶、嫩钩藤、宣木瓜"，"治昏倒抽搐，热极生风之证"。其清热养阴，平肝息风的思路及其用药，与俞根初羚角钩藤汤有明显的类同之处。

综观医家对温病热盛动风证多强调病因治疗，主张使用清热方剂，而羚角钩藤汤清热之力较弱，而在内伤杂病肝阳化风"肝风上翔……头晕胀痛，耳鸣心悸，手足躁扰，甚则瘛疭""孕妇子痫""产后惊风"及"肝阳重症"等病证的治疗上已广泛应用，主治中风热闭之证，为凉肝息风的代表方，临床以高热、抽搐为证治要点。本方对热病后期，阴虚风动者不宜。（病案略）

《浙江中医杂志》，2014，50（4）：251-252.

（八）绍派伤寒用药特色考释

《通俗伤寒论》序曰：吾绍伤寒有专科，名曰"绍派"。其学说源于仲景、介宾，以擅治热病，辨证重湿，施治主化，立法稳健多变之特色用于临床，现将其用药特色介绍如下：

伤寒时病治法以"太阳宜汗，少阳宜和，阳明宜下，太阴宜温，少阴宜补，厥阴宜清"。由于浙江地处江南沿海，天暖地湿，人多嗜食酒茶，故凡伤寒恒多患湿，论治不论汗法与和法均贯穿芳化中佐以淡渗，防其停湿聚痰。近代名医何秀山曰："吾绍地居卑湿，时值夏秋，湿证居十之七八，地多秽浊，人多恣食生冷油腻，故上呼秽气，中停食滞者甚多。"近代名医何廉臣也说："吾绍寒湿证少，湿热最多。"对治疗湿热时病，"宜芳淡以宣化之，通用蔻、藿、佩兰、滑通、二苓、茵泽之类。重则五苓、三石。亦可暂用以通泄之。所谓辛香疏气，甘淡渗湿也"，这是绍派伤寒常用之药。胡宝书也认为："南方无其伤寒，多系温病，而吾绍地处卑湿，纯粹之温热亦少见，多类湿邪为患。"在治疗上湿温必先治气，气化则湿化。湿之所以停滞，皆因气之不运，运动则湿焉能留。治疗宜"辛苦淡并用，上中下同治是也……故治湿虽宜宣上，运中皆用，而尤以运中为首"。同时又认为"南方偏热，阴液常苦不足，故香燥峻利、伤津耗液之品务须慎用，率而误投，则亡阴动风之险立至，救亡不易，诚不如保之为妥也"。

鉴于吾绍的天时、地理环境及人们的生活习惯，决定了"绍派伤寒"治疗伤寒外感时病，立法多芳香宣透，以开达上焦利华盖。辛凉或微温发其汗，清其水之上源，淡渗利湿以运中渗下。如俞根初在《通俗伤寒论》所载 101 方中，参合时令，辨证注意新感与伏邪之分，立法稳妥。方方皆佐以渗利之品，或芳香宣透之药。处方用药做到轻、灵、验，所谓轻则以量小多芳香宣发，上浮之品，拔动气机；灵则以用药灵活机园，随症加减；稳则处方用药参合时令，综观病机，切中病因；验则是方药切证。正如何廉臣指出："余素心谨慎，制方选药，大皆以轻、灵、稳为主。"用药轻灵而朴实，能拔动气机，轻则几分，重亦不过二三钱；制方精切稳健，能中病应验，小方能起大证，于平淡之剂中见奇效，治伤寒时病是这样，治内科杂病亦是这样，这是绍派医家治疗外感伤寒（时病）的一大特色。

绍派医家用药还喜用鲜药之品。如鲜芦根、鲜茅根、鲜生地黄、鲜石菖蒲、鲜紫苏、鲜茵陈、鲜藕芦、鲜荷叶、鲜西瓜皮、鲜冬瓜皮等，取其质淳味厚，药专力宏，直捣病所。尤其在治疗久晴无雨，秋阳以曝的秋燥伤寒，用药几乎全部是鲜品，目的一以药品鲜汁以润燥，二可能除用滋腻之品，以防湿滞之虑。

施治芳淡宣化，方药轻灵效验，是绍派治疗外感热病之特色而沿用至今，丰富和发展了祖国医学之内容，对当今的温疫病诊治也是不可缺少的。

《实用中医内科杂志》，2008，22（7）：22.

附 篇

论绍派医家学术思想与临证经验

一、急救诊治经验举要

张景岳是明代著名的医学家，学识渊博，精通灵素之奥旨，旁参历代诸家之说，其勇于创新，敢于质疑，论病议证，殊多发明，理法方药，条理井然。足以启迪后学，在内科急症的诊治上颇有建树。根据内科急症的特点，对许多急症进行归纳，并对其中的一些急症进行分析，提出了自己的观点。认为医者应重视病机，辨证求本，虚实施治以防失治误治。在急症用药上，强调精选用药，用药专狠，以取得最佳的疗效，可资临床借鉴，本文就张景岳论治急症诊治之经验做一浅述。

1. 列急性病证颇具创见

内科急危重症的诊治，从《内经》始，历经张仲景的《伤寒杂病论》、孙思邈的《千金方》等，张景岳更有继承和发挥。在《景岳全书》中，把伤寒厥逆、伤寒下利、伤寒腹痛、伤寒衄血、温疫热毒、温疫大头瘟、霍乱、时毒、斑疹丹毒、痢疾、暑等列入外感热病急症中；如头痛、面痛、喘促、呕吐、心腹病、泄泻、血症、秘结、关格、癃闭、厥逆等，列入内伤杂病急症中，并分别加以论述。

张景岳对"中风（卒中）一证"，认为实为"非证"。张景岳认为："非风一证，即时人所谓中风证也。此证多见卒倒，卒倒多由昏愦，本皆内伤积损颓败而然，原非外感风寒所致。"说明该病证之病机为内伤杂病，并非中于外风。张景岳善于接受新事物、新疾病，对煤气中毒也有所认识，谓"京师之煤气性犹，故每熏火至死，岁岁有之。而人不能避者无他，亦以用之不得其法耳。夫京师地寒，房屋用纸密糊，人睡火炕，煤多热于室内。唯其房之最小而最密者最善害人。但于顶隔开为一窍，或于窗纸揭开数楞，则其自透去不能不满，乃可无虚矣"。足见张景岳对于煤气中毒原因的分析和预防措施，与当今的处置十分贴切。

情志刺激过极过激可导致诸多急症。张景岳在"郁证"论述中认为，"凡五气之郁则诸病皆有，思则气结，结于心而伤于脾也，及其既甚上连肺胃而为咳喘、为失血、为膈噎、为呕吐"。对呕吐一词，应"最当详辨"，"或暴伤寒凉，或暴伤饮食，或因胃火上冲，或因肝气内逆，或以痰饮水气聚于胸中，或以表邪传里聚于少阴阳明之间，皆有呕证"。对于心腹痛证，他不闻于前人之"痛则不通"概为实证之说，指出亦有因虚致痛者，不可循痛随利减之古法而妄加泻利。对厥逆证，指出此系危证，认为有因寒致厥者，有因热致厥者，有因痰致厥者；还提出气厥之证有二，"以气虚气实皆能厥也"。还提出过度饮酒的"酒厥之证"；证发"全似中风，轻者犹自知人，重者卒尔晕倒，忽然昏愦……"，为"湿热上壅之证"。或见暴脱，或见动血，皆因纵竭情欲时致，为"色厥"。然诸厥逆之总病机，皆为"气血败乱"。

急症成因之一的饮食诸毒，亦做了评述，张景岳认为"夏月饮食过宿者即有毒""禽兽自死者俱有毒""泽中死水有毒"等，至今仍具有一定的临床意义。

2. 谨守病机慎防失治误治

重视失治误治，医者的失治误治会将缓症变急症，或急症加剧，是急症发病不可忽视的因素。如"发斑"一证，张景岳云："如当汗不汗，则表邪不解；当下不下，则里邪不解；当清不清，则火盛不解；当补不补，则无力不解；或下之太早，则邪陷不解；或以阳证误用温补，则阳亢不解；或以阴证误用寒凉，则阴凝不解。凡邪毒不解，则直入阳分，郁而成热，乃致液涸血枯，斑见肌表。"可见医者诊病，尤其是急危重症，更应谨守病机，否则不明病机必致失治误治，不能解除病者之危急，反而会使其变证蜂起，甚或含药顷刻丧失。张景岳之论，医者不可疏忽。

3. 辨证求本虚实施治

内科急症虽病因颇为复杂，但其发病多因邪气太盛而突发，正虚于一时而无备。在治疗上，张景岳谨守急症病机，力主在祛邪的基础上，仍从"阳非有余，阴常不足"的观点，救治擅长温补，但不一味偏执。认为一切疾病之总病机，不外乎"阴阳失调"和"气血逆乱"。认为，"夫百病皆生于气，正以气之为用，无所不至，一有不调，则无所不病""凡形质所在，无非血之用也，是以人有此形，唯赖此血，故血衰则形萎，血败则形坏"。又认为，气病血病，虽分为二，实则为一，气病必伤及血，血病必累及气，故常气血逆乱并称。在救治内科危急症中，强调施治辨证求本。张景岳认为"诸病皆为治本""唯中满与小大不利两证当治标""盖中满则上焦不通，小大不利则下焦不通，此不得不为治标，以开通道路而为升降之所由，是则虽治标而实亦所以治本也"。对"急则治其标，缓则治其本"认为即在"缓急二字诚所当辨"。在急症辨治力救病本，不盲目因急而徒治其标，详辨虚实而施治。

4. 用药专狠悬在于精

在急症用药上专狠，灵活多样，力求实效。认为"治病用药本贵精专，尤其勇敢。新暴之病，虚实即得其真，即当以峻直攻其本，拔之甚易。若逗留畏缩，养成深固之势，则死生系之谁其罪也。故凡真见里实，则以凉膈、承气；真见里虚，则以理中、十全；表虚则芪术建中；表实则麻黄柴桂之类。但用一味为君，二三味为佐使，大剂进之，多多益善"。如"暴吐暴衄失血如涌，多致血脱气亦脱，危在顷者……宜急用人参一二两为细末，调如稀糊，徐徐服之；或浓煎独参汤徐服亦可"；而对于吐血、咯血属"阴虚阳胜而然者"，即用"二阴煎、天门冬丸之类"治之。

任何疾病，证势发展到危急关头，应先留人后治病，这是中医处理急症的一个基本原则。决断急症之吉凶，不在病邪之轻重，当视元气之存亡，元气不伤，即病遗亦不死，元气伤败，虽邪微亦多亡。从病机角度看，病证之所以危急，往往是阳气将脱，阴血将竭；或阴阳气血俱伤，元气即离。凡抢救急危重症，宗法景岳，从调补肾命阴阳入手，实是一条值得注重的途径，或可借鉴之。

《中华中医药学刊》，2009，27（9）：1824.

二、伤寒温病之争与寒温统一

伤寒学派与温病学派历久不衰的学术争鸣与学术融合，催生了六经辨证、卫气营血辨证和三焦辨证的论治纲领，为充实中医理论做出了贡献。伤寒学说是温病学说的基础，温病学说是伤寒学说的发展，二者有着密切的联系，因此寒温两说发展到清代后期，又在寒温分立的局面中逐渐形成了寒温统一的趋势。在中医学发展过程中，其学术争鸣发挥着极其重要的作用。

1. 以伤寒论治

以"热病"的概念将外感病统一而论的，则以《素问·热论》为始见，其指出："今夫热病者，皆伤寒之类也……人之伤于寒也，则为病热……伤寒一日，巨阳受之，故头项痛腰脊强。二日阳明受之，阳明主肉，其脉侠鼻络于目，故身热目疼而鼻干，不得卧也。三日少阳受之，少阳主胆，其脉循胁络于耳，故胸胁痛而耳聋……其未满三日者，可汗而已；其满三日者，可泄而已。"认为其发热是外感病的共同特点，由此创造性以三阳三阴概括外感热病的证治规律，为以后《伤寒论》确立外感六经辨治体系奠定了理论基础。在相当长的历史阶段，六经辨证理论为诊治一切外感病的纲领。这是中医学史上最早出现的外感病辨治模式，对后世外感病辨治体系的形成影响很大。随着《伤寒论》

问世，直至北宋经林亿等校刊后才得以普及，研究方法与内容亦不断丰富，逐渐形成影响深远的伤寒学派。在寒温论争中，历代不少医家强调不可以伤寒法治温病。但"伤寒法"绝非温法之代称，汗、吐、下、和、温、清、消、补俱备于《伤寒论》中，经加减化裁皆可用于温病证治。其中"辛温解表"亦是根据天时地域因素与人的体质特点等综合之后提出的正对之法，至于清下二法对温病证治则不可或缺。

2. 寒温的分论

宋代韩祗和倡"伤寒乃伏阳为热"学说，发汗解表全不用仲景方药，而是按不同时节自制辛凉清解之剂，开辛凉解表之先河。可见，时至宋代，伤寒温病已有所区别。又如庞安时的《伤寒总病论》，还发明了温热病，他在《伤寒总论·卷六·上苏子瞻端明辨伤寒论书》中说："四种温病败坏之候，自王叔和后，鲜有明然详辨者，故医家一例作伤寒，行汗下……天下枉死者过半，信不虚矣。"其将温病分为两种，以五行与六经配合，脏腑与经络结合，进行温热病辨证，处方多重用石膏，庞安时对温病的治疗，已强调清热为主，为后世余霖治温疫开辟了途径。《南阳活人书》中朱肱谓"偶有病家，曾留意方书，稍别阴阳，知其热证，则召某人，以某人善医阳病；知其冷证，则召某人，以某人善治阴病，往往随手全活"的记载，主张对外感病进行辨病与辨证，不可混同。庞安时、朱肱在仲景麻桂方中加入石膏、知母、黄芩、葛根等寒凉之品，变辛温之方为辛凉之剂，使古方得以新用，颇为得法，后世多遵从。是当时医者，已有寒温两派之分。

3. 治伤寒详寒略温

陈言著的《三因极一病证方论》，极为重视病名的内涵，初步建立起以六淫为纲的外感疾病体系，还对王叔和之说责询，通过发挥，导致原有概念关系发生了改变，即伤寒不再有广狭二义，而只是寒邪致病的一种。由于庞安时、郭雍等力辨寒温不同，治有别法，反对以麻桂辛温之方统治一切外感热病，实为"辛温解表难用论"之变说。金代刘完素认为，"经曰：人之伤于寒也，则为病热，古今亦通谓之伤寒"，并从病机上着力阐发"六气皆可化火"的观点，治疗擅用寒凉药物，他"自制双解、通圣辛凉之剂，不遵仲景法桂枝、麻黄发表之药"。马宗素在撰《刘河间伤寒医鉴》时，每论均先录朱肱之说，继以刘完素所述进行辩驳，为学术争鸣的首部专著。元末王履明确提出了温病不应属于伤寒，他说："法也，方也，仲景专为即病之伤寒设，不兼为不即病之温暑设也。"清代吴瑭谓："至王安道始能脱却伤寒，辨证温病。"给予了很高评价。此后，说仲景方不可治温病之风大盛，且愈演愈烈，余波至今，致使人们局限于外感病病名上的差异，而忽视了《伤寒论》辨证论治的基本学术思想。由此可见，宋金元时期的寒温分歧已较明显。温病学说成熟之后，"温病"一词的概念虽然发生了很大的变化，寒温关系亦已复杂化了，而王履受"仲景方不为温暑设"的观点影响至深，并被某些温病学家有意渲染利用，给正确评价仲景学说和正确处理寒温关系带来了困难，使寒温论争久而未罢。至明清时期涌现了一批以温病为研究对象的医家，他们结合自己的临床经验，各抒己见，另创新说，逐渐形成可与伤寒学派对峙的温病学派。其中最具代表性者有明末的吴又可，所著《温疫论》自成体系，首次从发病原因、感邪途径、邪犯部位、初起见症、传变过程、治疗法则和是否传染等方面，对伤寒和温疫进行辨析，从而将温疫辨治从《伤寒论》范畴分离出来。其后戴天章、刘奎、余霖等从之，形成温病学中的温疫学派。至清代叶桂、吴瑭两家，他们先后创立了卫气营血辨证和三焦辨证论治体系，更好地指导着温病的临床实践。吴瑭对温病概念有新的认识，将其由单一疾病扩大为多种温热性外感病的统称，他不仅从争鸣中确认温病异于伤寒，而且建立了完整的温病学理论体系。其以阴阳寒热为指导思想，详细分辨了温病与伤寒在病因病机和辨证治疗上的根本区别，使温病的辨证论治彻底从《伤寒论》的框架中独立出来。

4. 温病学派的分歧

《伤寒论》形成了外感病专门学科，以至于伤寒学派认为，伤寒是一切外感热病的总称，温病自属其中。但因其在发展过程中强化了"详寒略温"特点，如何认识处理温热性外感病则成为必须面对和解决的现实问题，亦是寒温争鸣的根源所在。其中，伤寒学家以《伤寒论》统括一切外感病，局限于六经辨证的藩篱，也就不可能真正将温热性外感病纳入其中。温病学派则以正名为起点，论证温病不应属于伤寒，特别是戾气病因学说的提出与卫气营血辨证及三焦辨证论治体系的创立，确立了其在外感病学中不可动摇的地位。可见，温病学派从临床实际出发，继承伤寒学的成就，克服其固有的缺陷，复加以发挥而形成，这是学术发展的必然结果。

5. 寒温争鸣之交点

寒温争鸣主要是温病学派对伤寒学派的争鸣，后世医家在外感病的研究中比较突出地体现在"狭义伤寒"和"广义伤寒"的论争上，其实质是辨证论治体系的差异，张仲景提出了六经辨证，主要是针对寒邪所致的外感病证。叶桂、吴瑭相继创立的卫气营血辨证及三焦辨证，填补了前人对温热邪气所致外感疾病认识的不足，真正实现了辨证和治疗上的寒温分家。

伤寒与温病，总属于中医外感热病学范畴，两种学说各有所长，亦均有不足，皆不能涵盖外感病的全部内容。即使在同一医家身上，往往或多或少既有寒温分立，又有寒温融合的思想，两种倾向有时很难截然分开。若把二者结合，融会一体，则可前后相承，互相充实，补充完善，共同构成完整的中医外感病学术体系。由鉴于此，对外感热性病的研究出现了寒温统一趋势，并逐步奠定了寒温统一理论体系的基础。

6. 寒温的统一

以俞根初综论伤寒热病，认为张仲景以伤寒二字统括四时六气外感证，其诊治外感既强调六经辨证，又会通三焦学说，治疗中重视透邪外出，用药以灵稳清轻见长，在寒温并论中独树一帜，为"绍派伤寒"的杰出代表。《通俗伤寒论》现通行本前后经数位医家加工，如何秀山的按语，多系经验之谈；何廉臣等复为增订，综合了张仲景以后直至近代各家的伤寒、温热学说。近人曹炳章又补其缺漏，徐荣斋复予重订，更名为《重订通俗伤寒论》，今由连建伟《三订通俗伤寒论》。

俞根初以伤寒钤百病，三焦赅疫证。认为"伤寒，外感百病之总名也"。其中"有新感证，有伏气证，有兼证，有夹证，有坏证，有复证"。后世误解《伤寒论》专为伤寒而设，皆因"《伤寒杂病论》当时不传于世，至晋代王叔和以断简残编补方造论，混名曰《伤寒论》，而不名曰'四时感证论'，从此一切感证，通称伤寒"。所谓"伤寒"一名，实是俗称、古称。其以《通俗伤寒论》为书名，意为从俗，实纵论四时感证，即广义伤寒。在此基础上，俞根初指出，"张仲景著《伤寒杂病论》，以伤寒二字，统括四时六气之外感证"，进而把论治伤寒概括为"以六经钤百病，为确定之总诀；以三焦赅疫证，为变通之捷诀"。六经钤百病，即把《伤寒论》之六经，推为百病之六经，用以辨治伤寒、温病二类感证。具体而论，一是六经形层，即"太阳经主皮毛，阳明经主肌肉，少阳经主腠理，太阴经主肢末，少阴经主血脉，厥阴经主筋膜。太阳内部主胸中，少阳内部主膈中，阳明内部主脘中，太阴内部主大腹，少阴内部主小腹，厥阴内部主少腹"。这种认识首先扩大了六经的概念，把六经从经络、线，扩大为面，扩大为与脏腑紧密联系的皮、腠理、肌肉、四肢、血脉、筋膜。其次密切了六经与脏腑及三焦的联系。

俞根初在论六经形层的基础上，提出了蕴含张仲景原论六经与部分脏腑辨证在内的六经分证。每一经病证，均分"标证""本证""中见证"与"兼证"。

例如：太阳病证，标证为"头痛身热，恶寒怕风，项强腰痛，骨节烦疼，无汗者寒甚于风，自汗者风重于寒"；本证为"渴欲饮水，水入则吐，小便不利，甚或短数淋沥，或反小便自利，蓄血如狂"；中见证为"凡见太阳标证，而大便不实，小便清白，甚则男子遗精，女子带多，腰脊坠痛，痛如被杖，甚或气促而喘，角弓发痉，若目戴眼上视，尤为危候"。兼证为"兼肺经证，鼻塞流涕，鼻鸣喷嚏，嗽痰稀白，甚则喘而胸满。兼脾经证，肢懈嗜卧，口腻腹泻。兼胃经证，饱闷恶食，嗳腐吞酸"。太阳标证、本证，为张仲景原论经证、腑证。中见证，既有"标证"证候，又有足少阴肾经证候，为太阳未解少阴先溃之证，是表里经同病。太阳兼证，实为外感病中常见现象。俞根初所说外感夹食、夹湿，伴肺失宣肃等，《伤寒论》六经病证不见，显然是对张仲景六经辨证的丰富和发展。

俞根初还另立"伤寒兼证"专章，具体介绍了 21 种伤寒兼证的因证脉治。其中有寒邪兼他邪者，如伤寒兼风、兼痧、兼疫等；有他邪兼寒邪或二邪兼发者，如风温伤寒、风湿伤寒、湿温伤寒、春温伤寒、暑湿伤寒、伏暑伤寒、秋燥伤寒、冬温伤寒、大头伤寒（即大头瘟）等。实际上已把春温、冬温、湿温、秋燥、风温、大头瘟及发痉类温病等，统归于伤寒之内及六经辨证体系之中，具体体现了"六经钤百病""三焦赅疫证"，从理论到实践统一了伤寒温病两种学说。俞根初《通俗伤寒论》条列治法，温寒互用，补泻兼施，熔伤寒、温病于一炉，而无偏主一格之弊。

寒温由分而合，融会贯通，对外感病学的理论进行了论述和发挥，为形成外感病学体系做出了重要贡献。正如国医大师邓铁涛先生所说：《通俗伤寒论》，其通俗之处在于发展了仲景的《伤寒论》，书中的"伤寒兼证"，很多内容今天看已属于温病的范围了。温病学的发生是有清一代之重大成就，这是历史发展的必然结果。若以"寒温统一论观点看，则俞根初先生可说是先行者"。

《中华中医药学刊》，2012，30（11）：2383.

三、俞根初学术思想与《通俗伤寒论》

中医药源远流长，绍兴底蕴深厚，并自成一派，在中华医药史上有着重要地位，"绍兴伤寒学派"是其真实写照。本文就《通俗伤寒论》由来，论述了俞根初以书宜活读，方宜活用；提出寒温统一，使伤寒温病兼收并蓄。辨证外感时病，宗仲景，兼参诸家学说，奠定论治外感病的理论基础。临证四诊合参，注重观目及腹诊、舌诊、按脉，首创六经之下，每经有其主脉、主舌，统领为纲；重祛邪以发表、攻里为主，使祛邪而留有出路；以通为补，灵活应用为成法；重护胃气，全借阳明具有新意；方药以轻灵见长，切实有用；疗疾重调护，饮食讲宜忌；瘥后之调理更注重脾胃等学术思想。俞根初重于实践、敢于创新、善于总结、知行合一的独特个性，成为一代名家。

1.《通俗伤寒论》由来

《通俗伤寒论》集仲景学说与吴门温病学说之长，博采众长，熔于一炉，自成一体创立了"绍兴伤寒学派"，并有完整的理论根据。而"绍兴伤寒学派"，以俞根初的《通俗伤寒论》而得名。何秀山先生在《通俗伤寒论》前序中说："吾绍伤寒有专科，名曰绍派。"由此，"绍派"之名享誉杏林。

俞根初（1734—1799），名肇源，字根初，清代山阴人（今浙江省绍兴市齐贤镇陶里村），为清代乾隆至嘉庆年间的著名医家。《通俗伤寒论》原系俞根初手稿，共三卷。俞根初行医四十余年，诊余之暇，将临证心得所悟，记录成篇，名曰《通俗伤寒论》。俞根初与绍兴名医何秀山常切磋医技，一日，俞根初出示《通俗伤寒论》手稿，并赠送给何秀山。

俞根初认为，中风自是中风，伤寒自是伤寒，温湿自是温湿，温热自是温热，然皆列入伤寒门中，因张仲景著《伤寒杂病论》，当时不传于世，晋代王叔和以断简残编，补方造论，混名曰《伤寒论》，而不名曰四时感证论，从此一切感证，通称伤寒，从古亦从俗。俞根初亦从俗，故是书取名为《通俗伤寒论》。

《通俗伤寒论》约成稿于清乾隆四十年（1774年）。前后曾经几位医家加工，如何秀山的按语，多系经验之谈；其孙何廉臣等复为增订，综合了张仲景以后直至近代各家的伤寒、温热学说。1911年，《通俗伤寒论》首次在裘吉生主编的《绍兴医药月报》上陆续刊出，并在该社出版的《医药丛书》中以单行本出版。然而刊行未到三分之二时，至民国十八年（1929年8月）因何廉臣先生谢世，全书未竟越三年，何廉臣之子幼廉、筱廉力请曹炳章先生助其整理，并由曹炳章执笔。曹炳章又补其缺漏，仍将前印之稿，分编分章分节，重新编定，卷册匀分为十二卷。其原文不删一字，原书之中下未成二册，如是照何廉臣预定目录编次，整理残稿，依次编述，其原稿有未就缺失者，曹炳章根据平时与何廉臣朝夕讨论的经验学识，为其撰补，之间有实验心得、另列"廉勘"之后，附入发明之，历时二载，不苟续成。名为《增订通俗伤寒论》于1934年由上海六也堂书局出版。全书增为四编十二卷十二章。如此，斯书得以完璧，并于 1948 年以《校勘通俗伤寒论》本由重庆中西医药图书社重版发行。

徐荣斋先生于 1944 年起，历时 11 年，潜心研究，系统整理，每节根据自己的体会，进行补充加注，对原书亦做了一定的删减和修订。去芜存菁，益臻完善，复予重订，改名为《重订通俗伤寒论》，并于 1955 年由杭州新医书局出版，1956 年上海科技卫生出版社再版，得以广泛流传，经重订后，全书共十二章，条例清晰，内容更为精湛详明，是此书之佳本。

2. 俞根初的学术思想

俞根初治学严谨，结四十余年之经验。正如何秀山在《通俗伤寒论·前序》中称俞根初，"其学识折中仲景，参用朱氏南阳、方氏中行、陶氏节庵、吴氏又可、张氏景岳"，可见其读书之广，学习之勤。将其学术思想归纳如下。

（1）书宜活读方宜活用：俞根初治病注重临证，何秀山说："其学术手法，皆从病人实地练习、熟验而得，不拘于方书也，一在于其经验耳。"俞根初对读书与临证的关系，有其自己的观点。认为："谚云熟读王叔和，不如临证多，非谓临证多者不必读书也，亦谓临证多者乃为读书耳。"把临证比作读书，主张书宜活读，方宜活用，颇有深意。

《通俗伤寒论》以六经辨伤寒（包括寒、温两类感证）。又鉴于江南滨海，地处温湿，其感症自与中原的感寒燥者迥异。因此俞根初拟定了不少清灵稳定的方剂，全书共载 101 方，以精切实用、疗效确切为临床医家所喜用。其中如羚羊钩藤汤、蒿芩清胆汤、葱豉桔梗汤、柴胡达原饮、加减葳蕤汤、柴胡陷胸汤等被收载于现行全国高等中医药类院校《方剂学》教材中，被后世医家誉为"方方切用，法法灵通"的"四时感证之诊疗全书"。

（2）伤寒温病兼收并蓄：寒温之争论，俞根初力就使寒温融会，以张景岳《景岳全书·伤寒典》阐述论伤寒之汗法、下法、补法，慎用苦寒药物的学术观点，强调勘病、辨证、论治的统一。干脆把四时外感热病统称为风温伤寒、春温伤寒、湿温伤寒、秋温伤寒、冬温伤寒等。以六经为支架，融会卫气营血和三焦的外感病辨证施治，无论伤寒还是温病兼收并蓄，参以己见。俞根初认为"伤寒二字，统括了四时六气外感证"，并把伤寒分为本证、兼证、夹证、坏证和变证这五个基本类型，并明确指出"伤寒为外感百病之总名"，并将"温病""暑病"专篇隶于伤寒名下。主张以六经钤百病。《伤寒论》之六经，乃百病之六经，非伤寒所独也，而温热病学说不能赅括一切外感热病。"仲景著《伤寒杂病论》以伤寒二字，统括四时六气之外感证"；认为"六经钤百病"，强调六经辨伤寒（包括寒、温两类感症）。"以六经钤百病，为确定之总诀，以三焦赅疫证为变通之捷径"。熔六经、三焦于一炉，创立寒温宜统论，诞生了"绍派伤寒"。

　　寒温统一，实现伤寒与温病的合二为一，俞根初建立了一个较为完整、统一的外感病学。六淫之邪的致病特点以及外感病发生发展变化的规律性、特殊性与复杂性为基础，由此使寒温统一，促进外感病学的发展。正如邓铁涛教授所说：《通俗伤寒论》，其通俗之处在于发展了仲景的《伤寒论》，书中的"伤寒兼证"，很多内容今天看来已属于温病的范围了。温病学说的发生是有清一代之重大成就，是历史发展的必然结果。若以"寒温统一论"观点看，则俞根初先生可说是先行者。

　　（3）宗仲景参诸家独立杏林：辨证外感时病，宗仲景，兼参诸家学说，结合六淫致病理论，以六经统摄三焦、气血辨证，从表里寒热论治外感病，既不同于伤寒学派，又异于温病学派，独能探微索奥，自成一家之言，为后世医家辨治外感病奠定了理论基础。

　　望、闻、问、切是中医诊察疾病的重要手段，但由于各种疾病有不同的特点，医家多在"四诊"的基础上各自发明。"诸内必形于外"，俞根初辨治伤寒四诊合参，望、切二诊，尤以观目、腹诊按胸腹为要。俞根初谓："凡诊伤寒时病，须先观病人两目，次看口舌，已后以两手按其胸脘至小腹。"在《通俗伤寒论》专列篇加以探讨，为后世开启源流，使医者能在纷繁的证候中抓住主要矛盾，于危重病人尤为重要。何廉臣谓："俞氏以观目为诊法之首要，洵得诊断学的主脑。"认为"五脏六腑之精皆注于目，目系则上入于脑，脑为髓海，髓之精为瞳子。凡病至危，必察两目，视其目色以知病之存亡"。故列观目为诊法之首要，深得伤寒望目之真谛。

　　腹诊源于《内经》，经云："胸腹者，脏腑之郭也。"《通俗伤寒论》特辟专章加以记述，俞根初认为"胸腹为五脏六腑之宫城，阴阳气血之发源。若欲知脏腑何如，则莫如按胸腹，名曰腹诊"，并把腹诊"推为诊法之第四要诀"（一为观目、二为看齿、三为看舌苔、四为按胸腹）。其部位为"按胸必先按虚里……按腹之要，以脐为先，脐间动气，即冲任脉"。其方法为"宜按摩数次，或轻或重，或击或抑，以察胸腹之软坚，拒按与否，并察胸腹之冷热，灼手与否，以定其病之寒热虚实"。俞根初对腹诊进行系统地阐述并应用于临证，实为鲜见。通过腹诊确定虚实真假，具有极高的理论依据及应用价值。徐荣斋先生称俞根初腹诊法"能补中医诊断之不逮，可法可传"。俞根初望、切二诊中的舌诊、按脉亦有其自己的特点，不落俗习，首创六经之下，每经有其主脉、主舌（苔）统领以为纲，以下细分相兼脉夹杂苔（舌）为其目，以纲统目，纲举目张，便利分证识证，对临床诊断有很好的实用价值。

（4）祛邪留其出路则正自安：俞根初注重祛邪以发表、攻里为主，使祛邪而留有出路。认为"医必求其所伤何邪，而先去其病，病去则虚者亦生，病留则实者亦死。虽在气血素虚者，既受邪气，如酷暑严寒，即为虚中夹实，但清其暑、散其寒以祛邪，邪去则正自安"。凸显了俞根初以祛邪为主治外感病的学术思想。俞根初认为，伤寒为病，虽千变万化，但究其原因不过是一气之通塞耳，塞则病，通则安。由此在《六经治法》中提出了"凡伤寒病，均以开郁"为先的观点；"如表郁而汗，里郁而下，寒湿而温，火燥而清，皆所以通其气之郁也"。风邪自外而入，必先郁肺气。治法以风宜宣气泄卫，用药轻则薄荷、荆芥，重则羌活、防风，并以苦杏仁、橘皮、桔梗为宣气之通用药。对寒邪之犯，除了外寒宜汗、里寒宜温之外，根据病变部位的不同用药，如上焦佐以生姜、豆蔻，中焦佐以厚朴、草果，或丁香、花椒，下焦佐茴香、沉香，或吴茱萸、乌药，以辛香开郁。对于暑病的治疗，俞根初以辛凉宣上之药，轻则薄荷、连翘、竹叶、荷叶，重则香薷、青蒿，而芦根、细辛尤为辛凉疏达之品。俞根初谓："浙绍卑湿，凡伤寒恒多夹湿。"以辨证重湿，施治主化，为俞根初治伤寒之特色，充实了绍兴伤寒学派的内涵。

治风湿，俞根初取"风能胜湿"之意，常通用羌活、防风、白芷，重则苍术、白术、麻黄、桂枝，用温散之品以微汗。再如湿热之病以芳淡之品宣化之，以蔻仁、藿香、佩兰、滑石、通草、猪苓、茯苓、茵陈、泽泻之辈通用，重则以五苓散、三石（寒水石、石膏、滑石），取其辛香疏气、甘淡渗湿之功。燥邪为病，虽分凉燥、温燥，治有温润、凉润之异，俞根初采用达郁宣气，轻扬如葱白、豆豉、薄荷、连翘，升达如葛根、柴胡、川芎以发散，使郁火为患者发，发则火散而热泄。

祛邪而留出路是俞根初祛邪治法的一种方法，以发表、攻里为主要内容。俞根初在《六经总诀》中说，"邪去正乃安，故逐邪以发表、攻里为先"。并说："余谓发表不仅一发汗，凡发疹、发斑、发瘖、发痘，使邪从表而出者，皆谓之发表；攻里亦不仅一下法，凡导痰、蠲饮、消食、去积、通瘀、杀虫、利小便、逐败精，使邪从里面而出者，皆谓之攻里。"并指出发表中发汗、发斑、发疹之不同，由其病位深浅而异。"邪留气分，每易疏透，轻则自汗而解，重则解以战汗、狂汗；邪留血分，恒多胶滞，轻则发疹而解，重则解以发斑发瘖。"

俞根初治疗以外风宜散，内风宜息，表寒宜汗，里寒宜温，伤暑宜清，中暑宜开，伏暑宜下，风湿寒湿，宜汗宜温，暑湿芳淡，湿火苦泄，寒燥温润，热燥凉润，郁火宜发，实火宜泻，阴火宜引等方法。何秀山高度评价俞根初说："此语极为明通，凡邪从外来，必从外去，发表固为外解，攻里亦为外解，总之使邪有出路而已。邪早退一日，正即早安一日，此为治一切感证之总诀。"

俞根初组方遣药的特点从治疗邪热内陷心包用玳瑁郁金汤中可以看出，方中除用介类通灵之玳瑁、幽香通窍之郁金为主药以外；使以山栀、木通引上焦之郁火屈曲下行，从下焦小便而泄；野菰根、竹叶、灯心草、连翘，以轻清透络，使火热、痰邪外达而神清。如加减小柴胡汤方，方中使益元散滑窍导瘀，邪从前阴而出。又如导赤清心汤，方中以茯苓、益元散、木通、竹叶引其热从小便而泄，以莲心咸苦达下，交济心肾而速降其热。再如蠲饮万灵汤，方中用芫花、甘遂、茯苓、大戟峻下逐水，使胸及胁腹之饮，皆从二便而出。给邪留出路，不仅仅是治伤寒一种好的方法，其他疾病也适用。

（5）以通为补灵活应用成法：俞根初善于临证，在祛邪留出路之法后，"以通为补"又是一种特色。认为"以通为补，此皆庞安常之法也"。治疗妊娠伤寒以"疏邪解表，以治其标；扶元托散，以培其本。营虚者，养血为先；卫虚者，补气为亟；营卫两虚，温补并施"。如孕妇见里热壅闭，大便不通，脉洪数者，以黄芩、黄连、黄柏、栀子、大黄组成的三黄解毒汤。如妊娠而见热郁阳明，热极而发紫暗，脉洪数者，若不急治，胎殒在即，俞根初以青黛、鲜生地、生石膏、升麻、黄芩、焦栀子、葱头组成的青黛石膏汤治之。认为，"如用血分滋腻之药不效，又当审察应下则下，唯中病则止，不可固执成法"。故在《妊娠伤寒》中治产后伤寒身热，恶露为热搏不下，烦闷胀喘狂言者，抵当汤及桃仁承气汤主之。伤寒小产，恶露不行，腹胀烦闷欲死，大黄桃仁汤（朴硝、大黄、桃仁）治之。

（6）护胃气全借阳明有新意：俞根初治伤寒尤重阳明，指出"伤寒证治，全借阳明""凡勘伤寒病，必先能治阳明"。认为"邪在太阳，须借胃汁以汗之；邪结阳明，须借胃汁以下之；邪郁少阳，须借胃汁以和之；太阴以温为主，救胃阳也；厥阴以清为主，救胃阴也；由太阴湿胜而伤及肾阳者，救胃阳以护肾阳；由厥阴风胜而伤及肾阴者，救胃阴以滋肾阳，皆不离阳明治也"。伤寒多伤阳，故末路以扶阳为急务；温热多伤阴，故末路以滋阴为要法。扶阳滋阴，均宜侧重阳明。设九味仓廪汤以益气发汗，此方妙在人参、茯苓、仓米益气和胃，协济羌活、防风、薄荷、前胡、桔梗、甘草，各走其经以散寒，又能鼓舞胃中津液，上输于肺以化汗，即取"借胃汁以汗之"之意。如设调胃承气汤缓下胃腑结热，方中较仲景调胃承气汤多姜、枣二味，以助胃中升发之气，秉"借胃汁以下之"之意，别有新意。俞根初认为，治法虽千变万化，但健脾应放在首位，脾胃若不健，药又岂能收功？如治阴虚火旺，心阴虚者，以阿胶黄连汤出入；肝阴虚者，丹地四物汤为主方；脾阴虚者，黑归脾丸主之；肺阴虚者，清燥救肺汤；肾阴虚者，知柏地黄丸；冲任阴虚者，滋任益阴丸。对脾胃未健者，先做一番修正。俞根初临证顾及阳明，如在清燥养营汤中，以陈皮运气疏中，防碍胃滞气，梨汁醒胃以增汁。

（7）方药以轻灵见长切实用：《通俗伤寒论》开明宗义，设六经、三焦、六淫病用药法，列方剂 101 方，分汗、和、下、温、清、补六法，以应六经治之。使医者有规可循，有章可依，起到提纲挈领的作用。所制汤方，每出新意。如羚角钩藤汤、蒿芩清胆汤、加减葳蕤汤、调胃承气汤等方至今仍为常用名方。故何廉臣称其有"方方切用，法法通灵"。

（8）疗疾重调护饮食讲宜忌：俞根初指出"伤寒温热，大邪退后，余热未尽，元气已虚，胃虚少纳，脾弱不运"，应当清余邪、调脾胃。并告诫"吾绍之病家，一病之安危，多有责之于医，不知侍者对于病人，往往居处不合理，身体不清洁，寒温不适宜，卧起不定时，不但无助医家治疗之能力，实则助长病菌之孳生"。

（9）瘥后之调理更注重脾胃：俞根初认为瘥后调理不慎，常易致复发而前功尽弃，并设瘥后调理一节。在瘥后的调理时，更注重脾胃，俞根初认为瘥后遗症的药物调理，当分补虚、清热两项。补虚有两法，一补脾，一补肾，可以六君子汤、黄芪建中汤、叶氏养胃汤；清热亦有两法，初病时之热为实热，宜苦寒药清之，大病后之热为虚热，宜用甘寒药清之，二者有霄壤之殊。凡人身天真之气，全在胃口，津液不足，即是虚，生津液即是补虚。故以生津之药合甘寒清热之品以治病后之虚热，如麦冬、生地黄、牡丹皮、北沙参、西洋参、鲜石斛、鲜茅根、竹沥、梨汁、蔗浆之类，皆为合法，丝毫无苦寒之弊，顾护胃气又注重阳明。

3. 结束语

俞根初一生虚怀若谷，敬同道，重医德，为一代名医。《通俗伤寒论》的形成具有敢于创新性，正如连建伟教授所说：从张景岳改写真阴真阳的辩证关系，凝成《景岳全书》，功泽后世，到俞根初澄清"温邪""寒邪"之说，首创"绍派伤寒"，造福一方，都有高度的原创性。俞根初重于实践、敢于创新、善于总结、知行合一的独特个性，为一代名家。在当今传承和发展中医，重温俞根初《通俗伤寒论》，具有一定实用价值。

《中华中医药学刊》，2013，31（10）：2289.

四、论伤寒之汗法

《伤寒论》首创麻黄、桂枝之辛温解表法，开伤寒汗散之先河。明代张景岳发皇经义，发展汗法，以"治伤寒之汗法，唯汗为主"，"伤寒之愈，未有不从汗解者"，把汗法提高到伤寒证治的首要位，认为伤寒之治"法虽有六（指汗、补、温、清、吐、下六者），汗实统之，而汗外五法，亦无非取汗之法也"。这一见解对清代乾嘉年间崛起的"绍派伤寒"有很大的影响，医家多有发展与创新。俞根初著《通俗伤寒论》；把伤寒证治归纳为六法，而把汗法列为六法之首，并创立辛温发汗、益气发汗、养血发汗、滋阴发汗诸法及效方，丰富了中医学的内容。

张景岳说："夫寒邪外感，无非由表而入里，由表而入里者，亦必由表而出之。故凡患伤寒者，必须由表而出之。故而伤寒，必须得汗而后解。"并告诫："凡伤寒瘟疫表证初感，速宜取汗，不可迟也。"张景岳创制汗散法及其用方四法：①辛温汗散法，适用于"寒邪外盛而内无热证及元气无亏而气清受寒者"，方用新制二柴胡饮、麻桂饮等。②辛凉汗散法，适用于伤寒"外热里亦热，脉证俱阳"。③辛甘汗散法，适用于伤寒"但有外证，内无寒热而且元气无亏者"，方用正柴胡饮、十神汤、参苏饮等。④兼补汗散法，适用于伤寒表证而素体营卫不足、气血不充者，方用三柴胡饮、归柴饮、五柴胡饮、小柴胡汤、归葛饮、理阴煎、大温中饮等，皆汗散法中兼以补法之类。故俞根初吸取景岳汗法的精髓并加以发挥，立辛温发汗、益气发汗、养血发汗、滋阴发汗等12种方法。

1. 辛温发汗

苏羌达表汤（紫苏叶、防风、光杏仁、羌活、白芷、广橘红、鲜生姜、浙茯苓皮）。方证专为风寒四时感冒而设。俞根初认为，浙绍卑湿，凡伤寒恒多夹湿，故予于辛温中佐以渗者，防其停湿也。何秀山认为，人有皮肉筋骨以成躯壳，皆谓之表；其中有脏腑以实之，则谓之罩；而其能入里出表，全在经络，故谓之传经。方中以辛温紫苏叶为君药，具有发表散汗，辛散通经活络，行气宽中，开宣肺气之功。长于行气宽中，外感风寒之内有气滞者最为适宜。

羌活辛温，有解表散寒，祛风胜湿，止痛之功；善治外感风寒夹湿，头痛身痛较甚者，辛散筋骨之风寒；防风辛甘微温，具祛风解表、胜湿、解痉止痛之功，尤善祛风，用于风寒、风湿、风热表证。白芷辛温，有解表，祛风燥湿，消肿排脓，止痛之功；用于外感风寒之鼻塞流涕，头身疼痛。羌活、防风均有较强的发汗作用又善于胜湿，白芷宣通鼻窍，长于止痛，防风、白芷二药又能辛散肌肉之痛，三药相互，具有发散风寒、祛风胜湿之功，故为臣药。光杏仁苦微温，苦能泄降气，有止咳平喘，润肠通便之效；广橘红辛苦温，理气宽中，燥湿化痰，二药为佐药，引领筋骨肌肉之风寒，使其从皮毛而出。绍域湿温之地，俞根初深恐其发汗不彻，及有水湿停滞之嫌，配以辛微温的鲜生姜，发汗解表，温中止呕，温肺止咳。虽发汗力弱，协助杏仁、橘红之佐药增强温中化其痰湿，用于风寒感冒轻证及风寒感冒见痰多咳嗽者尤为适宜；配浙茯苓皮利水渗湿，健脾安神，二药辛淡发散为阳，故为使药。综观本方具有发散风寒之功效。其立法周到，组方周密，解伤寒之邪，散筋骨肌肉之风寒，发汗、渗湿而不伤阴，故列为发汗之首剂。

2. 辛凉发汗

葱豉桔梗汤（鲜葱白、桔梗、焦山栀、淡豆豉、薄荷、连翘、生甘草、鲜淡竹叶），方证为风温初起外感表证所设。风温多发于春月与冬初气候晴暖之时。病起之初，邪多犯肺，可见有头痛身热，微恶风寒，咳嗽，口角痛，口渴，舌苔薄白，脉见浮数。辛凉解表法治之，使邪从肌表而解，而诸症自除。本法俞根初别具一格，以通阳发汗《肘后方》的葱豉汤（葱白、豆豉、麻黄）与清上焦之桔梗散合为一方，减去黄芩，为辛凉解表之剂。

何秀山对俞根初葱豉桔梗汤之方，认为原《肘后方》葱豉汤本为发汗之通剂，已经衍变配合刘河间桔梗汤，君以荷、翘、桔、竹之辛凉，佐以栀、草之苦甘，合成轻扬清散之良方，善治风温、风热等初起证候，历验不爽。唯刘氏原方尚有黄芩一味，而此不用者，畏其苦寒化燥，涸其汗源也。若风火证初起，亦可酌加。由此做了很好的注释，足见俞根初遣药组方的灵活性。

3. 益气发汗

九味仓廪汤（党参、羌活、薄荷、茯苓、防风、前胡、苦桔梗、清炙草、陈粳米）。俞根初认为"此方妙在参、苓、粳米，益气和胃，协济羌活、防风、薄荷、前胡、桔梗、炙甘草，各走其经以散寒，又能鼓舞胃中津液，上输于肺以化汗，正俞根初所谓借胃汁以汗之也。凡气虚者，适感非时之寒邪，混厕经中，屡行疏表不应，邪伏幽隐不出，非借参、苓、米辅佐之力，不能载之外泄也"。并指出："独怪近世医流，偏谓参、苓助长邪气，弃而不用，专行群队升发，鼓激壮火飞腾，必至烁竭津液不已，良可慨焉。可见参、苓之品，只要辨证得当，收效良多。"

4. 养血发汗

七味葱白汤（鲜葱白、生葛根、细生地、淡豆豉、麦冬、鲜生姜）。用于素体阴虚血少，外感风热之证。何秀山说："葱白香豉汤，药味虽轻，治伤寒寒疫三日以内头痛如百劳水轻宣流利，即治虚人风热，伏气发温，及产后感冒，靡不随手获效，真血虚发汗之良剂。"方中葱白辛温，发汗解表，散寒通阳。生地黄甘苦寒，滋阴养血，共为主药；配葛根、豆豉、生姜助葱白以解表祛邪，为辅药；佐以麦冬助生地黄养血益阴，以滋其汗源；助主药以滋阴。诸药合用，邪正兼顾，表邪解而正不伤，具有滋阴养血、疏散风热之功效。为养血解表之著名方剂。

5. 滋阴发汗

加减葳蕤汤（生玉竹、生葱白、桔梗、白薇、淡豆豉、薄荷、炙甘草、大枣）。本方加减葳蕤汤由唐代孙思邈的《备急千金要方》师仲景之法而又不守仲景方为特点，拟葳蕤汤治风温，开滋阴解表剂之先河，由此加减而来。而《千金》葳蕤汤是在麻黄汤的基础上，加独活、川芎、青木香、玉竹、白薇组成，是发表清里剂。然方中辛温之药颇多，于温热病证，毕竟不够恰当，故张璐在《千金方衍义》中说："多有热伤津液，无大热而渴者，不妨裁去麻、杏，易入葱、豉以通阳郁；栝楼以滋津液；喘息气上，芎、独亦匆轻试。虚不胜寒，石膏难以概施，或以竹清心，茯苓守中，则补救备至，于以补《千金》之未逮。"俞根初受张仲景之论的启发，保留《千金》之玉竹、白薇、甘草，另配入葱白、淡豆豉、薄荷、桔梗、大枣，则创加减葳蕤汤。以发表清里易为解表滋阴之剂，既补《千金》葳蕤汤之未备，又开创阴虚外感风热之治法，是对《千金》葳蕤汤制方运用的丰富与发展。

加减葳蕤汤为素体阴虚，外感风热之证。阴虚者，易生内热，今感风热外邪，头痛身热而微恶风寒，咳嗽咽干而痰稠难出，以及心烦口渴，是正常见症。但舌赤脉数，是素体虚而有内热之症。"汗之为物，以阳气为运用以阴精为材料……其有阳气有余，阴精不足。又为温热升发之气所烁，而汗自出，或不出者，必用辛凉以止其自汗出之汗，用甘凉甘润培养其阴精为材料，以为正汗之地。"方中葳蕤（玉竹）味甘性寒，为滋阴润燥主药，用以润肺养胃，清热生津。配以葱白辛温散寒以通阳；淡豆豉，则发汗解表；薄荷，消散风热；

桔梗，开宣肺气，止咳利咽，为辅药。白薇苦咸，寒，苦咸降泄，凉血清热而除烦渴为佐药。甘草、大枣，甘润滋脾增液，同助玉竹之滋阴润燥，亦为佐药。诸药合用，具有滋阴解表之功效。"养阴而不留邪，发汗并不伤阴"为阴虚体弱感冒风温及冬温咳嗽、咽干痰结之良剂。

6. 助阳发汗

参附再造汤，俞根初从陶节庵再造散加减（高丽参、淡附片、桂枝、羌活、黄芪皮、北细辛、清炙甘草、防风）。本方证为伤寒夹阴，阳虚不能作汗，尺脉迟弱之证。由于房劳不谨后感冒风寒者，谓之夹阴伤寒（伤寒夹房劳），或冒雨涉水伤。阳虚者阴必盛，故方中以辛热的淡附片，辛热温的桂枝，通阳破阴为主药；阴盛者气必弱，以甘、微苦微温的人参，甘微温的黄芪，扶正益气为辅药；佐以羌活、防风、细辛温散阴寒；使以甘草，以缓细辛、附片、羌活、防风之性。本方为专治伤寒夹阴之良剂。

7. 理气发汗

香苏葱豉汤（制香附、广陈皮、鲜葱白、紫苏、清炙甘草、淡豆豉）。本方由香苏散合葱豉汤而成，方证为妊娠伤寒。妊妇感受风寒，不可峻剂取汗，以免损津耗液，亦需安胎以护胎元。故方中用辛温轻薄之紫苏叶，合淡豆豉、葱白以发散风寒；合香附、陈皮行气解郁，紫苏叶又具理气解郁安胎之功。何秀山说：女子善怀，每多抑郁，故表郁无汗，以香苏饮为主方。盖香附为气中血药，善疏气郁；紫苏为血中气药，善解血郁；况又臣以葱、豉轻扬发表；佐以陈皮理气，炙草和药，又气血调和，则表郁解而津津汗出矣。此为妊妇伤寒之主方，既能疏郁达表，又能调气安胎。

8. 和中发汗

葱豉荷米煎（鲜葱白、淡豆豉、薄荷、生粳米）。本方由《肘后方》葱豉粳米煎加薄荷而成。《内经》所谓"因其轻而扬之"。方中用葱白，辛温通阳，合淡豆豉发汗解表；配以薄荷，清散风热之邪，粳米能鼓舞胃中津液。何秀山说：治小儿伤寒初起一二日，头痛身热，发冷无汗，药虽轻稳，用之辄效，医者勿以平淡而忽之。由此，反映出绍兴伤寒学派用药轻清之特色。

9. 宣上发汗

新加三拗汤（麻黄、荆芥穗、桔梗、金橘饼、苦杏仁、薄荷、生甘草、大蜜枣）。本方证为风伤肺，寒伤太阳，头痛恶寒，无汗而喘，咳嗽白痰等证。太阳经为一身之外卫，主皮毛，而皮毛又为肺之合，故足太阳与手太阴二经之病，往往互见，如《伤寒论》头痛恶寒，固太阳经症，鼻鸣而喘，即肺经症矣。此方以麻黄汤去桂枝为主药；而麻黄留节，发中有收，苦杏仁留尖取其发，留皮取其涩，略杵取其味易出，甘草生用，补中有散，三味与仲景法相拗故名。俞根初佐以荆芥穗、薄荷疏风；桔梗、甘草甘平宣上；使以橘饼、蜜枣辛甘微散，变仲景峻剂为平剂，以治风伤肺、寒伤太阳、头痛恶寒、无汗而喘、咳嗽白痰等证。

10. 温下发汗

麻附五皮饮（麻黄、淡附片、浙茯苓皮、大腹皮、细辛、广陈皮、五加皮、生姜皮）。本方麻附五皮饮方证为治一身尽肿之证。方以仲景麻附细辛汤合华元化五皮饮为剂，方中以麻黄外走太阳而上开肺气，为主药；辅以细辛、附子，合为温化肾气；佐以茯苓皮、大腹皮、广陈皮、五加皮、生姜皮等五皮，开腠理以达皮肤，为治一身尽肿、化气发汗之良方。何廉臣认为，麻黄虽为发汗之峻品，而用于水肿证，其力较减，其性反缓者，以水气抵抗之力大也。妙在下行之性，又能利溺，故前哲于水肿证，多用麻黄者以此。惜世俗无普通医识，辄畏麻黄如虎，致良药见弃，良可慨焉。提出必须先煎数沸，掠去浮沫，以减麻烈之性，庶无流弊。可见绍派伤寒独特的加工炮制经验。

11. 化饮发汗

小青龙汤（麻黄、姜半夏、炒干姜、五味子、桂枝、北细辛、白芍、清炙甘草）。本方俞根初之经验方，宗《伤寒论》，方证为素有水饮之人，脾肺之气必虚，一旦感受风寒，水寒相搏，皮毛闭塞，肺气益困，输转不利，水饮蓄积于心下，上犯迫肺，肺寒气逆，所以恶寒发热，无汗，不渴，喘咳痰多，清稀而黏，不易咳出，胸闷，身体疼重，甚则水饮溢于肌肤而为浮肿，舌苔白滑而润，脉浮。若不疏表而徒行治其饮，则表邪难解；不化饮而专散表邪，则水饮不除，故治宜解表散寒与温肺化饮配合，使外邪得解，内饮得化，一举而表邪双解。故方中以麻黄、桂枝发汗解表，除外寒而宣肺气为主药。以干姜、细辛温肺化饮，兼助麻黄、桂枝解表为辅药。然而，肺气逆甚，纯用辛温发散，既恐耗伤肺气，又须防温燥伤津，故配以酸温五味子敛气，芍药养阴，共为佐药。又以半夏祛痰和胃而散结，亦为佐药。炙甘草益气和中，又能调和辛散酸收之间，是兼佐、使之药。八味相配，开中有阖，宣中有降，使风寒解，营卫和，水饮去，宣降有权，肺气复舒，诸症自平。

12. 蠲痰发汗

越婢加半夏汤（炙麻黄、姜半夏、鲜生姜、生石膏、生粉甘草、黑枣）。越婢加半夏汤方证为外感风寒，水饮内停，内外合邪，肺气胀满之证。何秀山认为"外感风寒,激动肺脏痰火,发为喘嗽,目突如脱,右脉浮大者,则以越婢加半夏汤为正治"。方中用麻黄、生姜解表为主药,辛散外来之风寒;以石膏,清里为辅,以寒降上逆之肺火;妙在佐以辛温的姜半夏之辛滑涤痰,以开肺气之壅塞。使以甘草、大枣滋补中气,缓和诸药,使肺窍中之痰涎净尽,则火无所依傍而自出矣。故此为辛散风寒、肃清痰火之良方。

综上所述,伤寒之汗法、方药,运用之广。然后汗散法的运用,应结合因人、因时、因地之异而灵活变通。尤其是正胜于邪或邪盛于正者,最为紧要。诚如张景岳所说的"然取汗之法,又当察其元气、病气之虚实,酌而治之",实为至理名言。

《中华中医药学刊》,2011,29(11):2404.

五、绍派伤寒诊法特色述要

绍兴伤寒学派,主张六经钤百病,以三焦为变通之法,熔六经、三焦于一炉,创立寒温一统论。由叶天士辨治温病所总结的辨舌、验齿、察斑疹白㾦,是对外感热病诊法的创新。绍派医家诊治富有特色,俞根初辨治伤寒,主张四诊合参,望、切二诊,尤以注重观目、按胸腹为要,其观舌察脉亦与众不同,俞根初谓:"凡诊伤寒时病,须先观病人两目,次看口舌,已后以两手按其胸脘至小腹。"这是俞根初的创新,也是绍派诊察伤寒时病的一大特色。

1. 观目

俞根初观目之法,首以目开闭别阴阳。凡开目欲见人者阳证,闭目不欲见人者阴证。次观神之有无,测重危症的吉凶:凡目多眵有泪,精采内含者,为有神气,凡病多吉;无眵无泪,白珠色兰,乌珠色滞,精采内夺及浮光外露者,皆为无神气,凡病多凶。俞根初通过观察患者目白、目眵、目泪、目胞等的变化,辨其属热属寒,为湿为风。俞根初之观目法,使医者能在纷繁的证候中抓住主要矛盾,于危重病人尤为重要。何廉臣谓:"俞氏以观目为诊法之首要,洵得诊断学的主脑。"如张景岳、任沨波、何秀山、赵晴初、胡宝书、何廉臣、曹炳章、傅再扬、徐荣斋诸先贤无不如此。他们认为:"五脏六腑之精皆注于目,目系则上入于脑,脑为髓海,髓之精为瞳子。凡病至危,必察两目,视其目色以知病之存亡也。"故列观目为诊法之首要,对其观目的描述亦很仔细,如"凡开目欲见人者阳证,闭目不欲见人者阴证。目瞑者鼻将衄,目暗者肾将枯,目白发赤者发热,目白发黄者湿热……"等,深得伤寒望目之真谛。

2. 腹诊

腹诊源于《内经》。经云："胸腹者，脏腑之郭也。"绍派医家将腹诊（按胸腹），推为诊法之第四要诀，在《通俗伤寒论》中特辟专章加以记述。俞根初认为："胸腹为五脏六腑之宫城，阴阳气血之发源。若欲知脏腑何如，则莫如按胸腹，名曰腹诊。"

俞根初将腹诊的意义概括为以下几方面：①虚里测吉凶。按之应手，动而不紧，缓而不急者，宗气积于腹中，是为常。其病理变化，按之微动而不应者，宗气内虚；按之跃动而应衣者，宗气外泄；按之弹手，洪大而搏，或绝而不应，皆心胃气绝，病不治。虚里无动脉者心死；搏动而高者，亦为恶候。②冲任辨真假寒热。俞根初认为，诊冲任预后与虚里同功，而辨寒热真假尤为可据。按冲任脉动而热，热能灼手者，症虽寒战咬牙，肢厥不利，是为真热而假寒。若按腹两旁虽热，于冲任脉久按之，无热而冷，症虽面红口渴，脉数舌赤，是为真寒而假热。③察有形实积。水积胸者，按之疼痛，推之辘辘；食结胸者，按之满痛，摩之嗳腐；血结胸者，痛不可按，时或昏厥。

腹诊者，按皮肤的润燥冷热以辨寒热，按其软坚拒按否，以察邪之有无；重按察其痞硬以辨脏腑之虚实等，对诊断疾病有较大的参考价值。徐荣斋先生称曰："能补中医诊断之不逮，可法可传。"中医腹诊虽散见于古代各家文献，但像绍派医家能系统地加以阐述并应用于临诊，则为鲜见。

绍派伤寒对于望、切二诊中的舌诊、按脉亦有其特点，首创了六经之下，每经有其主脉、主舌（苔），统领以为纲，以下细分相兼脉、夹杂苔（舌）为其目，以纲统目，纲举目张，便利分证识证，对临床诊断亦有很好的实用价值。

《浙江中医杂志》，2011，46（10）：731.

六、何廉臣学术思想探析

何廉臣（1861—1929），名炳元，越中名医。精岐黄，探医理，究医道，不拘泥于经方、时方的定论。理精业勤，学验丰富，著作颇丰。何廉臣为"绍派伤寒"继承和发扬者。传承寒温融合，发展伤寒学说。探究医理，悟出医方，方方切实可用。《增订通俗伤寒论》，别开生面；吸纳新知，厚古而不薄今。以六经三焦辨证而得法，法法新颖。

1. 承寒温融合发展伤寒学说

何廉臣以善治热病，对经典造诣颇深，并受叶天士影响较深。但经临证，感叶天士有不妥之处，商榷卫气营血学说，主张以六经辨热病。倾心于俞根初的《通俗伤寒论》，敢于提出见解，对温病与伤寒之争，认为卫气营血及三焦辨证虽有发挥，但"远不逮俞氏发明六经之精详，包括三焦而无一遗憾"，提出温热病属于新感，但感证中新感少，易治，伏气多，难疗。伏气温病不能与新感温病同法，主张用六经之法辨证，认为卫气营血之法就温热病论，只对新感才有指导意义，对伏气温病，已不切实用，更何从辨一切感证。对时医认为："温热病只究三焦，不讲六经，此属妄言，仲景之六经，百病不出其范围，岂以伤寒之类，反与伤寒截然二途乎。"并指出：新感与伏气的本质应别在于"新感温热，邪从上受，必先有气分陷入血分，里证皆有表证侵入于内也；伏气温病，邪从里发，必现有血分转入气分，表证皆里证浮越于外也"。同时对伏气的辨治概括为"一因（伏火）二纲（燥火、湿火）四目（兼、夹、变、遗）扩充为八法，在辨治伏气伤寒上有创新，发展了"绍派伤寒"。

2. 探医理悟出医方切实可用

何廉臣主张寒温一统，以六经辨时病。承张景岳、俞根初的理论，提出了"暑湿疫毒伤寒下之宜早"的观点，充实了绍派伤寒的学理。何廉臣根据"吾绍地居卑湿，天时温暖等地理人情，认为疾病中时病多于杂病，以时病论，伏气多于新感。时病中夹湿者、寒包火者居多，故其辨证重湿与伏气而不拘泥于经方、时方之定论，施治主芳淡和清透的"绍派伤寒"特色。

3. 增订通俗伤寒论别开生面

《增订通俗伤寒论》是以清·俞根初《通俗伤寒论》为底本加按、校勘、补缺而成。《通俗伤寒论》是绍派伤寒之学的理论基础，以伤寒是外感百病之总称，伤寒包括四时感证。故在当时医界奉该书为"四时感证之诊疗全书"。在辨证上以六经为纲辨治热病；在方药上，宗仲景法则，而处方选药轻灵。《通俗伤寒论》成书后，何秀山首先对该书进行了研究，加以按语，阐发补正。传至何廉臣，重新增订。何廉臣发明俞根初未尽之处，如把六经假定为机体的6个层次，把六经和三焦联系起来。指出："张长沙治伤寒法，分六经，亦不外三焦。言六经者，明邪所从入之门，经行之径，病之所由起、所由传也。不外三焦，以有形之痰涎、水饮、瘀血、渣滓为邪所搏结，病之所由成、所有变也。"何廉臣总结以"定六经以治百病，乃古来历圣相传之定法；从三焦以治时证，为后贤别开生面之活法"。发挥了绍派伤寒的寒温融合的思想。

4. 厚古而不薄今吸纳新知

何廉臣治学，师古不泥，以崇实黜华为原则。他认为"古力不能尽中今人之病，后人不得尽泥古人之法，全在一片灵机，对证发药，庶病伤寒者其有豸乎"。饱饫新知，折衷旧学。自述"……著述虽多，但未敢刊印行世，盖因内斟今古，外参东西，阅一年则多一年之悔悟，历一症则经一症之困难，深知医道之博大精微，学愈博愈知不足也"。

何廉臣看舌辨苔详尽多有心得，提出看舌十法：有老嫩、干润、荣枯、胀瘪、软硬、歪碎、舒缩、战痿、凸凹、浓淡；辨苔十法：有无、厚薄、松腻、偏全、糙黏、纹点、辨晕、真假、常变、苔色，其精湛而切实可用。诊疗博涉知病法屡达效，何廉臣在诊疗过程中，接触病人多，临床经验丰富，"博涉知病，多诊识脉，屡用达药"。

治外感、内伤，徐荣斋认为，何廉臣为人们所未经留意的，兹择其匠心独运。治六淫感证治法，如：重伤风与"疏风止嗽汤"，徐荣斋说：伤风有轻有重，陆九芝《下工语》说的是轻伤风，所以"不发热，但咳嗽；清涕，鼻塞声重而已"。俞根初说的是重伤风，所以"头痛身热，恶风怕冷，鼻塞声重，咳嗽清涕，痰多白滑而稀，或自汗而咳甚，或无汗而喘息"。何廉臣则见微知著，着眼于咳嗽，认为"咳嗽一日不除，病根一日不荄"。引绍兴"伤风咳嗽，郎中对头"的谚语，自制"疏风止嗽汤"（荆芥穗、薄荷、光杏仁、橘红、百部、紫菀、白前、炙甘草），有"屡投辄验，既不太热、太燥、太泄；又不太寒、太润、太涩，方虽平淡，收效殊多"。

论伤寒病传受，何廉臣认为："四时皆有伤寒，唯冬三月乃寒水司令，较三时之寒为独感，故前哲以冬月感病者为正伤寒，非谓春夏秋并无伤寒也。"提出："伤寒一症，轻则用葱白香豉汤加味，重则用苏羌达表汤加减，或用麻黄汤减其用量，往往一汗即解，热退身凉而愈。然何至于传变有如此之多，受症轻重如斯之不一？推原其故，半由因循失治，半有纵横杂治，或由别兼他邪，或由另夹宿病；或由素禀阴虚多火，或由素禀阳虚多湿；有此种种原因，故受症层出不穷，方法亦随机策应。"肯定了俞根初所述的"伤寒一症传受颇多，不越乎火化、水化、水火合化三端"。

治伏暑分初中末，暑邪为病，或伤或中，都容易治疗，唯伏暑症比较难理。暑而名伏，当然不同于新受，其病因病机多曲折反复。何廉臣指出："余治伏暑内发，新凉外束，轻则用益元散加葱豉、薄荷，重则用叶天士荷杏石甘汤加葱豉，皆以辛凉泄卫法解外；外解已而热不罢，伏暑即随汗而发，必先审其上、中、下三焦，气、营、血三分随证用药。""当病在中下焦胃肠，夹食积者最多，每用陆氏润字丸磨荡而缓下之；或用枳实导滞丸消化而轻逐之。"

论治湿，何廉臣治湿宗俞根初之法，以《通俗伤寒论》及《湿温时疫治疗法》中试撷其治湿要旨。初用辛淡芳透以解表，藿香正气散最为繁用；继则观其体肥而面色白者，兼顾阳气，治用苦平淡温法，或佐桂芩，或佐姜术；体瘦而面色苍者，顾其津液，治宜苦辛淡凉法，或佐芦、茅二根，或佐梨、蔗二汁。强调以辛淡清化法治湿热，辛淡温通法治寒湿，"湿热治肺，寒湿治脾"。湿温症治，着重分别湿多、热多，兼寒、兼温的界限。认为：湿多者，湿重于热，其病发自太阴肺脾，多兼风寒；以藿朴夏苓汤。疏中解表，使风寒从皮腠而排泄；芳淡渗利，使湿邪从肾、膀胱而排泄。汗利兼行，自然湿开热透，表里双解。热多者，其病多发于阳明胃肠，虽或外兼风邪，总是热结在里，表里俱热。先用枳实栀豉合刘氏桔梗汤，加茵陈、贯众之清芳解毒，内通外达，表里两彻，使湿邪从汗利而双解。如渐欲化燥，渴甚脉大，气粗逆者，加石膏、知母、芦根汁等，清肺气而滋化源。

治燥分寒温，何廉臣从俞根初的凉燥犯肺、温燥伤肺、肺燥脾湿、脾湿肾燥、肺燥肠热、胃燥肝热 6 个证治中阐发，可以说是集"秋伤于燥"的证治之菁华。指出"六气之中，唯燥气难明。盖燥有凉燥、温燥、上燥、下燥之分，凉燥者，燥之胜气也，治以温润，杏苏散主之。温燥者，燥之复气也，治以清润，清燥救肺汤主之。上燥治气，吴氏桑杏汤主之。下燥治血，滋燥养荣汤主之"。

论火邪，何廉臣认为"六淫之中，风寒暑湿燥等五气多从火化，种种传受之火症极多"。他在六淫病案中将温病、热病列入火淫病案，以"火之微者曰温，火之甚者曰热"之意，及"风寒暑湿皆能化火，血气郁蒸无不生火，所以入之火症特多"，说明外感内伤之多火热症。提出："热之浅者在营卫，黄芩、石膏为主，柴、葛为辅；热之深者在胸膈，以花粉、栀、豉为主；热在肠胃者，当用下法，不用清法，或下法兼清法亦可；热入心包者，黄连、犀、羚为主；热直入心脏则难救，用牛黄犹可十中救一。"辨证分热在营卫之候，热在胸膈气分抑郁之候，热陷心包及心，血分灼烁之候等 7 个证候群；订立辛凉开达、轻清化气、甘寒救液、苦寒直降等 11 个治疗法则。论治痰善识变症，何廉臣亦具匠心。认为痰涎随气升降，无处不到，变症最多。他在《通俗伤寒论》校勘中举出痰晕、痰厥、痰喘等 10 例，每症都详述病因、病机、症状及治法；治水饮，审脉象、审舌苔、审症状、审治法各举有例；哮病分肺、胃、督脉三证。

5. 六经三焦辨证得法法新颖

何廉臣把六经与三焦看作相互关系，在辨证应用上相得益彰。指出："长沙治伤寒法，虽分六经，亦不外三焦（《伤寒论》所称胸中、心中、心下、胸胁下、胃中、腹中、少腹等，虽未明言三焦，较讲三焦者尤为详明）。言六经者，明邪所从入之门，经行之径，病之所由起所由传也；不外三焦者，以有形之痰涎水饮、瘀血、渣滓，为邪所搏结，病之所由成所由变也。窃谓病在躯壳，当分六经形层；病人内脏，当辨三焦部分。"认为《内经》的辨证论治，除六经分证外，讲求上、中、下三焦。不过六经与三焦是有主次的，"六经赅全体，亦属生理上的代名词"，其意是说：六经可以概三焦，三焦却不能概六经。并直截了当地指出："吴氏条辨峙立三焦，远不如俞氏发挥六经之精详，包括三焦而一无遗恨。"这是何廉臣在伤寒、温病学上对六经与三焦的总的概念。

何廉臣对伤寒学说的贡献不仅在绍兴是空前的，在全国亦是不多见的，所以说何廉臣对"绍派伤寒"的发扬光大之功绩是不言而喻的。

《中华中医药学刊》，2010，28（2）：256.

七、从竖读伤寒横看温病谈胡宝书临证心法

胡宝书（1865—1929），为"绍派伤寒"医家中之杰出代表。胡宝书精研经典及诸家学说，对仲景之《伤寒论》及叶天士等温病大家尤为推崇，毕生致力于时病，尤其对温病的研究。胡宝书诊务之繁忙，为临床的实践医家，著有《伤寒十八方》《新药性赋》《湿温篇》等医籍。

胡宝书为绍兴伤寒学派的临床实践家，致力于时病，尤其对伤寒、温病的研究，治外感病颇具特色，诊断注重望诊与切诊。主张以太阳病开始，由表及里，由浅入深，纵向排列，次第相传，则为循经。上焦病不治，传中焦脾与胃；中焦病不治，即传下焦肝与肾。有始上焦，终下焦的传变规律。故有"竖读伤寒、横看温病"之说。治湿重气化保阴津，并注重热病后期阴津匮乏的调养。

1. 辨证论治颇具特色

胡宝书对外感病的治疗诊断重在望切。临证诊治无须病家开口，凭切脉望色，便知患者病候。"凡诊伤寒时病，须先观病人两目，次看口舌，已后以两手按其胸腹至小腹。""胸腹为五脏六腑之宫城，阴阳气血之发源，若欲知脏腑

何如，则莫如按胸腹，名曰腹诊。"腹诊为又一绍派伤寒之特色。胡宝书遵前辈之旨，临证中按皮肤润燥冷热以辨寒热；按其软坚拒按否，以察邪之有无；重按察其痞硬程度，以辨脏腑之虚实。于判断疾病之寒热虚实，大有裨益。徐荣斋先生称腹诊"能补中医诊断之不逮，可法可传"。

胡宝书认为："南方无真伤寒，多系温病，而吾绍地处卑湿，纯粹之温热亦少见，多类湿邪为患。"又认为"南方偏热，阴液常苦不足，故香燥峻利、伤津耗液之品务须慎用，率而误投，则亡阴动风之险立至，救之不易，诚不如保之为妥也"。治病应因地因时因人而施。赞同寒温统一，以六经融会三焦，"辨证重湿，施治主化，用药轻清，制方透灵，治病总以朴实、稳健见长"的绍派医风，从其医案及其著述中窥见一斑。

中原之地，感证多缘寒燥，医者以仲景法治之，屡能获效。然江南沿海之感证；凡生搬仲景方者，则不效者良多。此乃风土之殊；病因、症状随之而异故也。明清温病学说大兴，叶天士卫气营血辨证、吴鞠通三焦辨证遂盛行于江南。卫气营血、三焦辨证的创立，为辨治温热病提供有利时机。然而，守旧的医家却认为，仲景之六经辨证，为统治一切外感热病的纲领，既已有六经辨证，就不必再立卫气营血、三焦辨证，并由此而引发了一场守旧派与创新派之间的"伤寒"与"温病"之争。两派各持己见，众说纷纭，使得临床医者莫衷一是，难以辨病处方。胡宝书认为："南方无真伤寒，多系温热，而吾绍地处卑湿，纯粹之温热亦少见，多夹湿邪为患。"他以经典理论为依据，并以自己丰富的实践经验为基础，参诸家学说，独具慧眼，提出了"竖读伤寒、横看温病"的主张，将六经辨证、卫气营血辨证、三焦辨证有机结合起来，对辨治江南的外感热病益处甚多，充实了"绍派伤寒"的内涵。

2. 竖读伤寒横看温病

胡宝书对寒温之争认为，要认识六经与卫气营血、三焦辨证之间的关系，首先应正确认识伤寒与温病的关系，伤寒与温病均属外感热病之范畴，两者之间，只有小异，并无大异。广义的伤寒与广义的温病，往往是同一个对象。而同一个对象并不会因给予它不同的称呼，便会在脉、因、证、治上表现出大异。故主张"寒温统一"。胡宝书还认为，仲圣所立之六经辨证原为辨治中原之伤寒而设。仲圣以为"伤寒"之邪，由皮毛侵袭，故其传变自外入内，立六经分证为基点，先阳经后阴经，从太阳病开始，由表及里，由浅入深，纵向排列，次第相传，则为循经。故有"竖读伤寒"之说，但尚有越经直中、顺证与逆证、合病与并病等，不可不辨。叶天士根据江南外感热病致病的特点，提出"温邪上受，首先犯肺，逆传心包"，"大凡看法，卫之后方言气，营之后方言血"的观点，并创立了卫气营血辨证法。认为温病之邪，由口鼻而入，而肺气通于鼻，口气通于胃。肺主卫气，外应皮毛，皮毛者为易受外邪侵扰之地。卫、气属阳，营、血属阴。由阳传阴，与六经分证传变趋向一致；口鼻受邪，肺胃受累，肺在上焦，胃在中焦，直贯相传，实三焦辨证之萌芽。由此可知，卫气营血辨证，包含了纵和横两种传变过程。叶天士之后，吴鞠通创立的三焦辨证，以三焦为纲，病名为目；继承叶天士卫气营血辨证的要领，系统阐发温病的分证论治与传变规律。手太阴（肺）、手厥阴（心包）属上焦，足阳明（胃）、足太阴（脾）属中焦，足少阴（肾）、足厥阴（肝）属下焦；提出"上焦病不治，则传中焦脾与胃也；中焦病不治，即传下焦肝与肾也。始上焦，终下焦"的传变规律。"横看温病"即是此意。

然除上所述外，亦须分新感、伏邪、厉气之致病，顺传、逆传之异殊。列举王孟英"大温热究三焦者，非谓病必上焦始，而渐及于中下也。伏气自内而发，则病起于下者有之；胃为藏垢纳污之所，湿温疫毒，一病起于中者有之；暑邪夹湿者，亦犯中焦；又暑属火，而心为火脏，同气相求，邪极易犯，虽始上焦，亦不能必其在手太阴一经也"。伤寒、温病同为外感病，因人、因地之异，病证亦有所不同，治疗当宗六经辨证为主，结合三焦。俞根初"以六经钤百病，为确定之总诀；以三焦赅疫证，为变通之捷径"，与吴中叶派有所不同，可见胡宝书的主张，则更为明确。

胡宝书以《伤寒论》第三条谓："太阳病，或已发热，或未发热，必恶寒，体痛呕逆，脉阴阳俱紧者，名为伤寒。"第六条谓："太阳病，发热而渴，不恶寒者，为温病。"二条对比，同属太阳病，一名伤寒，二名温病。同发热，一恶寒，一不恶寒，一口不渴，一口渴。若"伤寒""温病"不辨；认为均是太阳病，既是表证，即用麻黄汤发汗，或桂枝汤解肌，对伤寒可，对温病岂非相悖？若认斯症已传入阳明经，妄投白虎汤；亦有药过病所之弊；是病是证，王孟英认为"展气化以轻清"，当用栀豉汤加减，以山栀之轻泄，豆豉之透达；配黄芩、连翘、瓜蒌、石韦，可收栀豉之效。辨证差之毫厘，用药则失之千里，足见胡宝书"竖读伤寒，横看温病"含义之深。

胡宝书谓："鞠通香岩之法，香岩本仲悬之经，经验积累，步步深化，创察舌、辨苔、验齿、视斑以充实四诊内容，立六经、卫气营血、三焦分证以扩展八纲范围。"辨证法应"纵横交叉验证，以达到取长补短、施治有方"的目的，"若能将诸论融贯通，熔外感热病于一炉，实吾辈医界之企望焉"。胡宝书以取人之长补己之短之境界，"伤寒""温病"诸论融贯通之企盼，实在是难能可贵。

3. 治湿重气化保阴存津

胡宝书以为江南气候温热，地处卑湿，不但真伤寒少见，连纯粹之温热亦不多见，所致外感多夹湿邪为患。他认为治时病当化湿为先，主张"治湿先须治气，气化则湿自化。湿之所以停滞者，皆因气之不运，运之则湿焉能留！运气之法，叶天士最精。即辛苦淡并用，上中下同治是也"。其将上中下同治归纳为"宣、运、导"三法，并阐释道："上焦宜宣，开肺气，疏腠理，甚则开窍，均属宣之范畴；中焦宜运，燥湿，化湿，开膈，快脾，均归纳于运字之中；下焦宜导，渗湿，导湿，旨在分利小便，即古人治湿不利小便，非其治也之义。"胡宝书认为，湿喜归脾，脾属太阴，与胃同居中央，为运化之枢纽。脾胃有病，每见胸膈痞闷，纳少肢倦。湿去则脾运，脾运则胃苏，水谷之道路畅通。得谷者昌，此培后天本也。为此，胡宝书告诫说："湿犯中焦，实则阳明，虚则太阴，此乃人所共知；而中宫为运化之枢机，不利则全身之气化皆不行，上下焦之湿亦因之而凝滞不化，故治湿虽须宣上、运中、导下并用，尤以运中为先，此乃人所未尽知也。"

胡宝书所著《伤寒十八方》中之疏表散邪方，方中淡豆豉、桑叶、薄荷发散透热，使邪从汗解，焦山栀与厚朴温燥散满，理气化湿。祛暑调中方，用青蒿、六一散配焦山栀，意在清热解暑，走下焦，入膀胱，促使湿热从小便而出，使邪有出路。枳壳、郁金、瓜蒌宽中开膈以调中，实为清暑泄浊、调畅气机而设。方中宣、运、导三法有机结合而各有侧重。胡宝书深知其义，宜外出者，不散之不得外也。针对当时"于温热证，喜寒清而畏寒泄，于寒湿证，喜温补而畏温通"之弊，于治湿证特设"透湿达邪法"，并分清透、凉透、宣窍透邪，俾湿由内达外而去，可补宣、运、导三法之未备。立化湿透热之法，治湿遏热伏，不得外达，身热不扬，胸膈痞塞等症，取枳壳、瓜蒌皮、郁金破气解郁，散痞宽中，夏枯草、绿豆衣、连翘、淡竹叶既清又透，配焦山栀、晚蚕沙利三焦之湿，使湿有出路热亦随之而去。

治热入营血、心烦不寐、身热夜甚、舌绛脉数的清营凉血方，虽热入营血，逼近心包，而当务之急在于清营凉血，唯恐动血耗血，然仍未忘透邪，方用鲜生地拌捣大豆卷、郁金、牡丹皮清热化湿，凉中兼透，并配金银花、连翘、焦山栀、瓜蒌皮、卷心竹叶、灯心草以清心泄热。胡宝书还以宣窍透邪方，专为邪闭心包，身热自溺，神昏谵语，角弓反张者而设。认为其病机一为浊痰蒙窍，一为热盛动风。方中重用细辛、石菖蒲急开其窍，半夏、枳壳、天竺黄豁痰，僵蚕、钩藤息风，金银花、连翘、瓜蒌皮、焦山栀、益元散泄热透湿而达邪。胡宝书还认为，临床遇到湿热不扬、发痧、斑疹不畅、蒙闭，或高热持续不退者，尤应注意运用透湿祛邪法。胡宝书在清气泄热方后注释道："方中寒水石清热泻火虽为主药，倘若见患者痦疹隐隐，则当去寒水石之凉遏，改用桔梗、杏仁、金银花之属，以利宣透肺气。"而桔梗、杏仁、金银花能助方中山栀、益元散、瓜蒌皮透湿达邪。胡宝书认为，透湿达邪法若运用恰当，每能收意外之功，不可等闲视之。

"留得一分阴津，即有一分生机"是温病学家所主张，在治疗中都重视保护病家阴津。温病多兼湿，化湿药多为香燥之品，又伤津耗液；若欲养阴，滋腻之物又恐碍湿。如何解决既能化湿，又能保护津液，胡宝书则别有见地，认为："南方偏热，阴津常苦不足，故香燥峻利、伤津耗液之品务须慎用，率尔误投，则亡阴动风之险立至，救之不易，诚不如保之为妥也。南方又多湿邪，中宫常苦不运，故阴柔滋腻、呆脾滞之品务戒勿用，否则健运失责，生气日索，即药力亦未能运至病所，欲病之愈，不亦难哉！"故胡宝书所选之化湿药多为连翘、山栀、郁金、藿香、陈皮、茯苓、青蒿、豆豉、碧玉散、六一散之类，既无香燥耗液之虞，又无滋腻碍胃之弊。胡宝书在处方遣药时，除善于保护阴津，使之不受伤外，并重视热病后期阴津亏乏者的调养。

八、曹炳章先生临证心法

曹炳章，字赤电，又名彬章、琳笙，原籍浙江鄞县。其为一代医药大家，编纂《中国医学大成》等，著作等身。

曹炳章以医济民，安贫乐道，不为身谋，厚德薄利，唯为病家着想，迄今仍有口皆碑。先生学验俱富，博采众长，师古而不泥。他认为"古人随证以立方，非立方以待病"，指出"只有板方，没有板病"，临证用方遣药全在随机应变，方能中的；遇危重急证，往往能独具慧眼，使病人转危为安；逢疑难杂病，每每能另辟蹊径，使之柳暗花明，绝处逢生；舌诊研究融会新知，中成药用圆机活法，治痰病更胜一筹，疗疾注重预防调护。

1. 注重舌诊研究融会新知

曹炳章注重舌诊的研究。中医舌诊，是四诊的重要组成部分，是辨证施治不可缺少的客观依据之一。无论是八纲辨证、病因、脏腑、六经、卫气营血，还是三焦等辨证方法，都以舌象为重要的辨证依据。曹炳章引徐灵胎"舌为心之外候，苔乃胃之明征，察舌可占正之盛衰，验苔以识邪之出入"，认为舌象的变化，可以客观地反映正气盛衰，病位深浅，邪气性质，病情进展，禀赋体质；可以判断疾病转归预后，指导处方遣药。强调察舌的重要，著有《辨舌指南》，书中引古今医籍百余家，旁及当时国内外医学和报刊所载，结合自己的临诊经验，既引经据典，博采众长，又参以己见，融会新知。南京中医学院丁光迪教授，在原系手写石印的基础上，对文字的错讹、颇多的脱简做了较全面的校勘、标点，使内容更见精审，1962 年江苏人民出版社出版的为本书最佳版本。

2. 擅用中成药圆机活法

曹炳章善用中成药辨证施治，治疗时病、杂症、痰病、妇婴等病，尤其是对一些急症重病的救治，做到少而精、简而明。如治痧胀霍乱，曹炳章认为二者皆由清浊不分，并俞壅塞，治宜开关通窍，行气活血。然证有夹湿、夹食及伏暑、中寒之别，治疗中丸散应分平性、凉性、热性，不能浪用误投。他认为若不辨痧疫之属寒属热，轻施于人，则轻症转重，重症转死。因此，选定普遍可治痧疫之丸散药，分普通平性药、特别凉性药、特别热性药 3 类，每种药下疏具药性之寒热，及其峻猛与和平，效用之擅长，服用之方法，昭示于人。如霍乱初起，未吐泻或已吐泻，胸塞腹痛者，曹炳章用辟瘟丹、纯阳正气丸服之皆效。又如夏秋之令，寒暑杂感，或吸臭毒，或中恶气酿成时疫诸痧，及霍乱腹痛如绞，手足麻木，牙关紧急，目闭不语，懊恼昏闷。当此血凝气闭之际，先用此散吹鼻，得嚏者生，牙关亦开，再用此散二分，开水调服，立能开关通窍，顷刻回生，屡试辄效。辟瘟丹、纯阳正气丸乃今也是暑月常用之药。

曹炳章对暑热蒙闭清窍一证多有心得。《内经》云"心为君主之官，神明出焉"，认为若心脑为实热所蔽，痰火所蒸，湿热迷蒙，瘀热所闭，火毒内攻，以致神明内乱，灵机顿失，或谵语如狂，或为痉为厥。因实热所闭，若胃热甚而神昏者，其外证必灼热烦躁，口渴引饮，揭去衣被，扬手掷足，循衣摸床，撮空理线，便秘溲短，舌质紫绛，苔焦成黑糙。证当辨蒙与闭，蒙则热邪夹湿、夹痰，熏蒸迷蒙心窍，内陷心房内室；闭则直入心脏，当辨痰迷、瘀血两因。如灼热初蒸心营，心烦多言，治法以泄营透热为主，以凉膈散调下万氏牛黄清心丸。重则安宫牛黄丸、紫雪丹急救。对痰火蒸蒙气机闭塞而神志昏迷者，导痰开关散。对湿热迷蒙、瘀热所闭血毒攻心而闭等应用，每每奏效。

3. 治疗痰病经验更胜一筹

曹炳章治痰经验更有发挥,他在《痰症要药说明》一书中指出"痰为病之标,非病之本也。善治者,治其所以生痰之源,则不消痰而痰自无矣"。认为"痰乃饮食所化,有因外感六气之邪,则脾肺胃升降之机失其常度,致饮食输化不清而生者;有因多食甘腻肥腥茶酒而生者;有因本体脾胃阳虚,湿浊凝滞而生者;有因郁则气火不舒而蒸变者,又有肾虚水泛为痰者;更有阴虚痨症,虚火上烁肺液,以致痰嗽者,此乃津液所化,必不浓厚。其余诸痰初起,皆由水湿而生"。并对外感痰、气郁痰、食积痰、痨瘵痰、痰塞咽喉、痰迷清窍、痰积胃肠、痰窜膜络八类痰病证按类列症,随症出方,选方则荟萃膏丹丸散之效用彰著者逐一介绍。其详实指点处,即不知医者亦有所宗。如治外感痰中的"岩制半夏""岩制川贝"二方,从旧方、旧成药中发掘出新疗效;定出前者治风寒水湿顽痰,后者治燥火郁痰,界限分明,药简而效溥。曹炳章治气郁痰用清气化痰丸,痰郁用润下丸(徐灵胎方),久嗽除根膏(麻黄五钱、川贝母一两五钱。徐拱宸方)等,均为药症相投的成药中之有效方。每方均有简要说明,撷方义之菁华,可以作痰症专辑阅读,有益于后学。

4. 治病疗疾注重预防调护

曹炳章对时疫的预防从居住的环境卫生、饮食卫生、个人卫生做了较全面的论述,具有积极的意义,有些内容还具有指导性。如居住房屋、庭园宜洒扫,晴朗日子宜开窗通风透入阳光,以去除湿气。注意饮食卫生,要避免暴饮暴食,讲究饮食宜忌。对时疫的护理,曹炳章从择医包括医患的合作、镇静、慎药、饮食、衣被等方面的论述,其观点不仅适合于时疫感证,也适合于其他疾病的护理。

《中华中医药杂志》,2010,25(8):1327.

九、绍派伤寒重调护

疾病调护为治疗过程中的关键,这是徐荣斋先生在《重订通俗伤寒论》调理诸法中提出的,并充实了5个方面的内容,今天读来仍感实用。

徐荣斋先生治学严谨,专精博览,勤于著述,启迪后学。一生对弘扬"绍派伤寒"不遗余力,曾通读《通俗伤寒论》,该书得失了然于胸中。对俞根初《通俗伤寒论》以"点缀者删削之,繁杂者合并之,罅漏者补正之,并加按语以发明之"进行重订。

　　徐荣斋提出 "《伤寒论》六经是辨证施治与辨病施治相结合" 的观点，引起中医界的重视。强调疾病治疗与养护，认为无论是疾病治疗过程中，还是病后恢复期，或是慢性疾病病情稳定期，都注意到饮食的宜忌。徐荣斋在对原作《通俗伤寒论》只有瘥后调理法，而不及提病中调护，故做了充实，指出："须知疾病与调护为治疗过程中一个重要关键，医药疗效之显著与否，与调护的合理有密切关系，因失于调护而造成事故的例子，是不少见的。" 徐荣斋认为调护对疾病的转归和痊愈有很大的影响。外感伤寒（时病）是这样，内、儿、妇科等杂病亦是如此。故徐荣斋在原书瘥后调理法中提出了病中调理法、食物调理法、气候调理法、起居调理法、瘥后药物调理法这五个方面，丰富了 "绍派伤寒" 的内容。

　　病中调理法：徐荣斋认为医药疗效之显著与否，与调护的合理不合理有密切关系，并举例说明，告诫医患注重调护的重要。

　　食物调理法：徐荣斋认为伤寒温热之证，多属胃肠伏邪，早已失其消化能力，最宜忍饥耐饿，平卧安静，热退舌净无苔，始可渐进粥饮汤，渐进渐厚，不致转复。他又分别将瘥后进食法、食物的忌宜、食物的调补做了介绍。

　　气候调理法：徐荣斋提出了冬温夏凉，不失时序，自护其身。遵照前贤的摄身，卧起有四时之早晚，兴起有至和之常制。调养筋骨，有偃仰之方法。节宣劳逸，温凉调节合度，百病不生。并从一年四季气候变化，顺四时之更替，适应自然。

　　起居调理法：徐荣斋认为一病之安危，病家多责之于医，不知侍疾者对于病人，往往居处不合理、身体不清洁、寒温不适宜、卧起不定时，不但无助医家治疗之能力，实则助长病菌之滋生。

　　瘥后药物调理法：徐荣斋认为，伤寒温热，大邪退后，余热未尽，元气已虚，胃虚少纳，脾弱不运，稍动则复。若调理失当，不知禁忌，随时可以转复。若非药物调理合宜，瘥后遗症，何能辄除，并列举瘥后病例加以药食调治。

　　徐荣斋的疾病调理诸法中，加以五个方面充实，体现现代护理学思想。既病防变的调理，在不同程度和方法上也都体现着治未病学术思想。

《浙江中医杂志》，2011，46（11）：846.